慢性疾病诊疗护理与防控

主编　赵　平　邵长凤　苏　琳　孟　帆
　　　夏淑梅　许欣欣　尹　洁

四川科学技术出版社

图书在版编目(CIP)数据

慢性疾病诊疗护理与防控/赵平等主编. —成都：
四川科学技术出版社,2023.8
ISBN 978 - 7 - 5727 - 1101 - 5

Ⅰ.①慢… Ⅱ.①赵… Ⅲ.①慢性病—诊疗②慢性病
—护理 Ⅳ.①R4②R473.2

中国国家版本馆 CIP 数据核字(2023)第 147467 号

慢性疾病诊疗护理与防控

MANXING JIBING ZHENLIAO HULI YU FANGKONG

主　　编　赵　平　邵长凤　苏　琳　孟　帆　夏淑梅　许欣欣　尹　洁

出 品 人　程佳月
责任编辑　李迎军
助理编辑　王天芳
封面设计　刘　蕊
责任出版　欧晓春
出版发行　四川科学技术出版社
　　　　　成都市锦江区三色路238号　邮政编码610023
　　　　　官方微博:http://weibo.com/sckjcbs
　　　　　官方微信公众号：sckjcbs
　　　　　传真：028 - 86361756
成品尺寸　185mm×260mm
印　　张　19
字　　数　450千
印　　刷　成都博众印务有限公司
版　　次　2023年8月第1版
印　　次　2023年8月第1次印刷
定　　价　78.00元

ISBN 978 - 7 - 5727 - 1101 - 5

邮　　购：成都市锦江区三色路238号新华之星A座25层　邮政编码：610023
电　　话：028 - 86361770

本书编委会

主　编　赵　平　邵长凤　苏　琳　孟　帆　夏淑梅
　　　　　许欣欣　尹　洁
副主编　王雪玲　陈小梅　李雪妮　唐彩虹　焦艳艳
编　委　(排名不分先后)
　　　　　赵　平　泰安市中医医院
　　　　　邵长凤　枣庄市中医医院
　　　　　苏　琳　枣庄市立医院
　　　　　孟　帆　枣庄市台儿庄区疾控中心
　　　　　夏淑梅　高密市夏庄中心卫生院
　　　　　许欣欣　威海市中医院
　　　　　尹　洁　庆云县人民医院
　　　　　王雪玲　滨州市沾化区滨海镇卫生院
　　　　　陈小梅　威海市中医院
　　　　　李雪妮　威海市中医院
　　　　　唐彩虹　威海市中医院
　　　　　焦艳艳　嘉兴市秀洲区油车港镇卫生院

前　言

随着全球经济的快速发展、人民生活水平的不断提高，人口老龄化以及人们生活方式的变化，无论是发达国家还是发展中国家，慢性疾病的发病率和死亡率都在不断增加，全世界都面临着慢性疾病的严峻挑战。恶性肿瘤、高血压、冠心病、糖尿病、慢性阻塞性肺疾病等未得到有效控制，从而使慢性病仍呈快速上升趋势，严重威胁着人类的健康和生命安全，已成为不可忽视和突出的公共卫生问题。

本书共分为七章，第一章至第三章阐述了慢性疾病的概述、流行概况、研究内容和防控策略，慢性疾病的三级预防、地区分布特征、人群分布特征、监测与流行病学研究方法，我国慢性病的防治研究。第四章至第七章按照流行病学、病因、发病机制、临床表现、辅助检查、诊断与鉴别诊断、治疗、护理、预防控制措施等方面，对各系统常见慢性疾病进行了全面系统的论述与解释。该书条理清晰，内容通俗易懂，可供从事慢性疾病防治的基层人员参考，也是社区卫生服务人员及护理人员的参考书。

本书可操作性强，实用价值高，尽管我们在编写过程中做了大量工作，尽了最大努力，但由于水平有限，书中难免有不完善之处，恳请广大读者和专家给予批评指正，在此，我们表示衷心的感谢。

编　者

2023 年 2 月

目 录

第一章　慢性疾病概论

第一节　慢性疾病概述

一、概念和研究范围

（一）概念

慢性疾病（简称慢性病）是指长期的、不能自愈的、几乎不能被治愈的疾病，是指从发现之日算起超过 3 个月的疾病。当前主要指心脑血管疾病、恶性肿瘤、糖尿病、慢性肺部疾病、精神疾病等一组疾病。这些疾病主要由职业、环境因素、生活与行为方式等因素引起，一般无传染性。慢性病具有发病率高、死亡率高和致残率高的特点，其带来的病痛和伤残不仅影响劳动能力和生活质量，而且给社会和家庭带来沉重的经济负担。

该类疾病起病隐匿、病程长且病情迁延不愈，缺乏明确的传染性生物病因证据，病因复杂或病因尚未完全确认，由于其发病与不良生活方式密切相关，故又称为"生活方式病"。在医学范畴，慢性病预防控制确定的是人群问题、社会问题，不是单纯个人疾病防治的问题。

这类疾病通常是与传染性疾病（简称传染病）相比较而言，传染性疾病是由病原体侵袭宿主后发生，常常呈急性过程，患者往往是传染源。在少数情况下，某些传染病可呈慢性经过，如结核、慢性乙型肝炎（简称慢性乙肝）；而某些慢性病的发生则可能与传染因子有关，如一些肿瘤可能由病毒感染造成，肝癌可从慢性活动性乙肝转化而来。此外，有些疾病可以突然发生，病程很短，如车祸、中暑、脑卒中（又称脑血管意外，中风）等，不属于慢性病的范畴，慢性病有以下特点：

1. 发病隐匿，潜伏期长

慢性病是致病因素长期作用，器官损伤逐步积累而成的。在初始阶段，可能不出现任何症状，人们意识不到它们的存在，大部分患者是在急性发作或者症状较为严重时才被检出疾病。由于慢性病的潜伏期较长，给人们的印象是慢性病好发于老年人，事实上，劳动人口的慢性病患病率也不低。

2. 致病因素复杂

慢性病的病因既有遗传方面的又有环境方面的危险因素，诸如种族、家族史、年龄、性别、不良的生活方式等，尤其是不合理的膳食结构，均会导致患病。

3. 可预防性

既然许多因素能影响慢性病的发生与发展，那就说明它们具备预防的可能性，因为环境因素是可以加以改变的。譬如对于有家族史或其他容易患此类疾病的人群及时采取措施，如定期体检、戒除不良生活习惯、改变饮食结构等，就可能减少或延缓慢性病的发生与发展。

（二）研究范围与任务

20 世纪下半叶，随着社会的发展、经济的繁荣、文化水平的提高，人们生活水平日益得到改善，卫生知识更加普及，使期望寿命增加，疾病谱发生了很大变化，出现了人口模式的变化和流行病学模式的变化。

世界上是如此，我国也是如此。我国的期望寿命在 1990 年已从 20 世纪 40 年代末的 35 岁增至 70 岁；60 岁以上人口在总人口中所占比例在 1998 年由 1991 年的 9.35% 增加到 10.52%，到 2010 年上升至 13.26%，到 2014 年上升至 15.5%，到 2018 年上升至 77 岁。据相关统计预测，我国的老年人口数到 2030 年还将上升 2~3 倍。

近几十年来，我国主要流行病的疾病谱变化也很大。中华人民共和国成立初期，由于政府的重视，广大医务卫生工作者与群众卫生运动相结合，长期肆虐我国的多种烈性传染病与寄生虫病迅速得到控制，1962 年我国消灭了本土天花。随后，在一些重要的自然疫源性疾病与儿童计划免疫性疾病的防治方面取得了很大的成绩，丝虫病与麻风病已达到基本消灭的程度，实现了世界卫生组织（WHO）普及儿童免疫的目标。传染病的疾病谱已属于先进的发展中国家的构成类型：肠道传染病占 90% 左右，呼吸道传染病和自然疫源性疾病仅占 10%。由此，我国流行病学模式发生了重要变化，慢性病的防治已成为整个疾病防治工作的重要部分：慢性病死亡人数占总死亡人数的比例上升；在全国疾病监测系统中，慢性病占全死因的比例上升。面对这种发展态势，慢性病的研究范围将日益扩大，研究任务将十分繁重。

总体上讲，慢性病流行病学的研究范围涉及慢性病的每一个领域。慢性病流行病学的研究任务主要是研究这类疾病的分布及其变化，揭示危险因素及其引起疾病发生的机制，提出并评价预防策略和三级预防措施。然而，在不同时期、不同国家，其研究范围可以有所变化。就我国目前这一阶段而言，主要研究领域应为：

1. 恶性肿瘤流行病学

恶性肿瘤，主要为胃癌、肺癌、肝癌、食管癌等。虽然在我国死因谱中，恶性肿瘤居第三位，在城市中居第二位；但由于恶性肿瘤构成的复杂性，恶性肿瘤流行病学研究的艰巨性，都应该把其放在慢性病研究的首要位置。

2. 心脑血管疾病流行病学

心脑血管疾病主要包括脑血管意外、冠状动脉粥样硬化性心脏病（简称冠心病）、风湿性心脏病（简称风心病）等。心脑血管疾病死亡人数占我国慢性病死亡人数的 40.8%；无论是城市还是农村，均列全死因的首位。尤其是脑血管意外，我国是世界上高死亡率的国家之一，其地理分布差异又很明显。所以，心脑血管疾病为慢性病的第二个研究领域。

3. 慢性肺部疾病流行病学

慢性肺部疾病主要包括慢性支气管炎、支气管哮喘（简称哮喘）、支气管扩张、肺气肿、肺源性心脏病（简称肺心病）等。其死因在我国全死因中居第二位。不过，在此领域的流行病学研究做得不多。

4. 精神疾病流行病学

精神疾病主要包括精神分裂症、精神发育迟滞、情感性精神病、反应性精神病、阿尔茨海默病等。WHO 指出精神疾病为全球疾病负荷的第二位，占 11.5%；在全世界 10 个主要导致残疾的病因中就有 5 个是精神疾病：严重抑郁症、精神分裂症、双极情感性精神病、酗酒和强迫症。在我国，近年来精神疾病发病率有上升趋势。因此，精神疾病是慢性病流行病学研究的重要领域。但是，由于这类疾病的特殊性，流行病学研究面临着不少困难，然而随着经济的发展、竞争的加剧，这方面的研究将会得到进一步加强。

5. 糖尿病流行病学

糖尿病包括 1 型糖尿病、2 型糖尿病。糖尿病发病率在很多国家呈上升趋势，已占慢性病的第三位。因此，糖尿病也是慢性病的研究重点。

6. 其他

如职业病、营养代谢性疾病、遗传性疾病、出生缺陷疾病等。

（三）研究的重要性与必要性

从上述的流行概况可见，慢性病早就是西方发达国家主要死亡病因，也已成为我国目前主要的疾病负担，同时也已严重威胁到其他发展中国家。因此，开展慢性病的流行病学研究是保障全人类健康、提高居民生活质量的重要任务。

同时，慢性病往往病程长、预后差、耗资大。在美国，用于糖尿病的直接医疗费用达 44 亿美元，由糖尿病致残和死亡的间接费用又达 540 亿美元；用于肥胖及相关事件的直接与间接费用高达 992 亿美元。在我国也有同样的情况：心脑血管疾病每年新发病例 500 多万人，死亡 300 多万人，经济损失约 1 000 万元；县和县以上医院的住院费用中，用于恶性肿瘤的高达 128 亿元，用于循环系统的达 97 亿元，用于糖尿病的达 24 亿元。可见慢性病的医疗费用已成为各国政府的沉重负担。所以，进行慢性病流行病学研究是振兴各国经济，促进社会发展的基础。

更重要的是，与传染病和急性事件相比较，慢性病的病因复杂、致病过程曲折，需要更多的学科协作，需要更多前沿的学术领域参与，如分子流行病学、遗传流行病学、人类基因组流行病学，需要宏观与微观更紧密的结合，也就需要更多的投入、更艰巨的付出，将经历更漫长的过程。由此，慢性病的流行病学研究就显得更加迫切、更加必要。

（赵平）

第二节　慢性疾病的流行概况

一、世界上流行概况

慢性病在世界上的分布大致可以分为两种不同的流行模式：发达国家模式与发展中国家模式。这两种不同模式的主要区别表现在两个方面：

（一）疾病谱

在发达国家或西方国家中，慢性病人数在总发病人数或总死亡人数中占大部分甚至绝大部分比例。美国"全国生命统计报告"按死亡人数高低排序为：心脏病、恶性肿瘤、脑血管病、慢性下呼吸道疾病、事故、糖尿病、流行性感冒（简称流感）与肺炎、阿尔茨海默病、肾脏疾病和败血症。这 10 类疾病的死亡人数占总死亡人数的 80%。而其中 7 类疾病，即除事故、流感与肺炎、败血症以外，均属于慢性病，就占总死亡人数的 71.2%。死因第 1、第 2 位分别为心脏病与恶性肿瘤，占总死亡人数的 52.6%。可见目前在美国，全部死亡人数的一半以上是由这两类疾病引起。

从年龄分布来看，慢性病主要发生在中老年人群：45～54 岁年龄组中，第 1、第 2 位死因为恶性肿瘤与心脏病；在更高的年龄组，这两种疾病始终占总死亡人数的一半以上。除上述几类疾病外，肝硬化与慢性肝病在老年人群中也十分常见。

从性别分布来看，男女之间在前 10 位死因的位次及所占的比例差别不大，只是男性前 10 位中增加了自杀和慢性肝病与肝硬化两类疾病，而阿尔茨海默病和败血症退至第 11、第 12 位。

发展中国家的流行模式与发达国家的完全不同，传染病、寄生虫病与自然疫源性疾病为疾病负荷的主要部分。发展中国家的发病还有两种情况值得注意。第一，有一些先进的发展中国家，如中国，随着现阶段经济的迅速发展与人民生活、卫生水平的提高，传染病的发病、死亡比重正在迅速下降，而慢性病上升很快。第二，发展中国家也逐渐受到现代文明病（恶性肿瘤、心血管病与事故）的影响，而且这种趋势将日益明显。例如，在过去 10 年中，发展中国家，有 3 000 万儿童死于疫苗预防性疾病、4 000 万儿童死于腹泻、3 000 万人死于结核、2 000 万人死于疟疾的同时，还有 5 000 万人死于恶性肿瘤。

（二）危险因素

发达国家常见的慢性病主要和吸烟、高脂饮食与其他不良生活习惯、职业暴露、环境污染等有关。而发展中国家的常见慢性病除和吸烟等不良习惯有关外，主要和营养不良、多种病原体感染有关。如发达国家的恶性肿瘤主要有肺癌、乳腺癌、结肠直肠癌和前列腺癌。发达国家所有恶性肿瘤死亡病例的 1/3 是由吸烟造成的；如果能消除石棉暴露，西方国家能控制大部分间皮癌和很多肺癌。另一方面，发展中国家的恶性肿瘤，除肺癌、乳腺癌外，主要是胃癌、肝癌、宫颈癌和食管癌。此外，世界上的恶性肿瘤有 15% 是由传染因子引起。肝癌与乙肝病毒（HBV）感染有关，胃癌与幽门螺杆菌感染有关，宫颈癌与人乳头状瘤病毒（HPV）有关。

二、我国流行概况

我国疾病谱已属于先进的发展中国家，慢性病发病和患病情况用八个字概括是"发展迅速，形势严峻"，在慢性病的发病与流行方面有如下几个特点：

（一）慢性病死亡人数在总死亡人数中占比重大

卫生健康委员会（简称卫健委）统计中心发表的资料表明：北京等 36 个城市的前 10 位死因中，除第 5 位的损伤和中毒外，其余的 9 类疾病均为慢性病，占全死亡人数的 86.13%，不低于美国总人群的情况。前 4 位的病种，分别为恶性肿瘤、脑血管病、心脏病与呼吸系统疾病，与美国总人群差不多，唯顺序有所不同。性别分布可以看出，第 6、第 7 位的"内分泌、营养、代谢及免疫疾病""消化系统疾病"和第 9、第 10 位的"精神病""神经病"在男女之间的位次正好颠倒，即女性和总人群的一致，而男性正好颠倒。

北京等 90 个县前 10 位死因的顺序稍有不同：①前 10 位死因中，增加了"新生儿病"和"肺结核"，分别为第 8、第 9 位；而"精神病"与"神经病"已退出前 10 位。因此在农村，慢性病死亡人数在总死亡人数中的比例为 78.92%（按新生儿病为传染病或急性病计），较城市中的低。②前 4 位疾病种类完全相同，但农村第 1 位为呼吸系统疾病，其死亡专率为 133.42/10 万，而城市仅为 72.64/10 万，反映在农村呼吸系统疾病（主要为慢性肺部疾病）的流行较城市更为严重；而精神神经性疾病发病似较城市要低一些。

全国恶性肿瘤死亡率男性明显高于女性，城市略高于农村。前 4 位为肺癌、肝癌、胃癌和食管癌。

（二）发病患者数多，发病增长速度较快

由于我国是世界上人口数最多的国家，加之慢性病的发病或死亡在总人口数所占比例高，因此其发病或死亡数很大。如高血压现患人数在 1 亿人以上；慢性肺部疾病患者 2 000 万人，糖尿病患者 4 000 万人。每年新发病例：肿瘤 160 万例，脑卒中 150 万例，冠心病 75 万例。

（三）主要危险因素的暴露水平不断提高

主要表现在以下几个方面：

1）吸烟率与量：近年来男性吸烟率增加，每天平均吸烟量由 13 支增至 15 支；开始吸烟的年龄从 22 岁提前到 19 岁；15 岁以上吸烟者达到 3.5 亿人，占世界吸烟总人口

的近1/3，吸烟导致140万人死亡，总经济损失近3 000亿元，约占年国民生产总值的1.5%。

2）食物结构改变：城乡居民肉、蛋、奶和水产品消费比，而谷类和薯类的消费比下降。

3）体力活动减少：由于工作与生活条件改善，城市地区约有20%居民的体力活动每天不超过20分钟，每周不超过3天。

4）肥胖：城市和农村超重率增加；北京和上海等大城市超重和肥胖的比例已分别在27%和15%以上。

5）城市化趋向：近年来城镇人口呈增长趋势。

6）老龄化：目前60岁以上人口已达1.3亿人，预计2050年将达4亿人。

（赵平）

第三节　慢性疾病研究内容

慢性病的病因十分复杂，数目多，范围广，暴露方式形形色色，交互作用不易分析，故只有弄清病因才能深入探讨致病机制，提出针对性的预防措施。所以，病因研究是慢性病流行病学的基础工作，是研究的重要内容。

一、病因的分类

慢性病的危险因素可以有上百种，甚至更多，但大致可分为三类：环境危险因素，行为危险因素和宿主危险因素。常见的有10多种，最主要的为不合理膳食、吸烟和体力活动不足，其次是病原体感染、遗传和基因因素、职业暴露、环境污染及精神心理因素等。

二、主要的危险因素

（一）吸烟

吸烟可以引起很多慢性病，有人认为至少有20多种，如心脑血管疾病、肺癌、食管癌、膀胱癌、胃癌、唇癌、口腔癌、咽喉癌、胰腺癌、慢性阻塞性肺疾病（COPD）甚至新生儿低体重等。20世纪末全球每年死于吸烟的人数达400万人，据预测到2030年时，这个数字将增至1 000万人，而其中70%发生在发展中国家。

我国每年死于吸烟的人数为75万人，至2025年后将增至300万人。这主要是因为我国人群中吸烟状况严重，全国约有3.2亿人吸烟，不少地区的男性吸烟率可在60%以上。

吸烟致病作用还反映在：与很多疾病呈多方面的剂量反应关系。如肺癌与每天吸烟量、吸烟持续年限、吸烟开始的年龄等均呈剂量反应关系。

吸烟与很多危险因素有交互作用，而且往往呈协同作用。如与饮酒、血脂、家族史、病毒感染、p53 基因、Ⅰ相代谢酶基因、Ⅱ相代谢酶基因等。因此吸烟不仅在疾病的早期启动阶段起作用，而且可能对疾病整个致病过程都有影响。

资料显示，在很多国家和地区，已经有很多报告证明戒烟与发病呈负相关，戒烟可以使与吸烟有关的疾病在人群中的发病率、死亡率等下降。

吸烟的致病作用可能与烟草、烟草生产过程以及燃烧的烟雾中所含有的 40 多种对人体有毒的物质有关。这些物质包括尼古丁、焦油、一氧化碳、氮氧化物、多环芳烃、单链烃、腈、醛、酚、杂环族化合物、铅、砷等。

关于吸烟是帕金森病保护性因素的问题，虽然已进行了 40 多年的研究，但目前仍有争论。大多数结果支持这个论点，也有一些实验室依据；然而，也有相反的研究报道认为"吸烟是保护性因素"的研究结论是由于偏倚所致。不过，无论从何种角度看，权衡利弊得失，吸烟是个严重的危险因素，应该大力开展控烟工作！

（二）饮酒

饮酒与很多癌症、肝脏疾病、心血管疾病有关。在癌症中，主要和口腔、咽、食管与喉癌有关，和女性乳腺癌与男性结肠、直肠癌可能也有关系。在大量饮酒的人群中，肝癌的死亡率可增加 50%；在中度严重饮酒者中，高血压的患病率远高于正常人群；酗酒可以增加脑出血的危险。

饮酒在西方国家比较普遍。目前在美国约有 10% 的人每月饮酒 20 天以上，约有 10% 饮酒者一天饮酒次数在 5 次以上。

我国的饮酒状况也不容乐观，在 15 岁以上人群中，饮酒者占 18% ~ 45%，男性 31.9%，女性 2.8%；男性每月饮酒超过 500 g 的比例占所有饮酒男性的 77.8%。资料显示饮酒与吸烟有协同作用。

（三）膳食及其相关的血脂和肥胖

慢性病的发生和人们膳食方式与结构有很大关系，与膳食有关的血脂水平、肥胖也有很大关系。Doll 和 Peto 断言：膳食结构的调整实际上可防止英国 1/3 的癌症死亡，而由肥胖引起的癌症死亡肯定可以通过改变膳食的结构加以预防。与发病有关的膳食因素主要有脂类、维生素与纤维素。

虽然血脂水平和肥胖、超重与内分泌、某些疾病、遗传、社会、行为因素也有关系，但与膳食的关系最大。

1. 脂类

食物中脂肪过多，与心血管疾病和癌症的发生有密切关系。癌症中，主要与乳腺癌、结肠癌、前列腺癌有关。每天脂肪摄入量超过 80 g，发生乳腺癌、结肠癌的危险性明显增加。饱和脂肪酸的摄入水平与冠心病发病呈正相关，血总胆固醇、低密度脂蛋白（LDL）和甘油三酯与冠心病发生呈正相关。而且，近期研究证实：①血脂水平与冠心病发生之间的相关关系均呈剂量效应关系，血脂水平没有绝对的下限"界值"可言，即若在原有的基础上升高，均有增加冠心病发病的危险；②总胆固醇和 LDL 水平与冠心病呈半对数关系，即这两种血脂在高水平时的增高引起冠心病的危险要远远高于其在低水平时的增高。

2. 肥胖

肥胖与超重用体重指数（BMI）表示，即体重与身高的平方之比（kg/m^2）。其程度按 BMI 值的高低来分组：WHO 标准，BMI≥25 kg/m^2 为超重；25～29.9 kg/m^2 为肥胖前期；30～34.9 kg/m^2 为Ⅰ度肥胖；35～39.9 kg/m^2 为Ⅱ度肥胖；≥40 kg/m^2 为Ⅲ度肥胖。根据实际情况，亚太地区的标准中 BMI 则低一些：BMI≥23 kg/m^2 为超重；23～24.9 kg/m^2 为肥胖前期；25～29.9 kg/m^2 为Ⅰ度肥胖；≥30 kg/m^2 为Ⅱ度肥胖。

肥胖状况在世界各地都存在，不少地区还相当严重。全球 10 亿多成年人中至少有 3 亿人为过度肥胖。在西方国家，超重十分多见：20～40 岁年龄组，BMI＞25 kg/m^2 的比例达 20%。在发展中国家，人群中超重的比例比较低，除南美外，均在 20% 以下。在我国约为 7.2%，但有不断上升的趋势。

肥胖与超重可以引起很多疾病，如冠心病、高血压、脑卒中、糖尿病等。在超重者中，高血压的患病率是正常体重者的 4 倍。在癌症中，与超重密切相关的为停经后的乳腺癌、子宫内膜癌、膀胱癌与肾癌。据估计，在欧盟国家，如果 BMI 控制在 25 kg/m^2 以下，则可以预防 5% 的癌症：女性为 6%，男性为 3%；如果排除吸烟相关的癌症，这个比例能达 7%。

3. 维生素

维生素缺乏可以引发很多慢性病。近期关于维生素与癌症发生的研究很多，发现摄入的维生素不足与某些癌症的发病有关，例如：食物中维生素 A 含量低，与乳腺癌、肺癌、胃癌、肠癌以及皮肤癌、膀胱癌的多发有关；相反，如果摄入维生素含量高的新鲜蔬菜和水果比例高的人群，其食管癌、胃癌、结肠癌、直肠癌、肺癌、乳腺癌、膀胱癌的发病率降低。

但是，单纯补充维生素药物制剂能否预防癌症，目前尚难定论，还需要进行一系列大范围的人群随机对照试验。已经报告的研究结果并不支持补充维生素制剂能降低癌症的发病率。例如，含 β 胡萝卜素的食品摄入量高与肺癌的低危险度有关，但是历时 12 年单纯补充 β 胡萝卜素制剂的一个大型随机对照试验并没有发现肺癌发病率由此而降低；相反，在试验时间较短的 2 个随机对照试验中，观察到试验人群中发生肺癌危险性更高一些。尽管有人发现，阿司匹林与叶酸制剂可降低直肠癌的发病率，但还需 10 年甚至更长的时间进行随机对照试验的研究加以证实。美国与英国的研究者都认为：预防癌症最好的途径是摄入含足够量维生素 A、维生素 C、维生素 E 和硒等的食物，而不是服用这些维生素与微量元素的制剂。

4. 纤维素

食物中含有很多纤维素，主要指谷类、豆类的外皮，蔬菜的根、茎、叶中的纤维素与木质素。食物中纤维素的含量与肠道肿瘤的发病有关：摄入量不足，结肠癌、直肠癌等发病增高。

美国的研究显示，与纤维素摄入量最少者相比，纤维素摄入量多者患结肠癌的相对危险度可降低 43.0% 。根据多项研究的结果估计，美国每人每天在食物中增加 13 g 纤维素，结肠癌的发病率可减少 31.0% 。

膳食因素中与慢性病发生有关的，还有微量元素、食盐、食物的加工与烹调以及进食方式等。这些因素与地理环境、风俗习惯、社会经济水平等有关，所以，它们在发病中的作用在不同国家、不同地区表现不同。

(四) 缺少体力活动

由于现代交通工具的不断更新、工作与生活条件的改善，人们体力活动的时间逐渐减少，强度日益减弱。这在西方国家更加明显，美国近期调查表明，人群中有 80.3% 的个体缺乏体力活动。

与不合理的膳食结构和方式一样，缺乏体力活动是慢性病很主要的危险因素，其与冠心病、高血压、脑卒中、糖尿病、多种癌症、骨质疏松、龋病等发生有关。因为一些研究显示：缺乏体力活动可使人体超重与营养分布不均衡，而体力活动可以对体重、血脂、血压、血栓形成、葡萄糖耐量、胰岛素抗性、某些内分泌激素等发挥作用，使其产生有利于机体健康的变化，从而减少发病。

(五) 病原体感染

病原体感染与慢性病的关系也很密切，研究比较多的是病毒感染与肿瘤之间的关系。流行病学研究发现，有 15% ～ 20% 癌症与病原体感染，特别是病毒的感染有关；如果能够控制相关的感染，占世界癌症 1/5 的三种癌：胃癌、肝癌与宫颈癌的大部分能预防。幽门螺杆菌在胃部的慢性感染能引起胃溃疡，也是胃癌的主要危险因素。HBV与丙型肝炎病毒（HCV）慢性感染是肝癌的主要危险因素，有些地区甚至是最主要的危险因素，有人在台湾进行了八年多的队列研究发现，乙肝表面抗原（HBsAg）携带者患肝癌的相对危险度（RR）达 203，从而认为在台湾 HBV 可以直接导致肝癌发病，不需其他的附加因素。三种 HPV：HPV16、HPV18 和 HPV45 可在世界各地的宫颈癌中检测到，因而推测这三种 HPV 与宫颈癌的发病有关；还有报告指出 HPV 感染与头、颈、食管和皮肤的癌也有相关性。此外，流行病学研究还发现其他一些病原体感染与癌症的关系。如 EB 病毒（EBV）与各种 B 淋巴细胞（简称 B 细胞）恶性肿瘤、鼻咽癌。疟疾和协同因子 EBV 与非洲伯基特（Burkitt）淋巴瘤，人类嗜 T 淋巴细胞（简称 T 细胞）病毒 1（HTLV－1）与某些 T 细胞白血病和淋巴瘤，人类免疫缺陷病毒（HIV）与非霍奇金淋巴瘤，人疱疹病毒 8 型与卡波西肉瘤，血吸虫与膀胱癌、结肠癌，肝吸虫与胆管肉瘤等。

(六) 遗传与基因因素

几乎所有的慢性病都有遗传因素的参与。已经有很多研究证实：家族史是癌症、心脑血管疾病、慢性肺部疾病、精神疾病的重要危险因素。不少疾病还在进行家系研究、双生子研究，证实了遗传因素在发病中的作用。

随着分子流行病学与遗传流行病学的发展，以及人类基因组流行病学的建立，对慢性病的易感基因或相关基因进行了比较深入的研究。最近发现，与心脑血管疾病发生有关的脂蛋白、凝血蛋白、血压和血管壁的生物学均受到多种基因的调控。尤其是纤维蛋白原 *Bβ448* 和血小板糖蛋白Ⅲa *PIA* 基因的多态性与冠心病紧密相关；染色体 5q33 ~ 34 上的 $β_2$ - 肾上腺素能受体基因的两种多态性与原发性高血压紧密相关。

肿瘤分子流行病学研究结果显示：与肿瘤发生有关的有两类基因，一类为癌基因和抑癌基因，如 *N - ras*、*H - ras*、*K - ras*、*C - myc*、*C - fos*、*erbB1*、*sis* 等基因和 *P53*、*RB*、*P16*、*BRCA1*、*APC*、*nm23*、*ATM*、*WT1* 等基因；另一类为肿瘤易感基因，主要为Ⅰ、Ⅱ相代谢酶基因，脱氧核糖核酸修复基因和影响细胞增生速率的基因。与肿瘤易感性相关的，Ⅰ相代谢酶基因主要有 *CYP 1A1*、*CYP2D6* 和 *CYP2E1*；Ⅱ相代谢酶基因有 *NAT* 和 *GST*。

三、多种危险因素综合作用的研究

慢性病的发生与流行不是单个因素引起，往往是多个危险因素综合作用的结果。而多个因素的作用，常常不是单个因素中作用的简单相加。它们相互之间作用模式比较复杂，不同的疾病不一样，不同的群体不一样。因此，研究多个危险因素之间的交互作用，研究它们对疾病发生的协同作用与方式十分重要。协同作用的分析不仅能确切了解疾病致病的危险因素及其相互之间的作用，而且能为正确制订疾病的预防策略和综合措施提供理论依据。

美国在 Framingham 研究中就注意到多种危险因素对高血压发生的协同作用。研究发现，收缩压为 165 mmHg* 的 40 岁男性，无其他危险因素并存时，8 年内发生心血管病的危险性仅 3%；如同时具备 2 个危险因素，即血清胆固醇又高至 8.7mmol/L，危险性为 15% 左右；如同时具备 3 个因素，即又有糖耐量异常，危险性则为 25% 左右；如具备 4 个因素，即又有吸烟，则为 35%；如具备 5 个因素，即又有左心肥大，则达 60%。

（赵平）

第四节　慢性疾病的研究策略

慢性病的发生和流行可以通过三级预防加以控制。在 Framingham 等研究的基础上，美国 20 世纪 60 年代开始戒烟，70 年代抗高血压，80 年代抗高胆固醇，心脑血管疾病的死亡率逐渐下降。英国和美国由于戒烟运动，肺癌的发病也明显降低。WHO 预测，目前全球死于心脑血管疾病的 1 200 万人中，50% 是可以通过控制其主要危险因素而避免。慢性病的预防策略，可以分为 2 个层面：全人群和高危人群；预防措施可分为：公

---

* 1 mmHg≈0.133 kPa。

共卫生措施和临床措施。

一、预防策略

预防策略的选择应遵循三项原则：

1. 有效

能从三级预防入手，对某类或某个疾病进行综合防治，控制危险因素，早期发现患者，同时改善患者的躯体和心理状况。

2. 可行

能取得政府的立法和经济的支持，成本—效益达显著的正效果，又为大部分居民与患者所欢迎。

3. 可用

能在社区中广泛应用，与在社区中已经建立的行政、经济、卫生、安全和生活等其他措施不冲突且能互相促进。

（一）全人群策略

慢性病全人群的预防策略为：政府制订定相应的卫生政策，通过健康促进和社区参与等方法，在全人群中控制主要的危险因素，预防和减少疾病的发生与流行。这些策略属于一级预防的范畴。

1. 健康促进

健康促进是一种以社区为基础，在全国或省、自治区等大范围内长时间以创建环境、促进健康、减少疾病为目标，由政府提供政策与经济支持，社会各方面均参与的活动。因此，健康促进包括政府立法、财政拨款、媒体宣传、社区参与等。如控烟的健康促进活动需要以下几方面的立法和宣传：①减少儿童对烟草的获取；②烟草产品包装上应有健康忠告；③控制烟草广告；④在学校、单位、商店、宾馆、场馆等公共场所禁止吸烟；⑤各种媒体宣传，组织知识竞赛等；⑥医疗卫生人员深入社区、家庭宣传和教育等。

健康促进已在不少国家取得明显效果。英国由政府牵头，食品和饮料制品工业部门合作，使加工食品中的盐含量降低了1/4。在毛里求斯经过政府努力，大豆油替代棕榈油作为居民的主要烹调用油，从而大大降低了食物中胆固醇的含量。日本政府倡议开展健康教育，加强对高血压患者的治疗，人群中的中风率已下降了70%。

2. 社区参与

社区在慢性病的防治方面有很多优势：第一，服务对象不仅有患者与高危人群，而且有普通人群；第二，组织机构不仅包括卫生部门，还有居委会、派出所、学校等政府与民间的各种职能部门；第三，防治工作有防病部门和医院、康复部门的共同参与；第四，社区人群相对稳定，卫生人员与居民之间易于沟通，各类工作便于开展。所以，我国已制定了《全国社区慢性非传染性疾病综合防治方案》，广泛开展社区慢性病防治。社区慢性病的防治，即以社区为基础，以健康促进和行为危险因素干预为主要技术手段和工作内容，以提高防治效果和成本效益为目标的多种慢性病的综合防治。

（二）高危人群策略

针对高危人群的策略为对高危人群进行重点的三级预防。应针对高危人群的人群特点与有关疾病的特点，实施主要危险因素的干预和监测，进行人群筛检，早期发现患者；对患者实行规范化治疗和康复指导，提高痊愈率，减少并发症和伤残。

1）对高危人群进行健康生活方式和合理膳食结构的健康教育与健康促进。鼓励居民多食蔬菜、水果，减少肉类、蛋类等脂肪饮食的摄入，不吸烟、不酗酒，多参加户外活动和体育锻炼。

研究显示，通过改变生活方式可能防止80%的冠心病和90%的2型糖尿病的发生，通过合理的饮食，坚持体育锻炼和保持正常体重可以预防1/3的癌症。

我国在这方面已取得了初步成效。天津市率先实施健康促进，控制慢性病的主要危险因素，使危险因素的人群暴露降低，经过7年的综合干预，脑卒中发病率男性下降16.3%，女性下降14.8%；冠心病事件发病率也有下降。

2）对高危人群进行筛检，早期发现患者。在40岁以上的心脑血管疾病高危人群中定期测量血压，检测血脂，询问心绞痛病史，以检出早期高血压患者与可疑冠心病患者。在胃肠道癌症的高发区进行大便隐血等筛查试验，早期检出癌症患者。

3）对慢性病患者应进行及时有效的治疗，同时应配合心理和躯体的康复措施，减少并发症与致残，提高其生活质量，延长寿命。上海在社区中对慢性病患者开展了慢性病自我管理项目的实践活动，使慢性病患者增加了自我管理知识，培养了健康行为，改善了疾病症状和情绪，树立了信心，积极面对未来，提高了生活质量。

二、防治措施

慢性病病因复杂，欲得到根本控制，除了疾病监测与预防接种外，各卫生部门还应密切配合，做好卫生监督，使人们从婴幼儿时期开始就减少和避免对各种致病因素的暴露。为防治慢性病实施的公共卫生措施是慢性病研究的内容，主要包括以下主要内容。

（一）环境卫生

预防对水源的各类污染，改善饮用水的水质；控制大气污染，提高空气的洁净度；做好三废的处理，防止对环境的污染；认真进行环境监测。

（二）食品卫生

严格食品工业的执法，防止有害的化学物质超标和病原体及其毒素的污染；规范加工制作过程和运输、储存、销售方式，避免二次产生或受染有害物质或病原体；做好随时消毒和卫生监督工作。

（三）劳动卫生

贯彻卫生标准与规范，采用先进的工艺流程，防止和减少有害物质的排放；加强劳动生产环境的监测，防止职业有害物质超标，建立与健全有关卫生档案；对就业人员实施健康监护，进行健康教育，加强个人防护，以防止和减少职业暴露；给予健康膳食，提高机体抵抗力；定期做健康检查，及早发现职业病，同时进行职业流行病学调查，弄清暴露因素和方式。

（四）学校卫生

加强学生营养和体育锻炼，注意合理的膳食结构，教室合理的采光；定期进行体格检查和生长发育情况与心理状况的调查，防治青少年常见疾病；及时进行心理知识和性知识的教育，注意良好行为的养成。

（五）妇幼卫生

加强孕妇营养和产前检查；改善农村卫生条件，全部实施住院分娩和新法接生；合理喂养，进行营养指导和生长发育评价，预防婴幼儿常见病，切实保证优生优育。

（赵平）

第二章　慢性疾病的流行病学

第一节　慢性疾病的三级预防

21 世纪我国以控制传染病为主的第一次卫生革命的任务尚未完成，以控制慢性病为主的第二次卫生革命提前到来，面临着传染病防治和慢性病防治的双重任务。随着人们生活方式和生活环境的改变，生活方式疾病已成为人类健康的头号杀手。目前我国有超过 1.2 亿人患高血压，而知道自己患病的人不足 1/4，其中服药的不足 10%，有效控制的只有 2.9%。糖尿病患者 4 000 多万人，90% 以上都是与不良的生活方式有关的 2 型糖尿病。选择适当可行的预防和干预措施，对于慢性病的预防有举足轻重的作用。

《全国疾病预防控制机构工作规范》中指出，探讨以人为本的新型预防医学健康促进诊疗管理服务模式，以提高与生活方式相关的亚健康人群和慢性病患者对慢性病的科学认知水平，增强自我保健意识，有效预防、控制慢性病的发生、发展，增进健康水平，提高生活质量，延长健康寿命，有效降低医疗费用。

慢性病的预防是根据目前对疾病病因的认识、机体的调节功能和代偿状况，以及对疾病自然史的了解来进行。因此，慢性病的预防工作可根据疾病自然史的不同阶段，采取不同的相应措施，来阻止疾病的发生、发展或恶化，即疾病的三级预防措施。

一、一级预防

一级预防又称病因预防，主要是疾病尚未发生时针对致病因素（或危险因素）采取措施，也是预防疾病和消灭疾病的根本措施。WHO 提出的人类健康四大基石"合理膳食、适量运动、戒烟限酒、心理平衡"是一级预防的基本原则，它包括两方面内容。

（一）健康促进

健康促进是通过创造促进健康的环境使人们避免或减少对致病因子的暴露，改变机体的易感性，保护健康人免于发病。可采取以下形式达到健康促进的目的。

1. 健康教育

健康教育是一项通过传播媒介和行为干预，促使人们自愿采取有益于健康的行为和生活方式，避免影响健康的危险因素，达到促进健康的目的。大量资料证明，从心脑血管疾病、恶性肿瘤到呼吸道感染等，都与行为和生活方式密切相关，可以通过改变行为和生活方式而达到预防的目的。20 世纪 60 年代以来美国医界在政府的支持下对导致心脑血管疾病的吸烟、饮烈性酒和食用高脂肪饮食等不良嗜好和生活方式采取健康教育和社会干预措施，取得了明显的效果。1980 年与 1963 年相比，居民的吸烟率下降了 27%，白酒和食用动物油的消费量分别下降了 33% 和 39%，参加体育锻炼的人数增加了 25%，而同期的冠心病和脑血管病的死亡率分别下降了近 40% 和 50%。有些疾病，如艾滋病，在目前尚无有效疫苗预防的情况下，健康教育是唯一有效的预防办法。

目前健康教育已成为各国实现人人享有卫生保健这个战略目标的一个重要支柱，也是当前许多国家正在设法摆脱难以承担的巨额医药费财政开支的一条有效出路。

2. 自我保健

自我保健是指个人在发病前就进行干预以促进健康，增强机体的生理、心理素质和社会适应能力。一般来说，自我保健是个人为其本人或家庭利益所采取的大量有利于健康的行为。此外，不性乱、远离毒品等也很重要。1994 年美国疾病控制与预防中心（CDC）所做的评价显示，仅减少吸烟每年就可减少40 万人死于癌症、心脏病、中风和肺病，而健康的饮食和体育锻炼每年可防止 30 万人死于心脏病、中风、糖尿病和癌症等。

3. 环境保护和监测

环境保护是健康促进的重要措施，旨在保证人们生活和生产环境的空气、水、土壤不受"工业三废"即废气、废水、废渣和"生活三废"即粪便、污水、垃圾，以及农药、化肥等的污染。避免环境污染和职业暴露对健康造成的危害。可通过合理发展工农业生产、改造现有工矿企业，降低和消除生产和生活过程中的各种有害物质对环境的污染。

保护环境应做好环境监测工作，以国家颁布的标准如大气卫生标准、三废排放标准、饮水及饮食卫生标准、农产品农药残留限量标准等为依据，监测有害物质含量是否超过国家的标准，以期作为改善环境，保护人民不受致病因子危害的根本保证。

（二）健康保护

健康保护是对有明确病因或具备特异预防手段的疾病所采取的措施，在预防和消除病因上起主要作用。如长期供应碘盐来预防地方性甲状腺肿；增加饮水中的氟含量来预防儿童龋齿的发生；改进工艺流程，保护环境不受有害粉尘的侵袭，以减少肺癌和肺尘埃沉着病（简称尘肺）的发生；通过孕妇保健咨询及禁止近亲婚配来预防先天畸形及部分遗传性疾病等。

开展一级预防常采用双向策略，即把对整个人群的普遍预防和对高危人群的重点预防结合起来，二者相互补充，可以提高效率。前者称为全人群策略，旨在降低整个人群对疾病危险因素的暴露水平，它是通过健康促进实现的；后者称为高危人群策略，旨在消除具有某些疾病的危险因素人群的特殊暴露，它是通过健康保护实现的。

二、二级预防

二级预防又称"三早"预防，即早发现、早诊断、早治疗，是防止或减缓疾病发展而采取的措施。

慢性病大多病因不完全清楚，因此要完全做到一级预防是不可能的。但由于慢性病的发生大都是致病因素长期作用的结果，因此做到早发现、早诊断并给予早治疗是可行的。为保证"三早"措施的落实，可根据人力、物力、财力的情况，参照费用—效益或效果分析结果，选用普查、筛检、定期健康检查以及设立专门的防治机构等不同方法来实现。

普查是早期、全面发现疾病的方法。但普查工作不宜广泛应用，因为在短时期内需要集中大量人力、物力。筛检是早期发现疾病的主要方法，但决定是否对某疾病进行筛检时，要考虑疾病筛检的原则。某些肿瘤可通过个人的自我检查达到早期发现的目的。例如，通过乳房自检早期发现乳腺癌。

癌前病变不是癌，及早发现和治疗癌前病变属二级预防。常见的癌前病变有：萎缩性胃炎、黑痣及肠管、食管、胃肠息肉等。产前检查染色体异常和隐性致病基因携带者而早期做出诊断，进而终止妊娠，避免有遗传性疾病的患儿出生。属于遗传性疾病的二级预防措施。

要达到"三早"做好二级预防就要向群众宣传防病知识和有病早治的好处，提高医务人员的诊断水平，开发适宜的筛检方法及检测技术。

三、三级预防

三级预防又称临床预防。三级预防可以防止伤残和促进功能恢复，提高生活质量，延长寿命，降低病死率。主要是对症治疗和康复治疗措施。

对症治疗可以改善症状、减少疾病的不良反应，防止复发转移，预防并发症和伤残等。康复治疗对已丧失劳动力或伤残者通过康复治疗，促进其身心方面早日康复，使其恢复劳动力，争取病而不残或残而不废，保存其创造经济价值和社会价值的能力。康复治疗的措施包括功能康复和心理康复、社会康复和职业康复等。

（王雪玲）

第二节　慢性疾病的地区分布特征

慢性病及原因未明疾病均具有地区分布的特点。不同地区疾病的分布不同，这与周围的环境条件有关，它反映出致病因子在这些地区作用的差别。所以说疾病的地区分布不同，往往是一种表面的现象，根本的原因是致病的危险因素的分布和致病条件不同所造成的。几乎没有一种地区性高发的疾病只发生在某个高发区，而在其他地区见不到，只要条件适宜任何地区均可见有同样的慢性病病例发生。

研究疾病的地区分布也是流行病学研究的十分重要的任务之一。了解疾病的不同地区分布，不仅有助于为探讨病因提供线索，同时还有助于拟订防治策略，以便能有效地控制慢性病的发病率。

一般来说，影响疾病地区分布的不同主要有以下几方面原因，分析时应做全面考虑。

1）所处的特殊地理位置，地形及环境条件。如平原、山区、荒漠、林区、沼泽地、海拔高度、水源、土壤中微量元素等。

2）气象条件的影响，如温度、湿度、降雨量等。

3）当地人群的特殊风俗习惯及其遗传特征。

4）人群组成的社会文化背景，如政治活动、交通条件及文化水平等。

一、疾病在不同国家及同一国家内各地区的分布

1. 疾病在不同国家间的分布

1）有些疾病只发生于世界某些地区。

2）有些疾病虽在全世界均可发生，但其在不同地区的分布不一，且各有其特点。如霍乱，多见于印度，可能是因为该地区水质适合霍乱弧菌生长及与当地人群的生活习惯、宗教活动有关。

3）有些非传染病全世界各地虽都可见发生，但其发病和死亡情况不一。如有报道，与一些国家相比较，日本的胃癌及脑血管病的调整死亡率或年龄死亡专率居首位，而其乳腺癌、大肠癌及冠心病则最低。研究认为日本低脂肪的进食量与低血清胆固醇量和低冠心病率有关，而其高盐摄入量可能是高血压及中风的主要病因。肝癌多见于亚洲、非洲，乳腺癌、肠癌多见于欧洲、北美洲。心脏病死亡率欧美各国较高。

2. 疾病在同一国家内不同地区的分布

无论传染病及慢性病，都可见到即使在同一国家，不同地区的分布也有明显差别。如我国血吸虫病仅限于南方的一些省份。鼻咽癌最多见于广东，食管癌以河南林县为高发，肝癌以江苏启东为高发，原发性高血压北方高于南方。疾病的这种分布的不均一性可能与某些地区存在着较强的致病因素，外环境的某些理化特点（如碘、氟含量的高低，可使某些疾病集中于一定的地区），生物媒介的分布及一定的社会因素和自然因素有关。如我国 HIV 感染者最多见于云南，是因为这里地处边境地区，贩毒及吸毒现象严重，绝大多数感染为吸毒所致。

二、疾病的城乡分布

城市与农村由于生活条件、卫生状况、人口密度、交通条件、工业水平、动植物的分布等不同，所以疾病的分布也出现差异，这种差异是由各自的特点所决定的。

1. 城市

城市的特点是有其特殊的环境条件，即人口多、密度大、居住面积狭窄、交通拥挤，青壮年所占比例较多，出生率保持在一定水平，人口流动性较大，这使得城市始终保持一定数量的某些慢性病的易感人群，因此可使某些慢性病常年发生，并可使发病率始终处于较高水平。

城市工业较集中，车辆多，空气、水、环境受到严重污染，慢性病患病率明显升高，如高血压，城市高于农村。空气污染可引起呼吸系统疾病患病率升高，空气中致癌物质的含量较高，肺癌及其他肿瘤城市多见，发病率高于农村。

与空气污染或噪声有联系的职业性因素所致的病害也多见于城市，而且疾病频率消长与环境有密切关系。

除此之外，城市的供水、排水设施完善，管理健全，饮用水的卫生水平较高，因此肠道慢性病的发生受到限制，所以较少有经水传播的传染病的流行，若一旦发生也容易

得到控制。

城市中食品种类丰富，医疗卫生水平高，设施集中，所以医疗保健及疫情控制均较及时、有力。城市中自然疫源性疾病罕见，虫媒传染病也较农村少。

2. 农村

农村人口文化水平较低，医学科普知识接受较少，慢性病的危险行为和习惯较普遍，生活习惯和生活行为落后于城市，加之对慢性病的认识较差，早诊早治落实不到位，药物治疗依从性较差，农村的部分慢性病发病高于城市。农村由于人口密度低，交通不便，与外界交往不频繁，呼吸道传染病不易流行，可是一旦有传染病传入，便可迅速蔓延，引起暴发，而且发病年龄也有后延的现象。农村还由于卫生条件较差，接近自然环境，所以肠道传染病较易流行。农村的虫媒传染病及自然疫源性疾病，如疟疾、流行性出血热、钩端螺旋体病等均高于城市。一些地方病如地方性甲状腺肿、氟骨症等也高于城市。

改革开放以来，农村经济也发生了大的改变，乡镇企业迅速发展，但其防护条件和劳动条件较差，职业中毒和职业伤害也不断发生。农村人口不断流入城市，使农村常见的一些慢性病不断流入城市，同时也把城市常见的慢性病带回农村。

三、疾病的地区聚集性

患病或死亡频率高于周围地区或高于平时的情况称为聚集性。研究疾病地区分布的聚集性对探讨病因或采取相应的预防策略十分重要。

研究疾病的地区聚集性有两方面的意义：

1）地区聚集性的发生率可提示一个感染因子的作用。

2）地区聚集性可提示局部环境污染的存在，特别是当聚集发生在局部地区某些被怀疑的污染源时，如垃圾场或工厂。

在某些情况下，疾病的聚集性是非常明显的，但当发生水平很低，仅有少数病例存在及不知道感染的来源时，判断疾病的地区聚集性是比较困难的。

四、特异性慢性病

某些慢性病常存在于某一地区或某一人群称为特异性慢性病。特异性慢性病是指局限于某些特定地区内相对稳定并经常发生的疾病，从广义上看，指由各种原因所致的具有地区性发病特点的疾病。判断一种疾病是否属于特异性慢性病的依据是：

1）该地区的某类居民其发病率较高。

2）在其他地区居住的相似的人群中该病的发病率均低，甚至不发病。

3）迁入该地区的人经过一段时间后，其发病率和当地居民一致。

4）迁出该地区的人经过一段时间后，发病率下降或患病症状减轻或自愈。

符合上述标准的数越多，说明该病与该地区的有关致病因素越密切。

（王雪玲）

第三节 慢性疾病的人群分布特征

人群特征是慢性病的危险因素，这些因素包括：年龄、民族和种族、性别、职业、宗教等。

一、年龄

年龄与疾病之间的关联比其他因素的作用都强，差不多所有的发病率与死亡率均显示出与年龄这个变量有关。作为一个混杂因素，在大多数疾病中因年龄出现的频率差异要比其他变量大。随着年龄不同，几乎大部分疾病的发病率都显著不一。有些疾病几乎特异地发生在一个特殊的年龄组中。一般来说，慢性病有随年龄增长发病率随之增加的趋势。

根据不同国家的监测发现，女性乳腺癌从 30 岁开始发病率增高，其发病率曲线随年龄增高而上升。西方国家可上升到 80 岁。这说明绝经前后乳腺癌的发病率不同，有人认为，停经前发生的乳腺癌主要受卵巢功能和遗传的影响，而绝经后发生的乳腺癌主要受社会生活环境及肾上腺素分泌的影响。

对某些疾病的发病率来说，年龄效应是特别明显的，如关节炎的发病在 45～64 岁的人群中，是 45 岁以下人群的 10 倍，是 65 岁以上人群的 2 倍。老年人由于牙齿原因带来一些相应牙齿与牙周的疾病，如 65 岁以上的老人中有 1/3 的人无牙齿，只有不到 10% 的人无牙周病。随年龄增长，糖尿病的发病率增加也十分明显。

1. 研究疾病年龄分布的目的

1）分析疾病不同年龄分布的差异，有助于深入探索致病因素，为病因研究提供线索。

2）研究疾病的不同年龄分布，可帮助提供重点保护对象及发现高危人群，为今后有针对性地开展防治工作提供依据。

3）分析不同年龄疾病分布的客观原因，有助于观察人群免疫状况的变化、确定预防接种对象和进行预防接种措施的实施，以保证预防接种的效果。

2. 年龄分布出现差异的原因

1）免疫水平状况：由于胎儿可经胎盘得到来自母体的现成抗体，获得被动免疫，所以 6 个月以内新生儿易感性低。反之，当成人免疫水平低下时则母体也可缺乏免疫，致使新生儿也成了易感者。感染后机体产生免疫力的时间及其持久性也影响疾病的年龄分布。

2）暴露或接触致病因子的机会不同，可导致出现疾病年龄分布的差异。不同年龄的人暴露或接触致病因子的程度不同。非传染病的年龄分布差异主要取决于暴露致病因子的机会。如食管癌高发区随年龄增高其发病率和死亡率也随之升高，死亡率愈高的地区，年龄死亡曲线升高也愈早。由于致病因子需要较长时间的积累，才可致疾病的发生，所以通常发病年龄较晚。如冠心病多在 45 岁以后发生。

3）有效的预防接种可改变某些疾病固有的发病特征，如新生儿时接种乙肝疫苗，可降低乙肝的发病率，使肝癌等的发病率降低。随着年龄增高，乙肝发病率及恶化程度也增加。

3. 疾病年龄分布的分析方法

1）横断面分析：主要分析不同年龄组的发病率、患病率和死亡率。多用于传染病的分析。这种分析方法能说明同一时期不同年龄死亡率的变化和不同年代各年龄组死亡率的变化，而不能说明不同年代出生的各年龄组的死亡趋势。对慢性病和非传染病来说这种分析方法不能正确显示致病因子与年龄的关系。因为暴露时间距发病时间可能很长，而且致病因子在不同时间的强度可能有变化。这种方法不能正确显示致病因子与年龄的关系，是其最大的缺点。但出生队列分析方法可纠正这一缺点。

2）出生队列分析：将同一时期出生的人划归一组称为出生队列，可对其随访若干年，以观察死亡情况。这是死亡统计中很有用的一个资料。利用出生队列资料将疾病年龄分布和时间分布结合起来描述的一种方法称出生队列分析方法。该方法在评价疾病的年龄分布长期变化趋势及提供病因线索等方面具有很大意义。它可以明确地呈现致病因子与年龄的关系，有助于探明年龄、所处时代特点和暴露经历在疾病的频率变化三者中的作用。

各年份中各年龄段的死亡率变化趋势基本相似。婴儿期死亡率高，儿童期下降，青少年时开始上升，到成人时达高水平。

二、性别

有关疾病的死亡率与发病率的分析存在着明显的性别差异，通常男性死亡率高于女性，但发病率通常女性较高。

疾病分布出现性别差异的原因包括：

1）男女两性暴露或接触致病因素的机会不同，如对部分慢性病来说，男女发生率不同是因感染机会不同所致，女性有较多的患病倾向。但部分慢性病男性高于女性，可能与男性在儿童时期较活跃，成年后社会活动范围又较广，因此与致病因素和影响因素接触的机会也多，但这种倾向可因妇女参与社交活动而消失。如成年人白血病，与男性从事装修、家居生产、从事特定的工种等有关，因此发病多见于男性。对部分慢性病来说，如肺癌，男女分布频率不同是由于男性吸烟者所占的比例多于女性所致。男性肝硬化多于女性是因为男性饮酒的机会多于女性的缘故。

2）疾病的性别分布差异也与两性的解剖、生理特点及内分泌、代谢等生物性的差异有关。内分泌或生理因素可使不同性别人群易患疾病或者被得以保护而不患病。如冠心病的患病率男性高于女性。有人推测这可能是由于有些重要的内分泌因素在起作用，或可能是女性在停经前受到雌激素的保护所致，而不能完全用血脂浓度、高血压、吸烟、糖尿病、肥胖等危险因素在两性中的差异来解释，此外，胆囊炎、胆结石、伤寒慢性携带者多见于女性，可能均与此有关。地方性甲状腺肿女性多于男性，可能与碘缺乏而不能满足女性较多的需求有关。

3）男女职业中毒发病率不同是由于妇女较男性更少受雇于从事一些危险性很大的职业有关。

4）两性生活方式、嗜好不同也可能出现疾病的性别分布差异，在进行人群中不同性别的发病率与死亡率比较时应注意到不同年龄组男女比例不同，所以，应分别对不同年龄组进行标化后再直接比较。

三、职业

不同职业对健康及其某些疾病的发病率、死亡率的分布有较大的影响和显著的联系。职业暴露不同的物理因素、化学因素、生物因素及职业性的精神紧张均可导致疾病分布的不同。在石棉工人中间皮瘤、肺癌及胃肠癌的发生多见。矿工、翻砂工易患尘肺，生产联苯胺染料的工人易患膀胱癌，林业工人、狩猎者易患森林脑炎，饲养员、屠宰工人、畜牧业者易患布鲁氏菌病。矿工、建筑工人及农民均有较高的发生意外伤害和死于外伤的比率。相反，从事某些职业对预防某些疾病的发生也有关。如从事某些体力劳动可起到预防冠心病的作用；反之脑力劳动者易患冠心病。神经高度紧张的强脑力劳动和严重消耗性体力劳动均可导致心血管、神经系统的早期功能失调和病理变化。

在研究职业与疾病的关系时应考虑以下几方面：

1）疾病的职业分布不同与感染机会或暴露于致病因素的机会不同有关。

2）暴露机会的多少与劳动条件有关。

3）职业反映了劳动者所处的社会经济地位和卫生文化水平。

4）不同职业的体力劳动强度和精神紧张程度不同，在疾病的种类上也有不同的反映。此外在研究不同职业人群中的慢性病发病率时还应注意到以往可能引起各种疾病的职业，不要为刚刚更换了的较为安全的工种所迷惑而被忽略。

此外，还应注意的是，一般来说，有人可终身固定在一个单位工作，有的人可多次更换职业，甚至有人即使在同一单位也有工种的改变，所以不能轻易地确定疾病与职业间的关联。同时还应注意职业的分布虽然取决于暴露概率的大小，但同样可以人为地改变这种情况以降低其分布频率。

四、民族和种族

不同民族和种族之间在疾病的发病率和死亡率及其严重性等方面可有明显差异。这种分布差异的主要原因是：

1. 与不同民族、种族的遗传因素有关

民族是个相对稳定的群体，由于长期受一定自然环境与社会环境等因素的影响，不同民族间不仅生活习惯不同，而且其群体的基因表型的分布也有一定差异，这也是影响疾病分布出现差异的主要原因。如黑种人中镰状细胞贫血多见，是受遗传因素决定的，相反，尤因肉瘤几乎在全世界的黑种人中均见不到。

2. 与不同民族间的社会经济状况不同有关

美国由于种族歧视的存在，黑种人的社会地位较低。黑种人中大多数疾病如高血压性心脏病、脑血管意外、梅毒、结核病、枪杀及意外伤害等的死亡率均明显高于白种人。而白种人中动脉硬化性心脏病、自杀的死亡率高于黑种人。黑种人中子宫癌显著高于白种人，成为黑种人中女性的主要死因。相反，白种人中乳腺癌发病率高。

3. 与风俗习惯、生活习惯和饮食习惯有关

有些人有食用生鱼的习惯，故多易患肝吸虫病。

4. 与各民族所处定居点的地理环境、自然条件及社会条件的不同有关

地理环境、自然条件及社会条件使发病与健康状况存在明显的差异。

5. 与医疗卫生质量和水平不同有关

美国白种人的生活水平、卫生状况包括居住条件和医疗服务等方面通常均较黑种人优越和有利，同时黑种人在心理和精神上多处于压抑和紧张的状态，这对疾病的发生与死亡均产生较大的影响。

在分析疾病患病的民族与种族差异时，不能单纯地从一方面去找原因，应综合分析，特别是当种族差异同时伴有社会经济状况差别时。例如美国黑种人高血压及其并发症的患病率较白种人高，其原因可考虑为：①黑种人有较高的遗传易感性；②种族歧视的存在使黑种人有较大的心理、精神压力；③黑种人的社会地位及经济水平较低；④与白种人相比得不到应有足够的医疗保健，因而不能早期发现、早期诊断和治疗。

五、宗教

不同宗教有其各自独立的教义、教规，因而对其生活方式也产生一定影响。不同人群因宗教信仰不同，其生活方式也有明显差异，这些也对疾病的发生和分布规律产生一定的影响，使疾病的分布频率也出现显著差别。如犹太教有男性自幼"割礼"的教规，其结果犹太人男性阴茎癌发病甚少，女性宫颈癌发病率亦低，这与丈夫割包皮有关。

宗教有时可成为少数民族的一个标志，所以政治、经济、文化背景与宗教信仰有很强的联系。因此，在讨论宗教对疾病的影响时还应兼顾到不同民族的生活条件、居住环境、饮食卫生习惯、风俗习惯及心理状态等因素的影响。

六、婚姻与家庭

1. 不同婚姻状况人的健康常有很大的差别

国内外的许多研究证实，离婚者全死因死亡率最高，丧偶及独身者次之，已婚者最低，可见离婚、丧偶对精神、心理和生活的影响尤为明显，是导致发病或死亡率高的主要原因。

2. 婚姻状况对女性健康有明显影响

婚后的性生活、妊娠、分娩、哺乳等对女性健康均有影响。在已婚的妇女中宫颈癌多见，是因为过早的性接触和有过多的性生活次数所致。在单身妇女中乳腺癌多见，初孕年龄过晚也是其危险因素。原因可能是内分泌不平衡所致。

3. 近亲婚配

据研究报告，当前我国农村婚配圈有缩小的趋势，在边远山区和农村近亲婚配也较严重，这势必会使先天畸形及遗传性疾病增加，以及造成流产、早产和子女的夭折早

亡，严重影响人口素质，应引起极大的重视。

4. 家庭

家庭是社会组成的一部分，随着社会的发展、时代的进步，家庭的组成形式及其成员也在发生变化。这将使疾病在家庭内分布发生改变。

家庭成员相互之间接触密切，均生活在同一环境中。研究疾病的家庭集聚现象及其规律，不仅可了解遗传因素与环境因素在发病中所起的作用，同时还可以阐明疾病的流行特征，评价防疫措施的效果。家庭成员中因数量、年龄、性别、免疫水平、文化水平、风俗习惯、嗜好不同对疾病分布频率也会产生影响。

（苏琳）

第四节 慢性疾病的监测

疾病监测又称公共卫生监测，它既是预防和控制疾病的重要对策，也是很具体的重要措施。慢性病的监测在疾病监测系统和工作范围中占有举足轻重的地位，其监测的意义非常大。所以在制订和执行疾病的防治策略与措施的同时，必须进行疾病监测，特别是慢性病的监测，并将监测资料加以科学地分析，以便对对策和措施不断地进行恰当的评价，提出修改意见，使慢性病的防治措施更加完善，从而提高防治效率和水平。

系统的疾病监测工作20世纪40年代末开始于美国CDC。以后，许多国家广泛开展监测，从观察传染病疫情动态扩展到非传染病的发病趋势，而且逐渐从单纯的生物医学角度转向生物—心理—社会方面进行监测。我国在1950年成立全国法定报告传染病疫情报告及反馈系统，这一系统在我国传染病防治工作中发挥了举足轻重的作用。20世纪70年代后期西方国家疾病监测的概念传入我国，1980年建立了全国疾病监测点监测系统，开展了以传染病为主并逐渐增加非传染病内容的监测工作，如死亡原因监测、肿瘤监测和伤害监测等。

一、疾病监测的定义

疾病监测是指长期、连续、系统地收集疾病的动态分布及其影响因素的资料，经过分析将信息上报和反馈，传达给所有应当知道的人，以便及时采取干预措施并评价其效果。

定义强调要长期、连续、系统地收集资料，这样才能发现疾病的分布规律、发展趋势及其影响因素的变化；同时定义强调了信息的利用和反馈，疾病监测的最终目的是为控制疾病服务。

二、慢性疾病监测的种类

随着疾病谱的改变，近年有些国家已把监测范围扩大到非传染病，包括出生缺陷、职业病、流产、吸烟与健康；还包括营养监测、婴儿死亡率监测、社区和学校健康教育情况监测、围产期监测以及食品卫生、环境、水质和医学气象监测等，范围极广，监测内容根据监测目的而异。

我国部分地区已对恶性肿瘤、心血管疾病、脑卒中、伤害、出生缺陷等非传染病开展了监测。

三、疾病监测的几个概念

1. 被动监测与主动监测

下级单位常规上报监测数据和资料，而上级单位被动接收，称为被动监测。根据特殊需要，上级单位亲自调查收集或者要求下级单位严格按照规定收集资料，称为主动监测。常规法定传染病报告即属于被动监测范畴。我国疾病预防控制（简称疾控）部门开展的死亡原因和肿瘤登记等的漏报调查，以及按照统一要求对某些传染病和非传染病进行重点监测，努力提高报告率和报告质量，均属主动监测。主动监测的质量明显优于被动监测，只有通过漏报调查这种主动监测方式，才有可能掌握疾病的实际发生情况。

2. 常规报告系统与哨点监测系统

常规报告系统指国家和地方的常规报告系统，如我国的法定传染病报告系统，其漏报率高和监测质量低是不可避免的。根据某些疾病的流行特点，由设在全国各地的哨点医生对高危人群进行定点、定时、定量的监测，这种监测为哨点监测。如我国的死亡原因、肿瘤等哨点监测系统。

3. 实际病例与监测病例

疾病与健康有时并没有严格的界限，按照某个临床诊断标准诊断疾病，就有可能发生一定比例的漏诊和误诊。在大规模的疾病监测中，要确定一个统一的、可操作性强的临床诊断标准来观察疾病的动态分布，这样确定的病例称为监测病例。我国法定传染病和慢性病上报的病例中有很多属于监测病例，如艾滋病诊断标准为患者血清检测 HIV 阳性，发热 38℃持续两个月以上。但发热不足 38℃或不到两个月者也可能为患者，故应报告为 HIV 感染者；发生于全身各器官，临床上表现为相应的临床表现和体征，并经辅助检查和病理学诊断的患者确诊为肿瘤。有些监测病例的诊断标准与实际病例的标准相差太远，如流感等。这样的病例索性称为流感样病例，而不称为流感病例。在疾病监测中应逐渐提高监测病例中实际病例的比例，而且应当能估计这一比例的大小和变化。

4. 直接指标与间接指标

监测得到的发病数、死亡数、发病率、死亡率等称为监测的直接指标。个别情况下，监测的直接指标不易获得，如对每一个流感病例都给予确诊常很困难，而且流感死亡与肺炎死亡有时难以分清，美国长期以来用"流感和肺炎的死亡"作为监测流感疫情的间接指标；在死亡原因监测工作中，由于疾病的发生、发展和结局没有明显的界线和标准，各阶段区分不清，导致根本死因和直接死因确定困难，使死因疾病谱出现偏倚。

5. 静态人群与动态人群

静态人群是指在研究过程中无人口迁出和迁入的人群。在疾病监测工作中，一个人口迁出和迁入不多时，仍可视为静态人群；如果人口有频繁迁出和迁入，则称为动态人群。计算疾病频率指标时，静态人群采用平均人口数作分母，动态人群采用人时数作分母。

四、疾病监测的内容和方法

在现代医学发展中，疾病的控制基于健康与疾病过程产生的信息，又依赖于这种反馈效应。开展流行病学监测就是通过常规报告、实验室检测、人群统计调查和现场实验等方法取得大量有关人群健康与疾病联系的医学和社会信息，从群体生态学角度，用联系的、转换的观点，用概率语言描述、分析、认识疾病，预防和控制慢性病的发生。

（一）信息资料的收集

统一标准和方法，制订规范的工作程序，建立完善资料信息系统，长期收集和管理有关疾病的信息资料，包括发病报告、死亡登记、疾病流行及个案调查、病原和血清学监测及与疾病有关的其他各类基础数据，如疾病在人、时、地的动态变化，社会学、人口学、气象学和生物学等各类资料。

（二）资料的整理和分析

综合监测点上和面上的资料，进行全面分析的内容包括确定疾病的自然史，发现疾病变化的趋势和影响疾病分布的因素，确定疾病流行的薄弱环节。揭示不同地区人口的构成、出生和死亡率、婴幼儿及孕产妇的健康指标。描述不同疾病的发病水平和人群图像以及城乡居民的死亡谱。反映重点人群计划免疫状况和血清抗体水平并对主要预防措施的经济效益和社会效益进行评价。

（三）监测信息的交流及其反馈

1. 交流情报开发信息

疾病监测过程中收集的大量信息，经整理、分析，定期交流并迅速反馈产生疾病的防治效应。例如 WHO 的《疫情周报》、美国 CDC 的《发病和死亡周报》和中国预防医学科学院的《疾病监测》等。监测信息流通使有关人员能快速获得相关信息，便于及时提出主动监测方案，或对重要疫情做出迅速反应，为制订预防控制疾病的策略和措施提供依据。

2. 评价对策，考核防治效果

1）评价所制订的对策是否正确，所采取的措施是否有效。一般是对比采取对策、措施前后的发病率或死亡率是否有明显下降。

2）经济效益评价，费用—效益分析是目前评价经济效益最为常用的方法。其基本思想是根据疾病和死亡的直接与间接损失费用计算，将对策、措施所需费用及其效益进行对比，效益按货币现值折算。

费用—效益差度和费用—效益比值是两种常用的评价指标。费用—效益差度是指用货币现值表示的对策或措施的效益减去费用（成本）消耗后节余的全部资金。费用—效益比值为对策、措施实施后所产生的经济效益，相当于所消耗费用，即成本的倍数。慢性病病程较长、致残率高、治疗费用贵、复发概率大等问题，在预防工作中投入费用会使人晚发病或者少发病，使病程缩短，致残率降低，治疗费用下降，复发概率降低等，而产出的社会效益会增高，费用—效益比值会增高。

（苏琳）

第五节　慢性疾病流行病学研究方法

探讨慢性病的分布和病因时，主要应用现代流行病学的研究方法。研究病因时，通常首先从描述性研究入手，发现病因线索或启示，提出病因假设；然后进行病例对照研究初步验证；再经队列研究进一步验证假设；最后以消除病因作为干预措施进行实验性研究（即干预性研究），确认此病因。当然，在具体实践中，也常用病例对照研究甚至队列研究寻找病因线索，提出假设，然后再进行新的病例对照研究和队列研究验证病因。

一、描述性研究

用以研究慢性病病因的描述性研究可以有很多种类，如病例报告、个案调查、暴发与流行的调查、现况研究、疾病筛检，还包括已经作为现代疾病监测内容的疾病登记、疾病统计分析与报告等。通过长期的疾病监测可以了解慢性病的分布和流行态势及其影响因素，通过疾病监测和现况研究可以获得慢性病的病因线索；筛检试验可以早期发现患者，既为流行率的研究提供资料，又为患者的及时治疗打下基础。

疾病监测能够提供慢性病发病和相关影响因素的大量动态资料，从中发现危险因素的线索。20世纪中叶，英国从疾病监测中发现，肺癌的死亡率从20年代以后，几乎呈直线上升，而支气管炎发病率维持在原有水平，肺结核与其他癌症发病率呈明显下降趋势。当时分析可能有以下原因：①战后生产飞速发展，医疗技术进步，诊断水平提高，致使肺癌病例检出增多，但不能解释为何其他癌症发病率下降；②寿命增加，老年人增多，患肺癌的机会增多，但同样不能解释上述现象；③工业发展，大气污染严重，肺癌增加，但也不能完全解释这种流行模式；④烟草消耗量的增加。根据英国烟草消耗情况的统计显示，自1890年开始至20世纪50年代，男人各种烟草或男人香烟的消耗量均呈直线上升；1920年后女性开始吸烟，此后至20世纪50年代，女性香烟的消耗量也呈直线上升。所以学者们认为最后一种可能性大。在此基础上，Doll与Hill开始了著名的吸烟与肺癌关系的分析性流行病学研究。由此可见，描述性研究也是一种重要的研究方法，能为分析性研究或实验性研究打下基础。

二、分析性研究

分析性研究包括病例对照研究与队列研究，是研究慢性病病因最常用的方法。美国 1949 年开始的 Framingham 心血管疾病的队列研究，首次判定吸烟、高血压与高血脂是冠心病的三大危险因素。Framingham 研究发表了许多成果，为现代心脑血管疾病流行病学奠定了基础。Framingham 研究和 Doll、Hill 的研究是医学史上应用规范的分析性流行病学方法，科学地确定比较常见的慢性病致病因素的两项开创性研究。

在现况研究取得病因线索的基础上，1948 年 Doll 与 Hill 协作进行的吸烟与肺癌关系的病例对照研究，提示肺癌发病可能与吸烟有关，吸烟可能为肺癌的危险因素。但欲验证此假设，必须做进一步的队列研究。因此，1951 年又开始了队列研究。研究结果肯定了吸烟为肺癌的病因。1964 年报告的肺癌死亡率与吸烟量的剂量效应关系已常为大家所引用，奉为经典。此后，他们的研究结果经世界各地学者所重复，研究结论为学术界所公认。根据这些研究结果，一些西方国家开展了戒烟运动，从而使肺癌死亡率逐渐下降，由此也显示：①慢性病可以通过控制病因而预防；②吸烟与肺癌之间关系的研究结果完全符合确定因果关系的原则。Doll 的这个研究现还在继续。这个研究无论是在研究的方法学方面，还是在控制疾病、增进人类健康方面都具有划时代的意义。为此，Doll 至今仍受到国际流行病学家的尊重与爱戴。

三、实验性研究

实验性研究又称干预性研究。在分析性研究验证病因后，一般应进行实验性研究，一方面最后判定病因，另一方面评价消除病因措施的效果。

Ast 历时 10 年应用氟化钠预防龋病的人群干预性研究是个范例。经过描述性研究发现：龋病的发生可能与饮水中含氟量低有关。于是，Ast 将美国纽约州的 Newburgh 作为实验区，将附近各方面情况十分相似的 Kingston 作为对照。在实验区的饮用水中加入氟化钠，其浓度达到并保持 1 mg/L。对照区则继续饮用含氟量低于 0.1 mg/L 的水。结果表明，实验区儿童恒齿的患龋率逐渐下降，而对照区却稍有上升。经过 6.5 年的观察，实验区的患龋率为对照区的 50%。这个干预研究证实了饮水中含氟量过低是龋病的病因，在饮用水中加氟化钠可降低龋病的发生。

（苏琳）

第三章　我国慢性疾病防治研究

第一节 慢性疾病社区防治展望

慢性病的社区防治，是以社区为单位，以社区内影响人们健康的主要慢性病种为工作对象，采取有针对性的干预措施，从而降低该病的发病水平，减少致伤、致残率的一种健康管理方法。慢性病社区防治的实质是三级预防工作的具体落实，是一级预防为主，二、三级预防并重，实现患者管理、高危人群管理和全人群管理相结合的，以及疾病管理与危险因素干预相结合的慢性病综合防治。

一、慢性疾病社区防治的现状

慢性病的社区防治，在西方国家已经得到普遍开展，取得显著的成效。1972年芬兰建立了心血管疾病社区干预的现场，实施了北卡累利阿项目。经过25年的干预，居民行为方式发生明显改变：吸烟男性的数量下降，饮食结构更为合理，从而促使血清胆固醇水平降低，血压水平降低，各种疾病的发病与死亡得到一定程度的控制。北卡累利阿35~64岁男性人群的全死因死亡率下降49%，心血管疾病下降68%，冠心病下降73%，癌症下降44%，肺癌下降71%。最使人振奋的是，由于北卡累利阿项目的辐射作用，全芬兰的健康促进活动迅速扩展，人群中的主要危险因素得到控制，饮食方式发生了合理的改变，使整个人群的冠心病死亡率下降65%，而且，经过社区的慢性病综合防治，也获得了巨大的经济效益，北卡累利阿仅1992年就节省0.35亿美元，全芬兰则节省了7亿美元。

作为先进的发展中国家，我国的社区慢性病防治开展得较早，也取得了很好的成效，初步证明：开展社区干预是慢性病防治的最佳手段；慢性病综合防治符合低成本、高产出的原则。

现在我国社区慢性病防治已有了良好的基础：

第一，我国中央和地方政府出台了一系列的有关法律、法规，使社区慢性病防治有了法律保证与政策支持。尤其是1997年颁布了《中共中央、国务院关于卫生改革和发展的决定》，明确提出要积极开展社区卫生服务，基层卫生机构要以社区为服务对象，开展疾病预防。

第二，建立了全国性的慢性病防治网络，为深入进行社区防治打下了组织基础。1995年我国开始实施健康促进项目；卫生部（现称卫健委）又通过了《全国社区慢性非传染性疾病综合防治方案》，在全国开展了慢性病综合防治。经卫生部批准的示范点，在全国已有24个省、自治区。

第三，训练了一支社区慢性病防治骨干队伍，集中了一批高层次的专家，为深入进行社区慢性病防治提供了人才基础。

第四，在慢性病防治方面，取得了一批既具有实践价值又具有理论意义、学术水平的成果，为全面进行社区慢性病防治奠定了工作与学术基础。

二、慢性疾病社区防治的目标和任务

（一）慢性疾病社区防治的目标

1）通过实施以健康促进为主要策略的干预活动，减轻乃至消除社区人群中慢性病发生和发展的危险因素，控制慢性病发病率和死亡率的上升趋势。

2）通过对社区高危人群和患者的早期发现、随访管理，对患者进行规范化治疗与行为干预，控制和稳定病情，预防和延缓并发症的发生，提高生活质量。

（二）社区慢性疾病防治工作的主要任务

1）设专（兼）职人员管理慢性病工作，建立社区慢性病防治网络，制订工作计划。

2）对社区高危人群和重点慢性病定期筛查和定期抽样调查，掌握慢性病的患病情况，建立信息档案库，了解慢性病发生发展趋势。

3）对本社区确诊的高血压、糖尿病等患者按照国家基本公共卫生服务规范，建立健康档案，实行规范的随访管理；有条件的社区可开展脑卒中、冠心病和肿瘤患者的建档管理。

4）针对高危人群开展健康咨询及危险因素干预活动，对全人群举办慢性病防治知识讲座，发放宣传材料，提高居民对慢性病防治知识的认知水平。

5）建立相对稳定的医患关系和责任，以保证对慢性病患者的连续性服务。

三、慢性疾病患者社区管理

慢性病患者的管理可参照《国家基本公共卫生服务规范》的要求，其大致流程如下：

1）确定管理对象：①患者的发现和检出；②建档。

2）危险因素评估及干预。

3）随访管理和转诊。

4）自我管理。

四、社区全人群健康教育

社区全人群健康教育是利用各种渠道（如健康教育画廊、专栏、板报、广播等）在社区全体人群中广泛宣传慢性病防治知识，提高社区广大人群自我保健意识，倡导健康生活方式，旨在预防和控制慢性病的各种危险因素，改变个体和群体的行为和生活方式，降低社区慢性病的发病率和死亡率，提高居民的健康水平和生活质量。具体工作流程如下：

1）分析社区人群特点、需求和社区资源。

2）针对社区人群认知程度，确定健康教育内容，制订社区综合干预计划。

3）根据不同人群特点开展分类健康指导和个性化防治策略。

实际上，从国情、社情、民情、民风出发，我国开展慢性病社区防治还有着西方国家少有或没有的三大优势：

1）社区管理形式适合我国国情、社情：中华人民共和国成立后，即在城市与农村建立了居民的基层组织。其在协调广大居民的生活和防病治病方面发挥了不少作用；居民熟悉与适应这种组织形式。因此，广大居民乐意接受现代社区的管理形式，使其能很快发挥各种职能作用。

2）综合防治顺应我国民情：我国刚步入小康社会，各个家庭虽有一些积蓄用于健康支出，但数量不多。大家的意愿是支付一部分费用作为疾病预防，换取健康，从而避免发生大病，赔了老本。因此，广大居民将积极参与防治慢性病的健康促进和危险因素的干预。

3）社区防治发扬了我国传统：我国已有几千年的传统美德，邻里关系和睦，互相帮助；社区全科医生或家庭医生和群众贴近；群众组织纪律性强，比较听从安排。因此，社区慢性病防治的措施易于实行。

当然，目前我国在社区慢性病防治中还存在着一些困难：

1）支持社区慢性病防治的政府法律体系还有待完善。

2）全国各地的防治网络的规划不尽一致，工作进度还参差不齐，甚至悬殊。

3）专业人员的素质还有待提高，防治措施的过程评价与效果评价不足。

4）资金筹措渠道需要拓宽，补偿机制需要健全等。

不过，这些问题的出现是可以预料的，随着工作的深入进行，在政府、专业人员和社区群众的努力下将会不断解决。

因此，可以深信，在现有工作的基础上，我国社区慢性病防治将全面展开，在控制危险因素、降低心脑血管疾病和癌症发病与死亡方面，将做出不亚于西方国家的业绩，为提高我国人民健康水平做出不朽的贡献。

（王雪玲）

第二节　我国慢性疾病的防治现状

一、我国慢性疾病防治工作进展

慢性病的广泛流行已经引起政府和国内专家的关注，各地开展了一系列实践活动。1997年，在卫生部领导下，全国二十多个地区建立慢性病综合防治社区示范点；1999年起，开发慢性病防治指南，如《中国高血压防治指南》《糖尿病防治指南》等；2004年，在全国疾病监测系统开展了第一次中国成人慢性病相关危险因素监测，此后，每三年开展一次；2007年，卫生部疾控局、中国疾控中心等部门联合开展了全民健康生活方式行动，倡导全民追求健康，改变不良生活习惯；2009 年，我国深化医药卫生体制改革，将高血压、糖尿病等慢性病管理和老年人健康管理等作为基本公共卫生服务项目，在城乡基层广泛开展；2011 年，卫生部下发《全国慢性疾病预防控制工作规范（试行）》，为卫生行政部门、疾控机构、基层医疗机构等相关慢性病防治部门提供了技术支持；"十二五"规划期间，我国首次将"人均预期寿命提高 1 岁"列为预期性指标之一，有效防治慢性病是实现这一指标的关键措施。

当前以全民健康生活方式行动、慢性病综合防控示范区创建和健康城市建设等为载体的慢性病综合防控措施正在全国各地积极推进；癌症早诊早治、儿童口腔疾病综合干预、慢性病和营养监测等重大公共卫生专项实施范围不断扩大，为我国慢性病防治奠定了坚实的基础。

二、我国慢性疾病防治存在的问题

慢性病防治工作是随着经济水平的提高和生活方式改变而带来的新的公共卫生挑战，没有成熟的经验可以借鉴。虽然我国在慢性病防治工作中进行了积极的探索，并取得了一定经验，但仍存在不少问题：

1. 卫生机构职责不明确

当前慢性病防治协作分工机制尚未形成，慢性病防治卫生政策及协调支持尚未到位，社区、疾控机构、医疗机构工作相互独立，疾控机构和医疗机构对社区慢性病防治工作支持不够，医疗机构与社区慢性病双向转诊体系没有形成，这些都影响了慢性病防治工作系统化、规范化、规模化的发展。

2. 人才队伍建设不足

人力资源是开展任何工作的基本保障。在部分疾控机构和基层社区卫生服务机构，存在人员数量少、专业素质不高、年龄老化等问题，无法满足慢性病作为一项具有开拓性的工作性质的挑战需要。

3. 多部门协调不够

不良生活习惯的改变一方面需要卫生知识的普及和健康教育的行为干预，更重要的是需要公共场所禁烟、全民健身环境建设和食品生产相关政策支持的社会综合防治措施，需要政府的倡导和宣传，教育、体育、农业、建设、交通等部门的共同参与。简单的知识宣传、教育和行为干预与社会综合防治相比效果事倍功半。

4. 慢性病医疗保障不完善

我国近年来虽然加强了城镇居民医疗保障和新型农村合作医疗制度建设，为居民提供了一定的医疗服务保障。但在各地政策制订过程中，高血压、糖尿病等慢性病往往没有纳入门诊报销范围，而且补偿水平低，影响了慢性病患者治疗依从性。

5. 慢性病监测体系不健全

我国尚没有将重点慢性病（肿瘤、心脑血管急性事件等）纳入法定报告范围，只是在局部地区开展监测任务，但漏报率高，报告质量不高，全国还没有建立完善的监测系统，无法系统观察慢性病发病和死亡的变化趋势和及时评价慢性病干预措施的效果。

三、当前我国慢性疾病防治的主要任务

慢性病防治的重点是心脑血管疾病、恶性肿瘤、糖尿病和慢性呼吸系统疾病；口腔疾病防治重点是龋病、牙周病和口腔癌；伤害预防重点是道路交通伤害、跌倒和溺水。

（一）医改重点任务

1）基本公共卫生服务项目。健康教育、建立健康档案、高血压和糖尿病患者管理、老年人健康管理。

2）重大公共卫生服务项目。农村适龄妇女"两癌"检查项目、脑卒中高危人群筛查和干预项目、中西部地区儿童窝沟封闭项目。

（二）常规工作任务

1）开展慢性病防治的政策研究，制订规划、计划和规范。

2）开展慢性病信息化建设和信息管理工作。建立以健康档案为基础的全国慢性病信息收集系统，做好居民死因监测、慢性病危险因素监测、肿瘤登记报告、脑卒中和心肌梗死病例报告，以及慢性病专题调查等工作。

3）开展健康促进与慢性病干预管理，包括全人群健康教育与健康促进（全民健康生活方式行动）、慢性病综合防控示范区创建、慢性病高危人群的早期发现与管理、高血压、糖尿病患者的早期发现与管理、重点癌症的早诊早治。

4）提供慢性病患者规范化诊疗服务。

5）开展技术培训和业务指导。

6）开展考核与评价。

7）开展科学研究与国际合作。

四、我国慢性疾病防治的职责分工

2011 年，卫生部下发《全国慢性疾病预防控制工作规范（试行）》，在规范中明确了卫生行政部门、疾控机构、基层医疗卫生机构、医院和专业防治机构在慢性疾病防治工作中的作用、职责、任务和基本工作流程，为各级卫生机构开展慢性病防治工作提供了技术支持。

（一）卫生行政部门

负责辖区慢性病防控工作的组织领导与协调。主要职责：

1）制订辖区慢性病防控工作有关的公共政策、规划和工作计划，并组织实施。

2）建立完善慢性病防控工作联系机制，加强相关部门间的沟通与协作。

3）建设辖区慢性病防控网络，落实防控责任。

4）组织、监督、管理慢性病防控的重大专项。

5）组织推广成熟的慢性病防控措施。

6）组织开展辖区慢性病防控督导、绩效考核、评价。

（二）疾控机构

负责辖区慢性病防控工作的技术管理与指导。主要职责：

1）协助卫生行政部门制订慢性病防控规划和工作计划，为制订和发展政策提供技术支持。

2）负责执行辖区慢性病防控规划和方案，制订本机构慢性病防控工作的年度计划和实施方案，指导实施慢性病综合防控干预策略与实施。

3）组织并开展慢性病及其危险因素的监测和流行病学调查，分析预测慢性病流行形式、疾病负担、危险因素流行和发展趋势，提出慢性病防控对策。

4）组织开展各类目标人群慢性病防控的健康促进活动。

5）承担慢性病防控有关技术规范、指南、标准的制订及推广的应用。

6）负责下级疾控机构、基层医疗卫生机构和医院慢性病防控工作的技术指导和培训。

7）承担慢性病防控工作的业务信息管理，防控效果的考核评价。

8）开展慢性病防控相关的科学研究，推动学术交流和国际合作。

（三）基层医疗卫生机构

基层医疗卫生机构包括城市社区卫生服务中心和服务站，农村乡镇卫生院和村卫生室。主要职责：

1）承担35岁以上患者首诊测血压工作。

2）承担辖区慢性病高风险人群发现、登记、指导和管理工作。

3）承担明确诊断的高血压、糖尿病等慢性病患者的建档、定期干预指导和随访管理。

4）承担辖区居民慢性病及其所致并发症和残疾的康复工作，提供康复指导、随访、治疗、护理等服务。

5）开展辖区健康促进工作，开设健康课堂，组织健康日宣传活动。

6）建立居民健康档案，并根据其主要健康问题和服务提供情况填写相应记录。

7）承担国家、辖区慢性病监测任务，有条件的地区开展死亡登记和死因调查、恶性肿瘤发病登记、新发脑卒中和心肌梗死病例报告等。

8）与上级医院建立双向转诊机制。

城市社区卫生服务中心和农村乡镇卫生院承担对社区卫生服务站和村卫生室慢性病防控的指导和管理。

（四）医院

医院包括城市二级及以上医院和县级医院。负责执行辖区慢性病防控规划和方案要求的慢性病防控工作。主要职责：

1）承担35岁以上患者首诊测血压工作。

2）对有关慢性病病例进行登记和报告，包括死亡登记、恶性肿瘤发病登记、新发脑卒中和心肌梗死病例报告等。

3）开展慢性病有关的健康咨询、健康教育和知识宣传，包括院内板报和宣传画张贴、宣传日活动、健康课堂、诊疗过程中的咨询教育等。

4）承担对辖区基层医疗卫生机构的技术指导和培训；⑤与基层医疗卫生机构建立双向转诊机制。

（王雪玲）

第四章　呼吸系统疾病

第一节 哮 喘

哮喘是一种气道慢性非特异性炎症性疾病，性质比较顽固，如果忽视治疗，可以伴随终身。有多种细胞和细胞组分参与，与气道高反应性（AHR）相关，通常出现广泛而多变的可逆性气流受限，导致反复发作的喘息、气促、胸闷和（或）咳嗽等症状，多在夜间和（或）清晨发作、加剧，多数患者可自行缓解或经治疗缓解。大部分哮喘患者都存在过敏现象或者有过敏性鼻炎，有过敏性鼻炎的哮喘患者发病前会有打喷嚏、流鼻涕、鼻痒、眼痒、流泪等前兆症状。哮喘是影响人们身心健康的重要疾病，治疗不及时、不规范可能致命，而规范化治疗可使接近80%的哮喘患者症状得到非常好的控制，工作生活几乎不受疾病的影响。每年5月的第一个周二为世界哮喘日，旨在提醒公众对疾病的认识，提高对哮喘的防治水平。

随着经济高速发展和工业化进程及生活方式的改变，我国哮喘的患病率正在呈现快速上升趋势，成为严重危害人民健康的重要的慢性气道疾病之一。

一、流行病学

（一）流行趋势

全球哮喘患者至少有3亿人，中国哮喘患者约3 000万人，且近年来哮喘患病率在全球范围内有逐年增长的趋势。西欧近10年间哮喘患者增加了1倍，美国自20世纪80年代初以来哮喘患病率增加了60%以上，亚洲地区哮喘流行病学调查数据显示，亚洲的成人哮喘患病率在0.7%～11.9%，平均不超过5%，近年来平均哮喘患病率也呈上升趋势。在中国哮喘患病率也逐年上升。

（二）高危人群

1）出生时低体重、非母乳喂养、脂肪酸和抗氧化维生素摄入量过少。
2）母体内及出生后早期接触环境中的香烟等烟雾。
3）对尘螨抗原高度过敏。
4）气道反应性水平较高的人。
5）儿童时期即出现对多种常见变应原过敏。
6）反复发生呼吸道感染人群。
7）父母患有哮喘或其他过敏性疾病家族史。

二、病因

本病的病因较复杂，大多认为是一种多基因遗传性疾病，受遗传因素和环境因素的双重影响。

（一）遗传因素

哮喘是一种具有复杂性状的，具多基因遗传倾向的疾病。其特征为：①外显不全；②遗传异质化；③多基因遗传；④协同作用。

（二）变应原

哮喘最重要的激发因素可能是吸入了变应原。

1. 室内变应原

屋螨是最常见的、危害最大的室内变应原，是哮喘在世界范围内的重要发病因素。常见的有 4 种：屋尘螨、粉尘螨、宇尘螨和多毛螨。90% 以上螨类存在屋尘中，屋尘螨是持续潮湿气候最主要的螨虫。主要抗原为 Derp I 和 Derp II，主要成分为半胱氨酸蛋白酶或酪氨酸蛋白酶。家中饲养宠物如猫、狗、鸟释放变应原在它们的皮毛、唾液、尿液与粪便等分泌物里。猫是这些动物中最重要的致敏者，其主要变应原成分存在于猫的皮毛及皮脂分泌物中，是引起哮喘急性发作的主要危险因子。蟑螂为亚洲国家常见的室内变应原，与哮喘有关的常见蟑螂为美洲大蠊、德国小蠊、东方小蠊和黑胸大蠊，其中以黑胸大蠊在我国最为常见。真菌亦是存在于室内空气中的变应原之一，特别是在阴暗、潮湿以及通风不良的地方，常见为青霉、曲霉、链格孢霉、分枝孢菌和念珠菌等。其中链格孢霉已被确认为致哮喘的危险因子。

2. 室外变应原

花粉与草粉是最常见的引起哮喘发作的室外变应原。木本植物（树花粉）常引起春季哮喘，而禾本科植物的草类和莠草类花粉常引起秋季哮喘。我国东部地区主要为豚草花粉；北部主要为蒿草类。

3. 职业性变应原

可引起职业性哮喘常见的变应原有谷物粉、木材、饲料、茶、咖啡豆、家蚕、鸽子、蘑菇、抗生素（青霉素、头孢霉素）、异氰酸盐、邻苯二甲酸、松香、活性染料、过硫酸盐、乙二胺等。

4. 药物及食物添加剂

阿司匹林等非甾体类抗炎药是药物所致哮喘的主要变应原。水杨酸酯、防腐剂及染色剂等食物添加剂也可引起哮喘急性发作。蜂王浆口服液是我国及东南亚地区广泛用来作为健康保健品的食物。目前已证实蜂王浆可引起一些患者哮喘急性发作，是由免疫球蛋白 E（IgE）介导的变态反应。

（三）促发因素

1. 大气污染

空气污染可致支气管收缩、一过性气道反应性增高，并能增强对变应原的反应。

2. 吸烟

香烟烟雾（包括被动吸烟）是户内促发因素的主要来源，是一种重要的哮喘促发因子，特别是对于那些父母抽烟的哮喘儿童，常因吸烟引起哮喘发作。

3. 呼吸道病毒感染

呼吸道病毒感染与哮喘发作有密切关系。婴儿支气管病毒感染作为哮喘发病的启动病因尤其受到关注。呼吸道感染常见病毒有呼吸道合胞病毒（RSV）、腺病毒、鼻病毒、流感病毒、副流感病毒、冠状病毒，以及某些肠道病毒。与成人哮喘有关的病毒以鼻病毒和流感病毒为主；RSV、副流感病毒、腺病毒和鼻病毒则与儿童哮喘发作关系密切。RSV 是出生后第一年的主要病原，在 2 岁以下的感染性哮喘中占 44%，在大儿童哮喘中也有 10% 以上与其感染有关。有人报道：RSV 感染后的近 100% 的哮喘或毛细支气管炎患者的上皮细胞有 IgE 附着。因急性 RSV 感染住院的儿童在 10 年后，有 42% 发生哮喘。

4. 围生期胎儿的环境

妊娠 9 周的胎儿胸腺已可产生 T 细胞，第 19～20 周，在胎儿各器官中已产生 B 细胞，由于在整个妊娠期胎盘主要产生辅助性 II 型 T 细胞（Th2 细胞），因而在肺的微环境中，Th2 细胞的反应是占优势的，若母亲已有特异性体质，又在妊娠期接触大量的变应原（如牛奶中的乳球蛋白，鸡蛋中的卵蛋白或螨虫的 Derp I 等）或受到呼吸道病毒特别是 RSV 的反复感染，即可能加重其 Th2 细胞调控的变态反应，以至增加出生后变态反应和哮喘发病的可能性。

此外，在妊娠晚期体内摄入多价不饱和脂肪酸的数量，将影响前列腺素（PG）E 的生成，对 Th2 细胞调控的变态反应可能有关。母亲在妊娠期间吸烟肯定会影响胎儿的肺功能及日后发生喘鸣的易感性。

5. 月经、妊娠

不少女性哮喘患者在月经期前 3～4 天有哮喘加重的现象，这可能与经前期黄体酮的突然下降有关。如果有的患者每月必发，而经量又不多者，则可适时地注射黄体酮，有时可阻止严重的经前期哮喘。妊娠对哮喘的影响并无规律性，有哮喘症状改善者，也有恶化者，但大多病情没有明显变化。妊娠对哮喘的作用主要表现在机械性的影响及与哮喘有关的激素的变化，在妊娠晚期随着子宫的增大，膈肌位置升高，使残气量（RV）、呼气贮备量和功能残气量（FRC）有不同程度的下降，并有通气量和耗氧量的增加。如果对哮喘能恰当处理，则不会对妊娠和分娩产生不良后果。

6. 运动

有 70%～80% 的哮喘患者在剧烈运动后诱发哮喘，称为运动诱发性哮喘，或称运动性哮喘。

7. 气候改变

当气温、气压和（或）空气中离子等改变时可诱发哮喘，故在寒冷季节或秋冬气候转变时较多发病。

（四）精神因素

患者情绪激动、紧张不安、怨怒等，都会促使哮喘发作，一般认为它是大脑皮质和迷走神经反射或过度换气所致。

三、发病机制

（一）变态反应

哮喘的发病与变态反应有关，主要为Ⅰ型变态反应。患者多为特应性体质，常伴有其他过敏性疾病，当变应原进入体内刺激机体后，可合成高滴度的特异性IgE，并结合于肥大细胞和嗜碱性粒细胞表面的高亲和性Fc受体（FcR1）；也能结合于某些B细胞、巨噬细胞、单核细胞、嗜酸性粒细胞、NK细胞及血小板表面的低亲和性Fc受体（FcR2）。但是FcR2与IgE的亲和力比FcR1低 1/100 ~ 1/10。如果变异原再次进入体内，可与结合在FcR上的IgE交联，合成并释放多种活性递质，致使支气管平滑肌收缩、黏液分泌增加、血管通透性增高和炎症细胞浸润等。而且炎症细胞在介质的作用下又可释放多种介质，使气道炎症加重。

根据变异原吸入后哮喘发生的时间，可分为速发型哮喘反应（IAR）、迟发型哮喘反应（LAR）和双相型哮喘反应（DAR）。IAR几乎在吸入变异原的同时立即发生反应，15 ~ 30分钟达高峰，在2小时左右逐渐恢复正常。LAR则起病迟，约6小时发生，持续时间长，可达数天。某些较严重的哮喘患者与迟发型反应有密切关系，其临床症状重，肺功能受损明显而持久，常需吸入糖皮质激素药物等治疗后才可恢复。

近年来，LAR的临床重要性已引起人们的高度重视。LAR的机制较复杂，不仅与IgE介导的肥大细胞脱颗粒有关，主要因气道炎症所致，可能涉及肥大细胞的再脱颗粒和白三烯（LT）、PG、血栓素（TX）等缓发递质的释放。有研究表明，肥大细胞脱颗粒反应不是免疫机制所特有，非免疫性刺激，如运动、冷空气、吸入二氧化硫等都可激活肥大细胞而释放颗粒。

现认为哮喘是一种涉及多种炎症细胞相互作用、许多递质和细胞因子参与的一种慢性炎症性疾病，LAR是由于气道炎症反应的结果，肥大细胞则为原发效应细胞，而嗜酸性粒细胞、中性粒细胞、单核细胞、淋巴细胞和血小板等为继发效应系统，这些细胞又可释放大量炎症介质，激活气道靶器官，引起支气管平滑肌痉挛、微血管渗漏、黏膜水肿、黏液分泌亢进的神经反应兴奋，患者的气道反应性明显增高。临床上单用一般支气管扩张剂不易缓解，而应用皮质类固醇和色甘酸钠吸入治疗可预防LAR的发生。

关于哮喘与Ⅲ型变态反应的关系现又提出争议。传统观点认为，外源性哮喘属Ⅰ型变态反应，表现为IAR；而内源性哮喘属Ⅲ型变态反应，表现为LAR。但是有研究结果表明，LAR绝大多数继发于IAR，LAR对IAR有明显的依赖性。因此，并非所有LAR都是Ⅲ型变态反应。

（二）气道炎症

气道炎症是近年来哮喘发病机制研究领域的重要进展。哮喘患者的气道炎症是由多种细胞特别是肥大细胞、嗜酸性粒细胞和T细胞参与，并有50多种炎症递质和25种以上的细胞因子相互作用的一种气道慢性非特异性炎症。气道炎症是哮喘患者气道可逆性阻塞和非特异性支气管高反应性的重要决定因素。

哮喘的气道炎症反应过程有三个阶段，即 IgE 激活和 FcR 启动，炎症递质和细胞因子释放，以及黏附分子表达促使白细胞跨膜移动。

当变应原进入机体后，B 细胞识别抗原并活化，其活化途径有：T、B 细胞识别抗原不同表位分别表达激活；B 细胞内吞、处理抗原并结合主要组织相容性复合体（MHC Ⅱ），此复合体被 Th 细胞识别后释放白介素（IL）－4、IL－5 进一步促进 B 细胞活化。被活化的 B 细胞产生相应的特异性 IgE 抗体，后者再与肥大细胞、嗜酸性粒细胞等交联，再在变应原的作用下产生、释放炎症递质。

已知肥大细胞、嗜酸性粒细胞、中性粒细胞、上皮细胞、巨噬细胞和内皮细胞都有产生炎症递质的能力，根据递质产生的先后可分为快速释放性递质（如组胺）、继发产生性递质［PG、LT、血小板活化因子（PAF）等］和颗粒衍生递质（如肝素）三类。

肥大细胞是气道炎症的主要原发效应细胞，肥大细胞激活后，可释放组胺、嗜酸性粒细胞趋化因子（ECF－A）、中性粒细胞趋化因子（NCF－A）、LT 等递质。肺泡巨噬细胞在始动哮喘炎症中也可能起重要作用，其激活后可释放 TX、PG 和 PAF 等递质。

ECF－A 使嗜酸性粒细胞趋化，并诱发释放主要碱基蛋白（MBP）、嗜酸性粒细胞阳离子蛋白（ECP）、嗜酸性粒细胞过氧化酶（EPO）、嗜酸性粒细胞神经毒素（EDN）、PAF、LTC_4 等，MBP、EPO 可使气道上皮细胞脱落，暴露感觉神经末梢，造成 AHR。MBP、EPO 又可激活肥大细胞释放递质。NCF－A 可使中性粒细胞趋化并释放 LT、PAF、PGS、氧自由基和溶酶体酶等，加重炎症反应。LTC_4 和 LTD_4 是极强的支气管收缩剂，并促使黏液分泌增多和血管通透性增加。LTB_4 能使中性粒细胞、嗜酸性粒细胞、单核细胞趋化、聚集并分泌递质等。

PGD_2、PGF_2、PGI_2 和 TX 均是强力的气道收缩剂。PAF 可收缩支气管和趋化、激活嗜酸性粒细胞等炎症细胞，诱发微血管渗出增多，是重要的哮喘炎症介质之一。

近年来发现气道上皮细胞及血管内皮细胞产生的内皮素（ET）是引起气道收缩和重建的重要递质，ET_1 是迄今所知最强的支气管平滑肌收缩剂，其收缩强度是 LTD_4 和神经激肽的 100 倍，是乙酰胆碱的 1 000 倍，ET 还有促进黏膜下腺体分泌和促平滑肌和成纤维细胞增殖的效应。

肿瘤坏死因子（TNF）能刺激气道平滑肌细胞分泌 ET_1，这不仅加剧了平滑肌的收缩，还提高了气道平滑肌自身收缩反应性，并可导致由气道细胞异常增生引起气道重建，可能成为慢性顽固性哮喘的重要原因。

黏附分子是一类能介导细胞间黏附的糖蛋白，现已有大量研究资料证实，黏附分子在哮喘发病中起重要作用，在气道炎症反应中，黏附分子介导白细胞与内皮细胞的黏附和跨内皮转移至炎症部位。

总之，哮喘的炎症反应由多种炎症细胞、炎症递质和细胞因子参与，其关系十分复杂，有待深入探讨。

（三）气道高反应性

气道反应性是指气道对各种化学、物理或药物刺激的收缩反应。AHR 是指气道对正常不引起或仅引起轻度应答反应的非抗原性刺激物出现过度的气道收缩反应。AHR

是哮喘的重要特征之一。AHR 常有家族倾向，受遗传因素影响，但外因性的作用更为重要。目前普遍认为气道炎症是导致 AHR 最重要的机制之一。当气道受到变应原或其他刺激后，由于多种炎症细胞、炎症介质和细胞因子的参与、气道上皮和上皮内神经的损害等而导致 AHR。有人认为，气道基质细胞 ET 的自分泌及旁分泌；与 ET 相互作用在 AHR 的形成上有重要作用。此外，AHR 受体功能低下、胆碱能神经兴奋性增强和非肾上腺素能非胆碱能（NANC）神经的抑制功能缺陷有关。在病毒性呼吸道感染、SO_2、冷空气、干燥空气、低渗和高渗溶液等理化因素刺激均可使气道反应性增高。AHR 程度与气道炎症密切相关，但两者并非等同。目前已公认 AHR 为哮喘患者的共同病理生理特征，然而出现 AHR 者并非都是哮喘，如长期吸烟、接触臭氧、病毒性上呼吸道感染、COPD、过敏性鼻炎、支气管扩张、热带肺嗜酸性粒细胞增多症和过敏性肺泡炎等患者也可出现 AHR，所以应该全面地理解 AHR 的临床意义。

（四）神经因素

支气管的自主神经支配很复杂，除以前所了解的胆碱能神经、肾上腺素能神经外，还存在非肾上腺素能非胆碱能（NANC）神经系统。哮喘与肾上腺素能受体功能低下和迷走神经张力亢进有关，并可能存在肾上腺素能神经的反应性增加。

NANC 抑制神经系统是产生气道平滑肌松弛的主要神经系统，其神经递质尚未完全阐明，可能是血管活性肠肽（VIP）和（或）肽组胺酸甲硫胺酸，而气道平滑肌的收缩可能与该系统的功能受损有关。NANC 兴奋神经系统是一种无髓鞘感觉神经系统，其神经递质是 P 物质，而该物质存在于气道迷走神经化学敏感性的 C 类传入纤维中。当气道上皮损伤后暴露出 C 纤维传入神经末梢，受炎症递质的刺激，引起局部轴突反射，沿传入神经侧索逆向传导，并释放感觉神经肽，如 P 物质、神经激肽、降钙素基因相关肽，结果引起支气管平滑肌收缩、血管通透性增强、黏液分泌增多等。

近年的研究证明，一氧化氮（NO）是人类 NANC 的主要神经递质，而内源性 NO 对气道有双重作用，一方面它可以松弛气道平滑肌和杀伤病原体，在气道平滑肌张力调节和肺部免疫防御中发挥重要作用；另一方面局部大量 NO 产生又可加重气道组织损害而诱发 AHR，其作用可因局部组织浓度及靶部位不同而异，调节气道 NO 的生成可能有益于哮喘治疗。

气道的基本病理改变为肥大细胞、肺巨噬细胞、嗜酸性粒细胞、淋巴细胞与中性粒细胞浸润。气道黏膜水肿，微血管通透性增加，支气管内分泌物储留，支气管平滑肌痉挛，纤毛上皮剥离，基底膜露出，杯状细胞增殖及支气管分泌物增加等病理改变，称为慢性剥脱性嗜酸性粒细胞性支气管炎。

上述的改变可随气道炎症的程度而发生变化。若哮喘长期反复发作，则可进入气道不可逆性狭窄阶段，主要表现为支气管平滑肌的肌层肥厚，气道上皮细胞下的纤维化等导致气道重建及周围肺组织对气道的支持作用消失。

在发病早期，因病理的可逆性，解剖学上很少发现器质性改变。随着疾病发展，病理学变化逐渐明显。肉眼可见肺膨胀及肺气肿较为突出，肺柔软疏松有弹性，支气管及细支气管内含有黏稠痰液及黏液栓。支气管壁增厚，黏膜充血肿胀形成皱襞，黏液栓塞局部可发现肺不张。

四、临床表现

（一）症状

患者主要表现是呼气时很困难，并有咳嗽、咳痰等症状，检查肺部时可听到吹口哨似的声音，叫"哮鸣音"。

1）哮喘发作前几分钟往往有过敏症状，如鼻痒、眼睛痒、打喷嚏、流涕、流泪和干咳等。这些表现叫先兆症状。

2）立即出现胸闷，胸中紧迫如重石压迫，约10分钟后出现呼气困难，这时甚至不用听诊器就可以听到哮喘音，患者被迫端坐着，头向前伸着，双肩耸起，双手用力撑着，用力喘气。这样的发作可持续几十分钟至半小时，自行或经治疗而缓解。

3）哮喘还表现为慢性，即四季都能发作，不管发作与否，经常有胸闷气急，平时即有喘息及哮喘样呼吸，可伴咳痰黏稠，可有低热，这样的患者多不能参加一般工作。

有时哮喘没有先兆症状即开始发作。有的哮喘发作持续数天不止，常常因为呼吸极困难而窒息，常常因心力衰竭、体力不支而死亡。还有的哮喘症状不典型，表现为长期反复干咳、咽痒、胸闷不适，一般消炎止咳治疗无效，应想到有可能不是典型哮喘，往往给予平喘治疗而缓解。

哮喘不但本身不易治疗，它还会引起许多其他疾病，如自发性气胸、肺部感染、呼吸衰竭、慢性支气管炎、肺气肿、肺心病等。

（二）体征

1. 典型哮喘

发作前有先兆症状如打喷嚏、流涕、咳嗽、胸闷等，如不及时处理，可因支气管阻塞加重而出现哮喘，严重者可被迫采取坐位或呈端坐呼吸，干咳或咳大量白色泡沫痰，甚至出现发绀等。但一般可自行或用平喘药物等治疗后缓解。某些患者在缓解数小时后可再次发作，甚至出现哮喘持续状态。

2. 非典型哮喘

咳嗽变异性哮喘。患者在无明显诱因咳嗽2个月以上，夜间及凌晨常发作，运动、冷空气等诱发加重，气道反应性测定存在有高反应性，抗生素或镇咳、祛痰药治疗无效，使用支气管解痉剂或糖皮质激素有效，但需排除引起咳嗽的其他疾病。

哮喘的发作常有一定的诱发因素，不少患者发作有明显的生物规律，每天凌晨2～6时发作或加重，一般好发于春夏交接时或冬天，部分女性（约20%）在月经前或期间哮喘发作或加重。要注意非典型哮喘患者。有的患者常以发作性咳嗽作为唯一的症状，临床上常易误诊为支气管炎；有的青少年患者则以运动时出现胸闷、气紧为唯一的临床表现。

五、分期与分级

（一）分期

1）根据临床表现哮喘可分为急性发作期、慢性持续期、临床缓解期。哮喘急性发作是指喘息、气急、咳嗽、胸闷等症状突然发生，或原有症状加重，并以呼气流量降低为其特征，常因接触变应原、刺激物或呼吸道感染诱发。慢性持续期是指每周均不同频度和（或）不同程度地出现喘息、气急、胸闷、咳嗽等症状。临床缓解期是指患者无喘息、气急、胸闷、咳嗽等症状，并维持1年以上。

2）根据典型程度分为典型哮喘和非典型哮喘。

3）根据诱发原因分为过敏性哮喘、咳嗽变异性哮喘、妊娠性哮喘、感染性哮喘、职业性哮喘、药物性哮喘、运动诱发性哮喘等十几个类别。

（二）分级

1. 根据严重程度的分级

1）初始治疗时严重程度的判断，在临床研究中更有其应用价值。可根据白天、夜间哮喘症状出现的频率和肺功能检查结果，将慢性持续期哮喘严重程度分为间歇发作、轻度持续、中度持续和重度持续4级。

间歇发作（第1级）：症状＜每周1次，短暂出现夜间哮喘症状≤每月2次，第1秒用力呼气量（FEV_1）占预计值≥80%或呼吸流量峰值（PEF）≥80%个人最佳值，PEF变异率＜20%。

轻度持续（第2级）：症状≥每周1次，但＜每日1次，出现可能影响活动和睡眠的夜间哮喘症状＞每月2次，但＜每周1次，PET变异率＞30%。

中度持续（第3级）：每日有症状发作影响活动和睡眠的夜间哮喘症状≥每周1次，FEV_1占预计值的60%～79%或PEF为60%～79%个人最佳值，PET变异率＞30%。

重度持续（第4级）：每日有症状频繁出现，经常出现夜间哮喘症状，体力活动受限，FEV_1占预计值＜60%或PEF＜60%个人最佳值，PEF变异率＞30%。

2）根据达到哮喘控制所采用的治疗级别来进行分级，在临床实践中更实用。

轻度哮喘：经过第一级、第二级治疗能达到完全控制者。

中度哮喘：经过第三级治疗能达到完全控制者。

重度哮喘：需要第四级或第五级治疗才能达到完全控制，或者即使经过第四级或第五级治疗仍不能达到控制者。

2. 急性发作时的分级

哮喘急性发作时程度轻重不一，可在数小时或数日内出现，偶尔可在数分钟内即危及生命，故应对病情做出正确评估，以便给予及时有效的紧急治疗。哮喘急性发作时病情严重程度的分级：分轻度、中度、重度、危重。检查中只要符合某一严重程度的某些指标，而不需满足全部指标，即可提示为该级别的急性发作。

六、并发症

哮喘不但本身不易治疗，它还会引起许多其他疾病，它可以引起自发性气胸、肺部感染、呼吸衰竭、慢性支气管炎、肺气肿、肺心病等。

（一）急性并发症

1. 猝死

猝死是哮喘最严重的并发症，因其常常无明显先兆症状，一旦突然发生，往往来不及抢救而死亡。哮喘猝死的重要原因可归纳为：

1）特异性变态反应：由于气道处于高敏状态，特异性或非特异性刺激，尤其是进行气道反应性测定时，可引起严重的喉、气管水肿和广泛支气管痉挛，使气管阻塞导致窒息或诱发严重的心律失常甚至心搏骤停而死亡。

2）闭锁肺：可由广泛痰栓堵塞支气管或异丙肾上腺素的不良反应引起。后者系因该药代谢的中间产物 3 - 甲氧异丙肾上腺素，不仅不能兴奋 β 受体，而且还有 β 受体阻滞作用，引起支气管平滑肌痉挛而使通气阻滞。

3）致命的心律失常：可由严重缺氧，水、电解质紊乱和酸碱失衡引起，也可由药物使用不当引起，如并发心力衰竭时应用洋地黄，支气管舒张时应用 β 受体激动剂、氨茶碱等。如果静脉注射氨茶碱，血药浓度 >30 mg/L 时，可以诱发快速性心律失常。

4）哮喘的暴发发作：往往来不及用药而死亡，机制未明。

5）错误应用麻醉药或镇静药应用不当：麻醉药可引起呼吸抑制甚至骤停，有些镇静药对呼吸中枢也有明显的抑制作用，如巴比妥类、氯丙嗪类。一旦出现猝死，应立即建立人工气道，进行人工通气，同时或相继对心脏、大脑等重要脏器进行相应有效的处理。

2. 下呼吸道和肺部感染

据统计，哮喘约有半数系因上呼吸道病毒感染而诱发。由此呼吸道的免疫功能受到干扰，容易继发下呼吸道和肺部感染。因此，应努力提高哮喘患者的免疫功能，保持气道通畅，清除气道内分泌物，保持病室清洁，预防感冒，以减少感染；一旦有感染先兆，应根据细菌和药物敏感（简称药敏）试验结果选用适当抗生素治疗。

3. 水、电解质紊乱和酸碱失衡

由于哮喘发作，缺氧、摄食不足、脱水，心、肝尤其是呼吸和肾功能不全，常常并发水、电解质紊乱和酸碱失衡，些均是影响哮喘疗效和预后的重要因素。要努力维持水、电解质和酸碱平衡，每天甚至随时监测电解质和进行动脉血气分析，及时发现异常，及时处理。

4. 气胸和纵隔气肿

由于哮喘发作时气体潴留于肺泡，使肺泡含气过度，肺内压明显增加，慢性哮喘已并发的肺气肿会导致肺大疱破裂，形成自发性气胸；应用机械通气时，气道和肺泡的峰压过高，也易引起肺泡破裂而形成气压伤，引起气胸甚至伴有纵隔气肿。

5. 呼吸衰竭

严重哮喘发作通气不足、感染、治疗和用药不当以及并发气胸、肺不张和肺水肿等，均是哮喘并发呼吸衰竭的常见诱因。一旦出现呼吸衰竭，由于严重缺氧、二氧化碳潴留和酸中毒，哮喘治疗更加困难。要减少和消除诱因，预防发生；发生后要按呼吸衰竭抢救。

6. 多脏器功能不全和多脏器衰竭

由于严重缺氧、严重感染、酸碱失衡、消化道出血及药物的不良反应，重症哮喘常并发多脏器功能不全甚至功能衰竭。要预防和纠正上述诱因，积极改善各重要脏器的功能。

（二）远期并发症

1. 发育不良和胸廓畸形

儿童哮喘常常引起发育不良和胸廓畸形，究其因素是多方面的，如营养不足、低氧血症、内分泌紊乱等，有报道长期全身使用糖皮质激素的患儿，有30%发育不良。

2. COPD、肺动脉高压和慢性肺心病

其发病与哮喘引起的长期或反复气道阻塞、感染、缺氧、高碳酸血症、酸中毒及血液黏稠度增高等有关。

3. 肺性高血压

肺性高血压是机体长期缺氧的一种反应，其发生率在我国普通人群中占3%～9%。肺性高血压的适宜治疗药物主要为硝苯地平、卡托普利、地巴唑等，不宜用利尿剂、利血平、降压灵和糖皮质激素，禁用普萘洛尔等β受体阻滞剂。

4. 肺结核

长期使用糖皮质激素导致机体免疫功能减退，可诱发肺结核，出现结核症状。可疑肺结核的哮喘患者不能滥用全身糖皮质激素，目前主张应用局部活性大、渗透力强的脂溶性糖皮质激素，如二丙酸倍氯米松、丙酸氟替卡松等，其剂量小，解痉效果好，不良反应小。若合并肺结核，应在用糖皮质激素的同时加强抗结核治疗，多采用6～8个月的短程疗法。

七、辅助检查

（一）实验室检查

1. 血液常规检查

发作时可有嗜酸性粒细胞增高，但多数不明显，如并发感染可有白细胞数增高，分类嗜中性粒细胞比例增高。

2. 痰液检查

涂片在显微镜下可见较多嗜酸性粒细胞，可见嗜酸性粒细胞退化形成的尖棱结晶、黏液栓和透明的哮喘珠。如合并呼吸道细菌感染，痰涂片革兰染色、细胞培养及药敏试验有助于病原体诊断及指导治疗。

3. 血气分析

哮喘严重发作时可有缺氧，动脉血氧分压（PaO_2）和血氧饱和度（SaO_2）降低，由于过度通气可使动脉血二氧化碳分压（$PaCO_2$）下降，酸碱值（pH 值）上升，表现呼吸性碱中毒。如重症哮喘，病情进一步发展，气道阻塞严重，可有缺氧及二氧化碳潴留，$PaCO_2$ 上升，表现为呼吸性酸中毒。如缺氧明显，可合并代谢性酸中毒。

4. 特异性变应原的检测

可用放射性变应原吸附试验测定特异性 IgE，过敏性哮喘患者血清 IgE 可较正常人高 2~6 倍。在缓解期可做皮肤过敏试验判断相关的变应原，但应防止发生变应反应。

（二）X 线检查

早期在哮喘发作时可见两肺透亮度增加，呈过度充气状态；在缓解期多无明显异常。如并发呼吸道感染，可见肺纹理增加及炎症性浸润阴影。同时要注意肺不张、气胸或纵隔气肿等并发症的存在。

（三）其他检查

肺功能检查。缓解期肺通气功能多数在正常范围。在哮喘发作时，由于呼气流速受限，表现为 FEV_1、一秒率、最大呼气中期流速（MMER）、呼出 50% 与 75% 肺活量（VC）时的最大呼气流量以及 PEF 均减少。可有用力肺活量（FVC）减少、RV 增加、FRC 和肺总量（TLC）增加，RV 占 TLC 百分比增高。经过治疗后可逐渐恢复。

八、诊断与鉴别诊断

（一）诊断

1. 典型哮喘的诊断标准

1）典型哮喘的临床症状和体征

（1）反复发作喘息、气急，伴或不伴胸闷或咳嗽，夜间及晨间多发，常与接触变应原、冷空气、物理和化学性刺激及上呼吸道感染、运动等有关。

（2）发作时双肺可闻及散在或弥散性哮鸣音，呼气相延长。

（3）上述症状和体征可经治疗缓解或自行缓解。

2）可变气流受限的客观检查

（1）支气管舒张试验阳性（吸入支气管扩张剂后，FEV_1 增加 >12%，且 FEV_1 绝对值增加 >200 ml）。

（2）支气管激发试验阳性。

（3）PEF 平均每日昼夜变异率 >10 %，或 PEF 周变异率 >20%。符合上述症状和体征，同时具备气流受限客观检查中的任一条，并除外其他疾病所引起的喘息、气急、胸闷、咳嗽，可以诊断为哮喘。

2. 不典型哮喘的诊断标准

临床上还存在着无喘息症状，也无哮鸣音的不典型哮喘，患者仅表现为反复咳嗽、胸闷或其他呼吸道症状。

1）咳嗽变异性哮喘：咳嗽作为唯一或主要症状，无喘息、气急等典型哮喘的症状和体征，同时具备可变气流受限客观检查中的任一条，除外其他疾病所引起的咳嗽。

2）胸闷变异性哮喘：胸闷作为唯一或主要症状，无喘息、气急等典型哮喘的症状和体征，同时具备可变气流受限客观检查中的任一条，除外其他疾病所引起的胸闷。

3）隐匿性哮喘：隐匿性哮喘指无反复发作喘息、气急、胸闷或咳嗽的表现，但长期存在气道反应性增高者。随访发现有 14% ~ 58% 的无症状气道反应性增高者可发展为有症状的哮喘。

（二）鉴别诊断

由于哮喘的临床表现并非哮喘特有，所以，在建立诊断的同时，需要除外其他疾病所引起的喘息、胸闷和咳嗽。

1. 心源性哮喘

心源性哮喘常见于左心衰竭，发作时的症状与哮喘相似，但心源性哮喘多有高血压、冠心病、风心病和二尖瓣狭窄等病史和体征。阵阵咳嗽，常咳出粉红色泡沫样痰，两肺可闻及广泛的水泡音和哮鸣音，左心界扩大，心率增快，心尖部可闻及奔马律。胸部 X 线检查可见心脏增大，肺淤血征，超声心动图和心功能检查有助于鉴别。若一时难以鉴别可雾化吸入选择性 β_2 受体激动剂或注射小剂量氨茶碱缓解症状后进一步检查，忌用肾上腺素或吗啡，以免造成危险。

2. 支气管肺癌

支气管肺癌导致支气管狭窄或伴感染时或类癌综合征，可出现喘鸣或类似哮喘样呼吸困难，肺部可闻及哮鸣音。但肺癌的呼吸困难及哮鸣症状进行性加重，常无诱因，咳嗽可有血痰，痰中可找到癌细胞，胸部 X 线、计算机体层摄影（CT）或磁共振成像（MRI）或纤维支气管镜检查常可明确诊断。

3. 气管内膜病变

气管的肿瘤、内膜结核和异物等病变引起气管阻塞时，可以引起类似哮喘的症状和体征。通过提高认识，及时做肺流量—容积曲线、气管断层 X 线片或纤维支气管镜检查，通常能明确诊断。

4. 变态反应性肺浸润

变态反应性肺浸润见于热带性嗜酸性粒细胞增多症、肺嗜酸性粒细胞增多性浸润、多源性变态反应性肺泡炎等。致病原因为寄生虫、原虫、花粉、化学药品、职业粉尘等，多有接触史，症状较轻，可有发热等全身症状，胸部 X 线检查可见多发性、此起彼伏的淡薄斑片浸润阴影，可自行消失和再发。肺组织活体组织检查（简称活检）也有助于鉴别。

九、治疗

（一）治疗目标与原则

1. 治疗目标

哮喘的治疗目标在于达到哮喘症状的良好控制，维持正常的活动水平，同时尽可能减少急性发作、肺功能不可逆损害和药物相关不良反应的风险。经过适当的治疗和管理，绝大多数哮喘患者能够达到这一目标。

2. 治疗原则

哮喘的治疗原则是以患者病情严重程度和控制水平为基础选择相应的治疗方案。主要是通过国内外大量随机对照临床试验和观察性研究得到的群体水平的证据，推荐用于多数哮喘患者，作为优选方案可以获得更好的症状控制、更好的安全性、更低的费用负担及更低的急性发作风险。而在个体水平上需要考虑以下因素：患者的临床特征或表型，可能的疗效差异，患者的喜好，吸入技术，依从性，经济能力和医疗资源等实际状况。

1）根据病因治疗：针对引起哮喘发作的两个直接病因，主要有两种控制方法，即控制气道炎症和解除支气管痉挛。

2）坚持长期治疗和监测：由于哮喘具有长期性、反复发作性和部分可逆性等特点，因此通常需要坚持长期的抗感染治疗，并进行病情监测和评价。

3）医患配合建立伙伴关系：哮喘病情随时变化的特点决定了管理哮喘的大部分日常工作需要患者和家属的主动参与，需要医生和患者之间的密切配合。

4）个体化治疗是关键：不同的哮喘患者、不同的病情严重程度，其症状和体征存在着很大的差异；同一名患者在不同的时期，其症状和体征也会不同。因此，每一名患者都不能使用一种固定不变的治疗方案，而应根据哮喘病情严重程度的分级采取不同的治疗措施，即阶梯式治疗方案，也就是个体化治疗，使用尽可能少的药物达到理想控制哮喘的目的。

（二）西医治疗

1. 避免诱因

应避免或消除引起哮喘发作的变应原和其他非特异性刺激，去除各种诱发因素，包括尘螨、花粉、真菌、宠物等变异原，以及烟雾、冷空气等刺激。

2. 控制急性发作

通过缓解期抗感染治疗来控制呼吸道慢性炎症，需长期、主动、规律给药，以维持足够的抗感染活性，从而预防急性发作。

3. 合理用药

哮喘发作时应兼顾解痉、抗感染、去除气道黏液栓，保持呼吸道通畅，防止继发感染。一般可单用或联用下列药物。

1）拟肾上腺素药物：此类药物包括麻黄碱、肾上腺素、异丙肾上腺素等。

2）茶碱（黄嘌呤）类药物。

3）抗胆碱药：常用药物有阿托品、东莨菪碱、山莨菪碱和异丙托溴铵等。

4）钙通道阻滞剂：地尔硫䓬、维拉帕米、硝苯地平口服或吸入，对运动性哮喘有较好效果。

5）糖皮质激素。

6）色甘酸钠。

7）酮替芬：本品在发作期前2周服用，口服6周如无效可停用。

4. 促进排痰

1）祛痰药：溴己新或氯化铵合剂。

2）气雾吸入。

3）机械性排痰：在气雾湿化后，护理人员注意翻身叩背，引流排痰，必要时可用导管协助吸痰。

4）积极控制感染

5. 重度哮喘的处理

病情危重、病情复杂，必须及时合理抢救。

6. 缓解期治疗

目的是巩固疗效，减少或防止复发，改善呼吸功能。

1）脱敏疗法：针对变应原行脱敏治疗可以减轻或减少哮喘发作。

2）预防用药：色甘酸钠、必可酮雾化剂吸入及酮替酚口服，有较强的抗过敏作用，对外源性哮喘有较好的预防作用。其他如阿司咪唑、特非那定、曲尼司特等均属H_1受体拮抗剂，且无中枢镇静作用，可作预防用药。

3）增强体质：参加必要的体育锻炼，提高预防本病的卫生知识，稳定情绪等。

7. 哮喘持续状态的处理

哮喘持续状态是指哮喘急性严重发作时，应用一般平喘药物包括静脉滴注氨茶碱仍不能缓解24小时以上者。

1）补液：根据失水及心脏情况，静脉给等渗液体，用量2 000～3 000 ml/d，以纠正失水，使痰液稀释。

2）糖皮质激素：糖皮质激素是控制和缓解哮喘严重发作重要的治疗措施。常用甲泼尼龙每次40～120 mg静脉注射，在6～8小时可重复注射。

3）沙丁胺醇雾化吸入、静脉或肌内注射

（1）雾化吸入：浓度为0.5%的沙丁胺醇1 ml，用适量生理盐水稀释后雾化吸入。以后可根据病情在2～6小时重复用药。

（2）皮下或肌内注射沙丁胺醇：每次500 mg（每次8 mg/kg），4～6小时可重复注射。

（3）静脉注射沙丁胺醇每次250 mg，注射速度宜慢（10分钟左右），必要时重复用药。

4）异丙托溴铵雾化吸入。

5）氨茶碱静脉滴注和静脉注射：测定或估计患者血浆茶碱浓度，若患者的血浆茶

碱浓度 <5 mg/L，则可给予负荷量氨茶碱（5 mg/kg），用 5% 葡萄糖液 20~40 ml 稀释后缓慢静脉注射，需 15 分钟以上注射完；如果血浆茶碱浓度已在 10~15 mg/L，则按 0.7 mg/(kg·h) 的维持量静脉滴注，并注意血浆茶碱浓度的监测，及时调整药物用量。

6）氧疗：一般吸入氧浓度为 25%~40%，并应注意湿化。如果患者低氧血症明显，$PaCO_2$ <35 mmHg，则可面罩给氧。当吸入氧浓度 >50% 时，则应严格控制吸入氧浓度和高浓度氧疗的时间，使 PaO_2 >50 mmHg，注意预防氧中毒。

7）纠正酸中毒：缺氧、补液量不足等可并发代谢性酸中毒，常用 5% 碳酸氢钠静脉滴注，其用量为：所需 5% 碳酸氢钠毫升数 =［正常 BE（mmol/L） − 测得 BE（mmol/L）］×体重（kg）×0.4。

式中 BE 为碱剩余，正常 BE 一般以 −3~+3 mmol/L 计。

8）注意电解质平衡：如果应用沙丁胺醇，部分患者可能出现低血钾，注意适量补足。

9）纠正二氧化碳潴留：当出现二氧化碳潴留，则病情危重，提示已有呼吸肌疲劳。并应注意有无肺不张、气胸、纵隔气肿等并发症。如果并发气胸则需立即抽气和用水封瓶引流。必要时行经鼻气管插管或气管切开和机械通气。

（三）中医治疗

中医理论认为药食同源，指来源于食物类的中药，用食疗的方法颐养身体，又能以其性味偏盛医治疾病而不会出现不良反应。中药性味大都各有偏盛，常服无益；而食物多性情温和无毒，久用无害。故中医认为药补不如食补。因此适当把食物和药物组合在一起，经过适当烹饪，对哮喘患者有治疗和预防的作用，此种药食同用的食物即药膳。

1. 丝瓜凤衣粳米粥

组成：丝瓜 10 片，鸡蛋膜 2 张，粳米 30 g。

用法：用鸡蛋膜煎水取汁，煮粳米粥 1 碗，加入丝瓜再煮熟，加食盐、味精、麻油少许调味。每日 1 次，趁温热服完。

功效：清热化痰，止咳平喘，调和脾胃。

适应证：适用于热性哮喘患者，见呼吸急促，喉中有哮鸣声，咳嗽阵作，痰黄黏稠，心烦口渴，舌红，苔黄腻，脉滑数等。

2. 杏仁猪肺粥

组成：杏仁 10 g，猪肺 90 g，粳米 60 g。

用法：将杏仁去皮尖，洗净。猪肺洗净，切块，放入锅内出水后，再用清水漂洗净。将洗净的粳米与杏仁、猪肺一起放入锅内，加清水适量，文火煮成稀粥，调味即可。随量食用。

功效：宣肺降气，化痰止咳。

适应证：哮喘属于痰饮内盛者，症见咳嗽，痰多，呼吸不顺，甚则气喘，喉中哮鸣，胸部满闷，脉滑等。

3. 莱菔子粳米粥

组成：莱菔子 20 g，粳米 50 g。

用法：莱菔子水研滤过，取汁约 100 ml，加入粳米，再加水 350 ml 左右，煮为稀粥，每日 2 次，温热服食。

功效：下气定喘，健脾消食。

适应证：可作为哮喘的辅助治疗，特别是痰多气急，食欲缺乏，腹胀不适的患者。

4. 芡实核桃粥

组成：芡实 30 g，核桃仁 20 g，红枣 10 个，粳米 50 g。

用法：以上各味与粳米同煮成粥，分次服食，也可常食。

功效：补肾纳气定喘。

适应证：哮喘缓解期，属于肾虚不能纳气者，症见气短乏力，动则息促气急，畏寒肢冷，腰酸膝软，耳鸣，舌淡，苔白滑，脉沉细等。

5. 参苓粥

组成：党参 30 g，茯苓 30 g，生姜 5 g，粳米 120 g。

用法：将党参、生姜切薄片，茯苓捣碎泡半小时，取药汁两次，用粳米同煮粥，一年四季常食。

功效：补肺益气，固表止哮。

适应证：哮喘缓解期，肺气亏虚者。

6. 虫草炖鸭

组成：水鸭肉 250 g，冬虫夏草 10 g，红枣 4 个。

用法：将冬虫夏草、红枣去核洗净。水鸭活杀，去毛、肠脏，取鸭肉洗净，斩块。把全部用料一起放入炖锅内，加开水适量，文火隔开水炖 3 小时。调味即可。随量饮汤食肉。

功效：补肾益精，养肺止咳。

适应证：哮喘缓解期。

十、护理措施

1）在明确变应原后应避免与其再接触。如是由于室内尘埃或螨诱发哮喘的发作，就应保持室内的清洁，勤晒被褥，而且应常开窗户通风，保持室内空气的清新。

2）不宜在室内饲养猫、犬等小动物。

3）平时应注意患者的体格锻炼。

4）加强营养，避免精神刺激，避免感冒和过度疲劳等对预防哮喘的发作也有着重要的作用。

5）哮喘患者急性发作时，饮食以流质或半流质为宜，调味要清淡可口，避免冷饮冷食。饮食上要少吃多餐，不可过饱，有很多患者发作是因过饱引起。急性发作特别是连续发作较长时间的患者，往往因出汗很多而丢失大量水分，容易使痰黏稠而不能顺利咳出，阻塞气道，加重呼吸道感染，而使喘息症状难以缓解。因此，必须重视，并及时、足量补充水分，每日鼓励饮水应达 2 000 ml，甚至更多。有条件的还应适当静脉输液。发作期间，不吃鱼腥海味，特别是曾引起哮喘的食物更不可食用。

6）消除精神紧张、调整心理状态。很多哮喘患者因经常发作，思想负担很重，尤其是儿童对疾病已产生恐惧心理。住院期间，医护人员应以亲切、关心的态度支持他们，了解他们的疾苦，使他们树立起战胜哮喘的信心，保持稳定的情绪，不急不躁。尽可能消除他们对疾病的错误认识与悲观情绪。患者应了解哮喘的发病原因及诱发因素，注意在日常生活中加以避免，坚持体育锻炼及正确的用药，就有可能避免哮喘的频繁发作。

十一、防控

（一）避免接触变应原

春天里百花盛开，空气中飘浮的花粉颗粒浓度显著升高，这些花粉可以诱发或加重哮喘。另外，春天风沙、扬尘较多，可吸入颗粒物的浓度增加，同样会导致哮喘发作。因此，我们应避免去花粉浓度高的场所，如花园、植物园等；外出时戴上口罩，罩住口鼻是避免与变应原接触的简单而有效的方法。

（二）保持室内环境清洁

室内的地毯、沙发、空调中的灰尘中往往寄生着肉眼看不见的螨虫等，这是引起哮喘的主要变应原，在阴暗潮湿的环境中繁殖很快。因此，应保持室内空气清新干燥，定期开窗通风，保持室内空气流通。室内布置力求简单、整齐，家有哮喘患儿，建议不要使用地毯、厚重窗帘等，卧室内不要放置毛绒玩具。空调滤网应定期清洁，打扫卫生时使用湿的抹布或笤帚，勤洗、勤晒被褥，以减少螨虫等微生物的滋生。

（三）预防呼吸道感染

春天天气冷热变化较大，昼夜温差也大，时有冷空气刺激，容易使人患呼吸道感染，而呼吸道感染与哮喘的发作密切相关。所以，春天穿着要适宜，要根据天气温度变化，及时增减衣物，避免受凉感冒。

（四）适量的运动

有些患者认为运动容易诱发哮喘，所以对自己的生活严加限制，全面停止所有运动，其实这是一种错误的做法，适当的运动能够有效增强心肺功能，对控制病情大有帮助。哮喘患者在选择运动前需咨询医生的意见。游泳是一项十分适合哮喘患者的体育运动，既可以增强对寒冷的耐受力，又可以调整呼吸运动。另外，在运动过程中不会接触到各种灰尘，可以避免抗原刺激。此外，哮喘患者也可以选择慢跑、跳绳等运动。

（五）合理饮食

哮喘患者的饮食应既清淡又富有营养，避免进食能引起哮喘发作的食物，少吃辛辣油腻的食品。多吃蔬菜水果。

十二、预后

哮喘的转归和预后与疾病的严重程度有关，更重要的是与正确的治疗方案有关。多数患者经过积极、系统的治疗后，能够达到长期稳定。尤其是儿童哮喘，通过积极而规范的治疗后，临床控制率可达95%。青春期后超过50%的患者完全缓解，无须用药治疗。个别患者病情重，气道反应性增高明显，或合并有支气管扩张等疾病，治疗相对困难。个别患者长期反复发作，易发展为肺气肿、肺心病，最终导致呼吸衰竭。从临床的角度来看，不规范和不积极的治疗，使哮喘长期反复发作是影响预后的重要因素。

（焦艳艳）

第二节　慢性阻塞性肺疾病

慢性阻塞性肺疾病（COPD），简称慢阻肺，是一组常见的以持续气流受限为特征的可以治疗和预防的疾病，主要表现为咳嗽、咳痰、呼吸困难等。

COPD 多由慢性呼吸道疾病如慢性支气管炎、支气管扩张发展而来，气温变化大和空气污染是其暴发的诱因，该病发病率逐年上升。与有害气体及有害颗粒的异常炎症反应有关，致残率和病死率很高，全球40岁以上发病率已高达10%。一般与慢性支气管炎和阻塞性肺气肿发生有关的因素都可能参与 COPD 的发病。

COPD 是一种可以治疗和预防的慢性气道炎症性疾病，COPD 虽然是气道的疾病，但对全身的影响也不容忽视。COPD 主要累及肺部，但也可以引起肺外各器官的损害。目前没有任何药物能够逆转 COPD 的肺功能逐年下降的趋势，但通过药物治疗，可以显著改善患者的生活质量，故严格遵循医生的意见，使用必需的药物显得非常重要。治疗只有起点没有终点，患者只要确诊，就需要终身治疗，与高血压、糖尿病的治疗概念完全一致。

一、流行病学

（一）流行趋势

COPD 是呼吸系统疾病中的常见病和多发病，患病率和病死率均居高不下。近年来对中国国 7 个地区 20 245 名成年人进行调查，COPD 的患病率占 40 岁以上人群的 8.2%。根据统计数据，在美国约有 1 600 万人患有此病，它是美国第四位最常见的死亡原因。

（二）高危人群

1）长期吸烟者。

2）有慢性咳嗽、咳痰、喘息症状者。

3）经常接触污染气体、粉尘者。

4）已确诊慢性呼吸道疾病的患者。

5）有呼吸道疾病家族史的。

二、病因

引起 COPD 的危险因素包括个体易感因素和环境因素，两者相互影响。

（一）个体因素

某些遗传因素可增加 COPD 发病的危险性，即 COPD 有遗传易感性。已知的遗传因素为 α_1 - 抗胰蛋白酶缺乏，重度 α_1 - 抗胰蛋白酶缺乏与非吸烟者的肺气肿形成有关。哮喘和 AHR 是 COPD 的危险因素，AHR 可能与机体某些基因和环境因素有关。

（二）环境因素

1. 吸烟

吸烟是 COPD 最重要的环境发病因素。吸烟者的肺功能异常率较高，FEV_1 年下降率较快，吸烟者死于 COPD 的人数多于非吸烟者。被动吸烟也可能导致呼吸道症状及 COPD 的发生。孕妇吸烟可能会影响胎儿肺的生长及其在子宫内的发育，并对胎儿的免疫系统功能有一定影响。

2. 空气污染

化学气体（氯、一氧化氮和二氧化硫等）对支气管黏膜有刺激和细胞毒性作用。空气中的烟尘或二氧化硫明显增加时，COPD 急性发作显著增多。其他粉尘也刺激支气管黏膜，使气道清除功能遭受损害，为细菌入侵创造条件。大气中直径 $0.1 \sim 10~\mu m$ 的颗粒物，即 PM2.5 和 PM10 可能与 COPD 的发生有一定关系。

3. 职业性粉尘和化学物质

当职业性粉尘（二氧化硅、煤尘、棉尘和蔗尘等）及化学物质（烟雾、工业废气和室内空气污染等）的浓度过大或接触时间过久，均可导致 COPD 的发生。接触某些特殊物质、刺激性物质、有机粉尘及变应原也可使气道反应性增加。

4. 生物燃料烟雾

生物燃料是指柴草、木头、木炭、庄稼秆和动物粪便等，其烟雾的主要有害成分包括碳氧化物、氮氧化物、硫氧化物和未燃烧完全的碳氢化合物颗粒与多环有机化合物等。使用生物燃料烹饪时产生的大量烟雾可能是不吸烟妇女发生 COPD 的重要原因。生物燃料所产生的室内空气污染与吸烟具有协同作用。

5. 感染

呼吸道感染是 COPD 发病和加剧的另一个重要因素，病毒和（或）细菌感染是 COPD 急性加重的常见原因。儿童期重度下呼吸道感染与成年时肺功能降低及呼吸系统症状的发生有关。

6. 社会经济地位

COPD 的发病与患者的社会经济地位相关，室内外空气污染程度不同、营养状况等与社会经济地位的差异也许有一定内在联系；低 BMI 也与 COPD 的发病有关，BMI 越低，COPD 的患病率越高。吸烟和 BMI 对 COPD 存在交互作用。

三、发病机制

COPD 的发病机制尚未完全明了，吸入有害颗粒或气体可引起肺内氧化应激、蛋白酶—抗蛋白酶失衡及肺部炎症反应。COPD 患者肺内炎症细胞以肺泡巨噬细胞、中性粒细胞和 $CD8^+$ T 细胞为主，激活的炎症细胞释放多种炎性介质，包括 LTB_4、$IL-8$、$TNF-\alpha$ 等，这些炎症介质能够破坏肺的结构和（或）促进中性粒细胞介导的炎症反应。自主神经系统功能紊乱（如胆碱能神经受体分布异常）等也在 COPD 的发病中起重要作用。

（一）病理学变化

COPD 特征性的病理学改变存在于气道、肺实质和肺血管中。在中央气道，炎症细胞浸润表层上皮，黏液分泌腺增大和杯状细胞增多使黏液分泌增加。在外周气道内，慢性炎症反应导致气道壁损伤和修复的过程反复发生。修复过程导致气道壁结构重塑，胶原含量增加及瘢痕组织形成，这些病理改变造成气道狭窄，引起固定性气道阻塞。COPD 患者典型的肺实质破坏表现为小叶中央型肺气泡，涉及呼吸性细支气管的扩张和破坏。病情较轻时这些破坏常发生于肺的上部区域，但随着病情的发展，可弥散分布于全肺并破坏毛细血管床。COPD 的肺血管改变以血管壁增厚为特征，内膜增厚是最早的结构改变，接着出现平滑肌细胞增生肥大、蛋白质多糖和胶原增多，进一步使血管壁增厚。COPD 晚期继发肺心病，部分患者可见多发性肺细小动脉原位血栓形成。

（二）生理学改变

在 COPD 的肺部病理学改变基础上，出现相应的 COPD 特征性病理生理学改变，包括黏液高分泌、纤毛功能失调、小气道炎症、纤维化及管腔内渗出、气流受限和气道陷闭引起的肺过度充气、气体交换异常、肺动脉高压和肺心病，以及全身的不良效应。黏液高分泌和纤毛功能失调导致慢性咳嗽和多痰，这些症状可出现在其他症状和病理生理异常发生之前。肺泡附着的破坏使小气道维持开放能力受损，这在气流受限的发生中也有一定作用。随着 COPD 的进展，外周气道阻塞、肺实质破坏和肺血管异常等降低了肺气体交换能力，产生低氧血症，并可出现高碳酸血症。长期慢性缺氧可导致肺血管广泛收缩和肺动脉高压，常伴有血管内膜增生，某些血管发生纤维化和闭塞，导致肺循环的结构重组。COPD 晚期出现肺动脉高压，进而产生慢性肺心病及右心衰竭，提示预后不良。COPD 可以导致全身不良反应，包括全身炎症反应和骨骼肌功能不良，并促进并发症的发生等。全身炎症反应表现有全身氧化负荷异常增高、循环血液中促炎症细胞因子浓度异常增高及炎症细胞异常活化等，骨骼肌功能不良表现为骨骼肌重量逐渐减轻等。COPD 的全身不良反应可使患者的活动能力受限加剧，生活质量下降，预后变差，因此具有重要的临床意义。

（三）蛋白酶—抗蛋白酶失衡

蛋白酶对组织有损伤、破坏作用；抗蛋白酶对弹性蛋白酶等多种蛋白酶具有抑制功能，其中 α_1 - 抗胰蛋白酶是活性最强的一种。蛋白酶增多或抗蛋白酶不足均可导致组织结构破坏产生肺气肿。吸入有害气体、有害物质可以导致蛋白酶产生增多或活性增强，而抗蛋白酶产生减少或灭活加快；同时氧化应激、吸烟等危险因素也可以降低抗蛋白酶的活性。先天性 α_1 - 抗胰蛋白酶缺乏，多见于北欧血统的个体。

（四）氧化应激

有许多研究表明 COPD 患者的氧化应激增加。氧化物主要有超氧阴离子（O_2^-）、羟根（OH）、次氯酸（HClO）、过氧化氢（H_2O_2）和 NO 等。氧化物可直接作用并破坏许多生化大分子，如蛋白质、脂质和核酸等，导致细胞功能障碍或细胞死亡，还可以破坏细胞外基质；引起蛋白酶—抗蛋白酶失衡；促进炎症反应，如激活转录因子NF - κB，参与多种炎症因子的转录，如 IL - 8、TNF - α、NO 诱导合成酶和环氧化物诱导酶等。

（五）其他

如自主神经功能紊乱、营养不良、气温变化等都有可能参与 COPD 的发生、发展。

四、临床表现

（一）症状

COPD 的特征性症状是慢性和进行性加重的呼吸困难，咳嗽和咳痰。慢性咳嗽和咳痰常先于气流受限多年，然而有些患者也可以无慢性咳嗽和咳痰的症状。常见症状：

1. 呼吸困难

这是 COPD 最重要的症状，也是患者体能丧失和焦虑不安的主要原因。患者常描述为气短、气喘和呼吸费力等。早期仅在劳力时出现，之后逐渐加重，以致日常活动甚至休息时也感到气短。

2. 慢性咳嗽

通常为首发症状，初起咳嗽呈间歇性，早晨较重，以后早晚或整日均有咳嗽，但夜间咳嗽并不显著，少数病例咳嗽不伴有咳痰，也有少数病例虽有明显气流受限但无咳嗽症状。

3. 咳痰

咳嗽后通常咳少量黏液性痰，部分患者在清晨较多，合并感染时痰量增多，常有脓性痰。

4. 喘息和胸闷

这不是 COPD 的特异性症状，部分患者特别是重症患者有明显的喘息，听诊有广泛的吸气相或呼气相哮鸣音，胸部紧闷感常于劳力后发生，与呼吸费力和肋间肌收缩有关。临床上如果听诊未闻及哮鸣音并不能排除 COPD 的诊断，也不能因存在上述症状而确定哮喘的诊断。

5. 其他症状

在 COPD 的临床过程中，特别是程度较重的患者可能会发生全身症状，如体重下降、食欲减退、外周肌肉萎缩和功能障碍、精神抑郁和（或）焦虑等，长时间的剧烈咳嗽可导致咳嗽性晕厥，合并感染时可咳血痰。

（二）体征

COPD 的早期体征可不明显，随着疾病进展，常出现以下体征：

1. 视诊及触诊

胸廓形态异常，如胸部过度膨胀、前后径增大、剑突下胸骨下角（腹上角）增宽和腹部膨凸等，常见呼吸变浅、频率增快、辅助呼吸肌（如斜角肌和胸锁乳突肌）参加呼吸运动，重症患者可见胸腹矛盾运动，患者不时用缩唇呼吸以增加呼出量，呼吸困难加重时常采取前倾坐位，低氧血症患者可出现黏膜和皮肤发绀，伴有右心衰竭的患者可出现下肢水肿和肝脏增大。

2. 叩诊

肺过度充气可使心浊音界缩小，肺肝界降低，肺叩诊可呈过度清音。

3. 听诊

双肺呼吸音可减低，呼气延长，平静呼吸时可闻及干啰音，双肺底或其他肺野可闻及湿啰音，心音遥远，剑突部心音较清晰响亮。

五、分级与分期

（一）分级

根据 FEV_1 占预计值的百分比进行功能分级：

1 级（轻度）$FEV_1 \geq 80\%$ 预计值。

2 级（中度）$50\% \leq FEV_1 < 80\%$ 预计值。

3 级（重度）$30\% \leq FEV_1 < 50\%$ 预计值。

4 级（极重度）$FEV_1 < 30\%$ 预计值。

（二）分期

根据病情程度分为稳定期和急性加重期。

六、并发症

COPD 常并发其他疾病，最常见的是心血管疾病、抑郁和骨质疏松，这些并发症可发生在轻、中、重度及严重气流受限的患者中，对疾病的进展产生显著影响，对住院率和病死率也有影响。例如，同时患有 COPD 和心力衰竭的患者，则心力衰竭恶化可使 COPD 急性加重。因此，应努力发现患者的并发症并给予适当的治疗。治疗并发症应依据各种疾病指南，治疗方法与无 COPD 者相同，一般情况下，不应因为患有并发症而改变 COPD 的治疗方法。

（一）心血管疾病

这是 COPD 最常见和最重要的并发症，可能与 COPD 共同存在，常见的有：

1. 缺血性心脏病

COPD 患者并发缺血性心脏病较为常见，但 COPD 患者发生心肌损伤易被忽略，因而缺血性心脏病在 COPD 患者中常诊断不足。治疗此类患者的缺血性心脏病应按照缺血性心脏病指南进行。无论是治疗心绞痛或是心肌梗死，应用选择性 β_1 受体阻滞剂治疗是安全的，如有应用指征，则益处多于潜在风险，即使重症 COPD 患者也是如此。治疗此类患者的 COPD 应按照 COPD 的常规治疗进行。并发不稳定心绞痛时应避免使用高剂量 β_2 受体激动剂。

2. 心力衰竭

这也是常见的 COPD 并发症，约有 30% 的 COPD 稳定期患者并发不同程度的心力衰竭，心力衰竭恶化要与 COPD 急性加重进行鉴别诊断。心力衰竭、COPD 和哮喘是患者呼吸困难的常见原因，易被混淆。临床上处理上述并发症时需要格外小心。治疗此类患者的心力衰竭应按照心力衰竭指南进行，选择性 β_1 受体阻滞剂可显著改善心力衰竭患者的生存率，一般而言，也是安全的。通常选择性 β_1 受体阻滞药优于非选择性 β_1 受体阻滞剂，选择性 β_1 受体阻滞剂治疗心力衰竭的优越性明显高于潜在风险；此类患者的 COPD 治疗应按照 COPD 指南进行，但对重症心力衰竭患者进行 COPD 治疗时需密切随诊。

3. 心房颤动

这是最常见的心律失常，COPD 患者中心房颤动的发生率增加。由于疾病共同存在，造成明显的呼吸困难和活动能力下降。治疗此类患者的心房颤动应按照常规心房颤动指南进行，如应用 β 受体阻滞剂，应优先应用选择性 β_1 受体阻滞剂；治疗此类患者的 COPD 应按照 COPD 常规进行，但应用大剂量 β_2 受体激动剂治疗时应格外小心。

4. 高血压

高血压是 COPD 患者最常见的并发症，对疾病的进展产生很大影响。治疗此类患者的高血压应按照高血压指南进行，可选用选择性 β_1 受体阻滞剂；治疗此类患者的 COPD 应按照 COPD 常规进行。

总之，目前尚无证据表明，COPD 与上述 4 种心血管疾病同时存在时，心血管疾病的治疗或 COPD 的治疗与常规治疗会有所不同。

（二）骨质疏松

骨质疏松是 COPD 的主要并发症，多见于肺气肿患者。在 BMI 下降和无脂体重降低的 COPD 患者中，骨质疏松也较为多见。COPD 患者并发骨质疏松时，应按照骨质疏松常规指南治疗骨质疏松；骨质疏松患者并发 COPD 时，其稳定期治疗与常规治疗相同。全身应用糖皮质激素治疗显著增加骨质疏松的风险，应避免在 COPD 急性加重时反复使用糖皮质激素治疗。

（三）焦虑和抑郁

常发生于较年轻、女性、吸烟、FEV_1较低、咳嗽、圣乔治呼吸问卷评分较高及并发心血管疾病的患者，应分别按照焦虑和抑郁及 COPD 指南进行常规治疗，要重视肺康复对这类患者的潜在效应，体育活动对抑郁患者通常有一定的疗效。

（四）肺癌

肺癌是轻度 COPD 患者死亡的最常见原因。COPD 患者并发肺癌的治疗应按照肺癌指南进行，但由于 COPD 患者的肺功能明显降低，肺癌的外科手术常受到一定限制；肺癌患者并发 COPD 的治疗与 COPD 常规治疗相同。

（五）感染

重症感染，尤其是呼吸道感染在 COPD 患者中常见。COPD 患者并发感染时，应用大环内酯类抗生素治疗可增加茶碱的血药浓度，反复应用抗生素可能增加抗生素耐药的风险。如 COPD 患者在吸入糖皮质激素治疗时反复发生肺炎，则应停止吸入糖皮质激素治疗，以便观察是否为吸入糖皮质激素导致的肺炎。

（六）代谢综合征和糖尿病

COPD 患者并发代谢综合征和糖尿病较为常见，且糖尿病对疾病进展有一定影响。治疗此类患者的糖尿病应按照糖尿病指南进行，糖尿病患者并发 COPD 时的治疗也与COPD 常规相同。

七、辅助检查

（一）实验室检查

1. 血气检查

血气分析对晚期 COPD 患者十分重要。$FEV_1 < 40\%$ 预计值者及具有呼吸衰竭或右心衰竭临床表现的患者，均应做血气分析。血气异常首先表现为轻中度低氧血症。随着疾病进展加重，出现高碳酸血症。呼吸衰竭的血气诊断标准为海平面呼吸空气时 $PaO_2 < 60$ mmHg 伴或不伴 $PaCO_2 > 50$ mmHg。

2. 其他

COPD 并发细菌感染时，外周血白细胞增高，核左移。痰培养可能查出病原体；常见病原体为肺炎链球菌、流感嗜血杆菌、卡他莫拉菌、肺炎克雷伯菌等。

（二）胸部 X 线检查

胸部 X 线检查对确定肺部并发症及其他疾病（比如肺间质纤维化、肺结核等）的鉴别有重要意义。COPD 早期胸部 X 线检查可无明显变化，以后出现肺纹理增多、紊乱等非特异性改变。主要 X 线征为肺过度充气，肺容积增大，胸腔前后径增长，肋骨走向变平，肺野透亮度增高，横膈位置低平，肺门血管纹理呈残根状，肺野外周血管纹理纤细、稀少等，有时可见肺大疱形成。并发肺动脉高压和肺心病时，除了右心增大的 X 线征外，还可有肺动脉圆锥膨隆，肺门血管影扩大及右下肺动脉增宽等。

（三）胸部 CT 检查

CT 检查一般不作为常规检查。但当诊断有疑问时，高分辨率 CT（HRCT）有助于鉴别诊断。另外，HRCT 对于辨别小叶中心型或全小叶型肺气肿及确定肺大疱的大小和数量有很高的敏感性和特异性。

（四）心电图

心电图检查注意有无低电压表现。

（五）肺功能检查

该检查是判断气流受限的主要客观指标，对 COPD 诊断、严重程度评价、疾病进展、预后及治疗反应等有重要意义。

1）FEV_1 占 FVC 百分比（FEV_1/FVC）是评价气流受限的一项敏感指标。FEV_1 占预计值百分比（FEV_1% 预计值）是评估 COPD 严重程度的良好指标，其变异性小，易于操作。吸入支气管舒张剂后 FEV_1/FVC < 70% 及 FEV_1 < 80% 预计值者，可确定为持续的气流受限。

2）TLC、FRC 和 RV 增高，VC 减低，表明肺过度充气，有参考价值。由于 TLC 增加不及 RV 增高程度明显，故 RV/TLC 增高。

3）一氧化碳弥散量（DLco）及 DLco 与肺泡通气量（AVV）比值（DLco/AVV）下降，该项指标对诊断有参考价值。

八、诊断与鉴别诊断

（一）诊断

COPD 的诊断应根据临床表现、危险因素接触史、体征及实验室检查等资料综合分析确定。任何有呼吸困难、慢性咳嗽或咳痰且有暴露于危险因素病史的患者，临床上需要考虑 COPD 的诊断。诊断 COPD 需要进行肺功能检查，吸入支气管舒张剂后 FEV_1/FVC < 70% 即明确存在持续的气流受限，除外其他疾病后可确诊为 COPD。

持续存在的气流受限是诊断 COPD 的必备条件。肺功能检查是诊断 COPD 的金标准。凡具有吸烟史和（或）环境职业污染及生物燃料接触史，临床上有呼吸困难或咳嗽、咳痰病史者，均应进行肺功能检查。COPD 患者早期轻度气流受限时可有或无临床症状。胸部 X 线检查有助于确定肺过度充气的程度及与其他肺部疾病鉴别。

（二）鉴别诊断

COPD 应与哮喘、支气管扩张、充血性心力衰竭、肺结核和弥散性泛细支气管炎等相鉴别，尤其要注意与哮喘进行鉴别。COPD多于中年后起病，而哮喘则多在儿童或青少年期起病；COPD症状缓慢进展，逐渐加重，而哮喘症状起伏较大；COPD多有长期吸烟史和（或）有害气体和颗粒接触史，而哮喘常伴有过敏体质、过敏性鼻炎和（或）湿疹等，部分患者有哮喘家族史。

1. 哮喘

哮喘多在儿童或青少年期起病，以发作性喘息为特征，发作时两肺布满哮鸣音，常有家族或个人过敏史，症状经治疗后可缓解或自行缓解。哮喘的气流受限多为可逆性，其支气管舒张试验阳性。某些患者可能存在慢性支气管炎合并哮喘，在这种情况下，表现为气流受限不完全可逆，从而使两种疾病难以区分。

2. 充血性心力衰竭

充血性心力衰竭有高血压、心脏病病史，听诊肺底部闻及湿啰音、胸部X线检查提示心脏扩大、肺水肿，肺功能检查提示限制性通气障碍（而非气流受限）

3. 支气管扩张

支气管扩张有反复发作咳嗽、咳痰特点，常反复咯血。并发感染时咳大量脓性痰。查体常有肺部固定性湿啰音。部分胸部X线检查见肺纹理粗乱或呈卷发状，HRCT检查可见支气管扩张改变。

4. 肺结核

肺结核可有午后低热、乏力、盗汗等结核中毒症状，痰液检查可发现抗酸杆菌，胸部X线检查可发现病灶。

5. 弥散性泛细支气管炎

大多数为男性非吸烟者，几乎所有患者均有慢性鼻窦炎；胸部X线检查和HRCT检查显示弥散性小叶中央结节影和过度充气征，红霉素治疗有效。

6. 支气管肺癌

刺激性咳嗽、咳痰，可有痰中带血，或原有慢性咳嗽，咳嗽性质发生改变，胸部X线检查及CT检查可发现占位病变、阻塞性肺不张或阻塞性肺炎。痰细胞学检查、纤维支气管镜检查、肺活检有助于明确诊断。

7. 其他原因所致呼吸气腔扩大

肺气肿是一病理诊断名词。呼吸气腔均匀规则扩大而不伴有肺泡壁的破坏时，虽不符合肺气肿的严格定义，但临床上也常习惯称为肺气肿，如代偿性肺气肿、老年性肺气肿、唐氏（Down）综合征中的先天性肺气肿等。可以出现劳力性呼吸困难和肺气肿体征，但肺功能测定没有气流受限的改变，即$FEV_1/FVC \geqslant 70\%$，与COPD不同。

九、治疗

（一）药物治疗

药物治疗用于预防和控制症状，减少急性加重的频率和严重程度，提高运动耐力和生活质量。根据疾病的严重程度，逐步增加治疗措施，如没有出现明显的药物不良反应或病情恶化，则应在同一水平维持长期的规律治疗。根据患者对治疗的反应及时调整治疗方案。

1. 支气管舒张剂

支气管舒张剂可松弛支气管平滑肌、扩张支气管、缓解气流受限，是控制 COPD 症状的主要治疗措施。短期按需应用可缓解症状，长期规则应用可预防和减轻症状，增加运动耐力，但不能使所有患者的 FEV_1 得到改善。与口服药物相比，吸入剂的不良反应小，因此多首选吸入治疗。主要的支气管舒张剂有 β_2 受体激动剂、抗胆碱药及甲基黄嘌呤类，根据药物作用及患者的治疗反应选用。定期使用短效支气管舒张剂价格较为低廉，但不如长效制剂使用方便。联合应用不同作用机制与作用时间的药物可以增强支气管舒张作用，减少不良反应。联合应用 β_2 受体激动剂、抗胆碱药和（或）茶碱，可进一步改善患者的肺功能与健康状况。

2. β_2 受体激动剂

沙丁胺醇和特布他林等为短效定量雾化吸入剂，数分钟内起效，15~30 分钟达到峰值，疗效持续 4~5 小时，每次剂量 100~200 μg（每喷 100 μg），24 小时内不超过 12 喷。主要用于缓解症状，可按需使用。福莫特罗为长效定量吸入剂，作用持续 12 小时以上，较短效 β_2 受体激动剂更有效且使用方便，吸入福莫特罗后 1~3 分钟起效，常用剂量为 4.5~9 μg，每日 2 次。茚达特罗是一种新型长效 β_2 受体激动剂，该药起效快，支气管舒张作用长达 24 小时，每日 1 次吸入 150 μg 或 300 μg 可以明显改善肺功能和呼吸困难症状，提高生活质量，减少 COPD 急性加重。

3. 抗胆碱药

主要品种有异丙托溴铵气雾剂，可阻断 M 胆碱受体，定量吸入时开始作用时间较沙丁胺醇等短效 β_2 受体激动剂慢，但其持续时间长，30~90 分钟达最大效果，可维持 6~8 小时，使用剂量为 40~80 μg（每喷 10 μg），每日 3~4 次，该药不良反应小，长期吸入可改善 COPD 患者的健康状况。噻托溴铵是长效抗胆碱药，可以选择性作用于 M_3 和 M_1 受体，作用在 4 小时以上，吸入剂量为 18 μg，每日 1 次，长期使用可增加深吸气量，减低呼气末肺容积，进而改善呼吸困难，提高运动耐力和生活质量，也可减少急性加重频率。

4. 茶碱类药物

茶碱类药物可解除气道平滑肌痉挛，在治疗 COPD 中应用广泛。该药还有改善心搏出量、舒张全身和肺血管、增加水盐排出、兴奋中枢神经系统、改善呼吸期肌功能及某些抗感染作用。但总的来看，在一般治疗剂量的血药浓度下，茶碱的其他多方面作用不突出。缓释型或控释型茶碱每日口服 1~2 次可以达到稳定的血药浓度，对治疗 COPD 有一定效果。监测茶碱的血药浓度对估计疗效和不良反应有一定意义，血液中茶碱浓度 >5 mg/L 即有治疗作用；>15 mg/L 时不良反应明显增加。

吸烟、饮酒、服用抗惊厥药和利福平等可引起肝脏酶受损并缩短茶碱半衰期，老年人、持续发热、心力衰竭和肝功能损害较重者，以及同时应用西咪替丁、大环内酯类药物（红霉素等）、氟喹诺酮类药物（环丙沙星等）和口服避孕药等均可增加茶碱的血药浓度。

5. 糖皮质激素

COPD 稳定期长期应用吸入糖皮质激素治疗并不能阻止 FEV_1 的降低趋势。长期规律的吸入糖皮质激素适用于 FEV_1 占预计值 <50%（3 级和 4 级）且有临床症状及反复加重的 COPD 患者。吸入糖皮质激素和 β_2 受体激动剂联合应用较分别单用的效果好，目前已有氟地卡松 + 沙美特罗、布地奈德 + 福莫特罗两种联合制剂。FEV_1 占预计值 < 60% 的患者联合应用吸入糖皮质激素和长效 β_2 受体激动剂，能改善症状和肺功能，提高生活质量，减少急性加重频率。不推荐对 COPD 患者采用长期口服糖皮质激素及单一吸入糖皮质激素治疗。

6. 磷酸二酯酶 – 4（PDE – 4）抑制剂

PDE – 4 抑制剂的主要作用是通过抑制细胞内环腺苷酸（cAMP）的降解来减轻炎症。每日 1 次口服罗氟司特虽无直接舒张支气管的作用，但能够增强沙美特罗或噻托溴铵治疗效果。对于存在慢性支气管炎、重度至极重度 COPD、既往有急性加重病史的患者，罗氟司特可使需用糖皮质激素治疗的中重度急性加重发生率下降 15% ~ 20%。罗氟司特联合长效支气管舒张剂可改善肺功能，但对患者相关预后，尤其是在急性加重方面的作用还存在争议。

目前尚未见关于罗氟司特和吸入糖皮质激素的对照或联合治疗研究。罗氟司特最常见的不良反应有恶心、食欲下降、腹痛、腹泻、睡眠障碍和头痛，发生在治疗早期，可能具有可逆性，并随着治疗时间的延长而消失。

7. 其他药物

1）祛痰药（黏液溶解剂）：COPD 患者的气道内产生大量黏液，可促使其继发感染，并影响气道通畅，应用祛痰药有利于气道引流通畅，改善通气功能，但其效果并不确切，仅对少数有黏痰的患者有效。常用药物有盐酸氨溴索、乙酰半胱氨酸等。

2）抗氧化剂：COPD 患者的气道炎症导致氧化负荷加重，促使其病理生理变化。应用抗氧化剂（N – 乙酰半胱氨酸、羧甲司坦等）可降低疾病反复加重的频率。

3）免疫调节剂：该类药物对降低 COPD 急性加重的严重程度可能具有一定作用，但尚未得到确切证据，不推荐作为常规使用。

4）疫苗：流感疫苗有灭活疫苗和减毒活疫苗，应根据每年预测的流感病毒种类制备，该疫苗可降低 COPD 患者的严重程度和病死率，可每年接种 1 次（秋季）或 2 次（秋、冬季）。肺炎球菌疫苗含有 23 种肺炎球菌荚膜多糖，虽已用于 COPD 患者，但尚缺乏有力的临床观察资料。

（二）氧疗

长期氧疗的目的是使患者在海平面水平静息状态下达到 $PaO_2 \geq 60$ mmHg 和（或）使 SaO_2 升至 90%，这样才可维持重要器官的功能，保证周围组织的氧气供应。COPD 稳定期患者进行长期家庭氧疗，可以提高慢性呼吸衰竭患者的生存率，对血流动力学、血液学特征、运动能力、肺生理和精神状态都会产生有益的影响。长期家庭氧疗应在极重度 COPD 患者中应用，具体指征：$PaO_2 \geq 55$ mmHg 或 $SaO_2 \geq 88\%$，有或无高碳酸血症；PaO_2 为 55 ~ 60 mmHg 或 $SaO_2 < 89\%$，并有肺动脉高压、右心衰竭或红细胞增多症

（血细胞比容 >0.55）。长期家庭氧疗一般是经鼻导管吸入氧气，流量 1~2 L/min，每日吸氧持续时间 >15 小时。

（三）通气支持

无创通气已广泛用于极重度 COPD 稳定期患者。无创通气联合长期氧疗对某些患者，尤其是在日间有明显高碳酸血症的患者有一定益处。无创通气可以改善生存率但不能改善生活质量。COPD 合并阻塞性睡眠呼吸暂停综合征的患者，应用持续正压通气在改善生存率和住院率方面有明确益处。

（四）外科治疗

1. 肺大疱切除术

该手术对有指征的患者可减轻呼吸困难程度和改善肺功能，因此，术前胸部 CT 检查、动脉血气分析及全面评价呼吸功能对决定是否手术非常重要。

2. 肺减容术

该手术通过切除部分肺组织，可以减少肺过度充气，改善呼吸肌做功，提高患者的运动能力和健康状况，但不能延长寿命，主要适用于上叶明显非均质肺气肿康复训练后运动能力无改善的部分患者，但其费用较高，属于试验性、姑息性外科手术的一种，不建议广泛应用。

3. 支气管镜肺减容术

对于重度气流受限（FEV_1 占预计值15%~45%）、胸部 CT 检查示不均匀肺气肿及过度通气（TLC >100% 且残气容积占预计值 >150%）的 COPD 患者，该手术可轻微改善肺功能、活动耐量和症状，但术后 COPD 急性加重、肺炎和咯血情况相对较多，尚需要更多的数据来明确适应证。

4. 肺移植术

该手术对适宜的 COPD 晚期患者，可以改善肺功能和生活质量，但手术难度和费用较高，难以推广应用。

（五）中医治疗

1. 中药辨证论治

通过合理组方，改善咳、痰、喘症状，改善肺、脾、肾的脏腑虚损。适合急性发作期症状的控制，稳定期体质的改善。

2. 膏方调补

膏方可以明确改善患者体质，调整患者机体阴阳气血的失衡，提高患者的抗病能力，例如冬虫夏草、蛤蚧、哈士蟆油、阿胶、鹿角胶、龟板胶等都是常用的滋补药物。现代膏方在传统滋补的基础上，由有经验的医生根据辨证施治原则配伍改善症状的中药药味，可以明显控制呼吸道症状，提高活动能力。

3. 穴位敷贴

在特定穴位（肺俞、肾俞、天突等），根据体质的阴阳寒热选择合理配方，加上中医外用加强药物透皮吸收作用的方法，进行体质的调整和症状的控制，可以减少急性加重，改善生活质量。

4. 穴位注射

在特定穴位（足三里等），根据体质特点选择中药注射液（喘可治注射液、黄芪注射液、丹参注射液等）进行体质调整，提高防病、抗病能力，调解免疫失衡状态，可以减轻喘息症状，减少 COPD 急性加重的发生。

5. 穴位埋线

在特定穴位进行羊肠线埋入，进行穴位较长时间的良性刺激，可提高患者免疫能力，减少急性加重。

6. 中药熏吸雾化

可以改善 COPD 患者痰液黏稠表现，通过痰液的清除使气道通畅，减轻气流阻塞，减少急性发作。

7. 呼吸康复锻炼

通过中医特有的呼吸康复锻炼操、六字诀、五禽戏配五音操等，可以改善患者呼吸功能。

8. 冬病夏治

在夏季三伏季节，利用自然界阳热之气，进行穴位敷贴、穴位注射和中药汤剂等治疗，可以改善患者体质，减少反复感染，减轻喘息症状。

9. 冬病冬治

在冬季三九季节，正值 COPD 等好发季节，及时应季进行中药汤药、中药膏方、穴位敷贴、穴位注射等治疗，可以防止急性发作，减轻喘息症状。

十、护理措施

（一）一般护理

1. 抗感染治疗

遵医嘱给予抗感染治疗，有效地控制呼吸道感染，鼓励、指导患者咳嗽，促进排痰；痰量多不易咳出时，按医嘱给予祛痰药或超声雾化吸入。

2. 改善呼吸状况

对 COPD 患者的治疗主要为改善呼吸功能。

1）合理用氧：氧疗非常重要，对呼吸困难伴低氧血症者，采用低流量持续给氧，流量 1~2 L/min. 提倡长期家庭输氧疗法，每日氧疗时间不少于 15 小时，特别是睡眠时间不可间歇，以防熟睡时呼吸中枢兴奋性更低或上呼吸道阻塞而加重缺氧。

2）呼吸训练

（1）缩唇呼气：其作用是提高支气管内压，防止呼气时小气道过早陷闭，以利肺泡气排出。总之，患者掌握腹式呼吸，并将缩唇呼气融入其中，便能有效增加呼吸运动的力量和效率，调动通气的潜能。

（2）腹式呼吸：肺气肿患者常呈浅速呼吸，呼吸效率低，让患者做深而慢的腹式呼吸,通过腹肌的主动舒张与收缩,膈肌上下活动,可使呼吸阻力减低,AVV增加,呼吸效率提高。呼与吸时间比例为(2~3):1,每分钟10次左右,每日训练两次,每次10~15分钟,熟练后可增加训练次数和时间,并可在各种体位随时进行练习。

3. 饮食

给予高热量、高蛋白质、高维生素饮食,少吃产气食品。改善营养状态,提高机体的免疫力。

4. 全身运动

全身运动结合呼吸训练能有效挖掘呼吸功能潜力,运动方式、速度、距离根据患者身体状况决定。

5. 心理护理

由于长期呼吸困难,患者多有焦虑、抑郁等心理障碍,医护人员应聆听患者的叙述,做好患者与家属的沟通,疏导其心理压力,必要时请心理医生协助诊治。

(二)饮食护理

1)饮食宜清淡,不宜过饱、过咸;戒烟酒,慎食辛辣、刺激性食物,少用海鲜鱼虾及油煎品,以免刺激气道,引起咳嗽,使气促加重。

2)肺气肿继发感染时,应多喝水,进半流质饮食,有利于痰液稀释咳出。

3)肺气肿痰多清稀、气短喘息时,可多吃些温性的食物,如富含营养的鸡汤、猪肝汤、瘦肉、豆制品等,以便补肺益气。

4)肺气肿日久、喘息加重者,宜选择滋阴生津的食物,如梨、话梅、苹果、山楂、鳖等。

5)避免食用含镁多的食物,如豆类、汽水、马铃薯、香蕉等,以免加重气喘。

6)忌用食物:肥肉、猪肉、油炸食品、酒、辣椒、芥末、洋葱。

十一、防控

(一)戒烟

吸烟是导致COPD的主要危险因素,不去除病因,单凭药物治疗难以取得良好的疗效。因此阻止COPD发生和进展的关键措施是戒烟。

减少职业性粉尘和化学物质吸入,对于从事接触职业粉尘的人群,如煤矿、金属矿、棉纺织业、化工行业及某些机械加工等工作人员应做好劳动保护。

(二)减少室内空气污染

避免在通风不良的空间燃烧生物燃料,如烧柴做饭、在室内生炉火取暖、被动吸烟等。

(三)防治呼吸道感染

积极预防和治疗上呼吸道感染。秋冬季节注射流感疫苗;避免到人群密集的地方;

保持居室空气新鲜；发生上呼吸道感染应积极治疗。

（四）加强锻炼

根据自身情况选择适合自己的锻炼方式，如散步、慢跑、游泳、爬楼梯、爬山、打太极拳、跳舞等。

（五）呼吸功能锻炼

COPD 患者治疗中一个重要的目标是保持良好的肺功能，只有保持良好的肺功能才能使患者有较好的活动能力和良好的生活质量。因此呼吸功能锻炼非常重要。患者可通过做呼吸瑜伽、呼吸操、深慢腹式阻力呼吸功能锻炼、唱歌、吹口哨、吹笛子等进行肺功能锻炼。

（六）耐寒能力锻炼

耐寒能力的降低可以导致 COPD 患者出现反复的上呼吸道感染，因此，耐寒能力对于 COPD 患者同样很重要。患者可采取从夏天开始用冷水洗脸、每天坚持户外活动等方式锻炼耐寒能力。

十二、预后

轻度气道阻塞患者的预后较好，略差于无 COPD 的吸烟者。中度和重度气道阻塞者，预后较差。极为严重的气道阻塞患者，30% 将在 1 年内死亡，95% 在 10 年内死亡，死亡原因为呼吸衰竭、肺炎、气胸、心律失常以及肺栓塞等。COPD 患者发生肺癌的危险性增加。有些严重 COPD 患者可存活 15 年以上。

（孟帆）

第三节 肺 癌

肺癌是最常见的肺原发性恶性肿瘤，绝大多数肺癌起源于支气管黏膜上皮，故亦称支气管肺癌。肺癌的分类较多，可从解剖学分类、组织学分类，分类是因为各种肺癌的病理特点、治疗及预后不甚相同。

肺癌是发病率和死亡率增长最快，对人群健康和生命威胁最大的恶性肿瘤之一。近50 年来许多国家都报道肺癌的发病率和死亡率均明显增高，男性肺癌发病率和死亡率均占所有恶性肿瘤的第一位，女性发病率和死亡率均占第二位。肺癌的病因至今尚不完全明确，大量资料表明，长期大量吸烟与肺癌的发生有非常密切的关系。已有的研究证明：长期大量吸烟者患肺癌的概率是不吸烟者的 10 ~ 20 倍，开始吸烟的年龄越小，患肺癌的概率越高。此外，吸烟不仅直接影响本人的身体健康，还对周围人群的健康产生不良影响,导致被动吸烟者肺癌患病率明显增加。城市居民肺癌的发病率比农村高,这可能与城市大气污染和烟尘中含有致癌物质有关。因此应该提倡不吸烟,并加强城市环境卫生工作。

一、流行病学

(一)流行趋势

肺癌是目前对人类健康及生命危害最大的恶性肿瘤之一,在很多国家肺癌已成为肿瘤患者的第一大死因,我国是其中较为突出的国家之一。由于吸烟人群数量庞大、环境污染日趋严重、工业的发展以及人口老龄化,近年来我国肺癌发病率和死亡率均呈明显上升趋势,其中城市肺癌的发病率和死亡率增长最快,在全部恶性肿瘤的排序中已由20世纪70年代的第四位上升到目前的第一位。目前我国肺癌发病率每年增长26.9%,如不及时采取有效控制措施,预计到2025年,我国肺癌患者将达到100万,成为世界第一肺癌大国。

肺癌不仅呈现高发病率及死亡率,而且发病年龄亦有年轻化趋势,目前肺癌高峰发病年龄为51~60岁,比之前报道的71~80岁明显提前。也有报道证实,我国平均肺癌发病年龄每5年降低1岁。除发病年龄年轻化趋势外,肺癌发病率的性别差异亦日益缩小。以往我国各地区肺癌发病率男女性别比范围在(1.70~3.56):1,但近年来由于部分地区女性肺癌发病增长速度高于男性,男女性别比已出现下降趋势。在很多地区,肺癌已成为女性发病和死亡第一的恶性肿瘤。

肺癌发病率同样存在明显种族和地域差别。以色列一项研究比较了以色列犹太人与阿拉伯人患肺癌的风险,并与美国白种人和黑种人进行对比,结果发现以色列犹太人与阿拉伯人的吸烟率虽高于美国人,但患肺癌的风险却低于美国人,可能与遗传因素有关;以色列犹太人肺癌发病率低于阿拉伯人,可能与吸烟因素有关。我们国家由于地域宽广,社会、文化和经济发展存在区别,肺癌发病率也有着明显的地域差异。首先是发病率差异:城市发病率显著高于农村,而且城市越大肺癌发病率越高。其次是增长速度差异:近年来农村增长速度高于城市,由于快速农村城市化进程,一些经济比较发达的农村地区,如浙江嘉善、江苏启东、山东临朐等地肺癌发病率已接近一些城市水平,而部分城市如上海、大连的男性肺癌发病率则出现趋稳或下降趋势,可能与人口老龄化有关。

(二)高危人群

1)人群55岁以上的中老年人属于肺癌的高发人群,肺癌发病率逐渐上升,到了75~80岁时达到最高峰。

2)长期吸烟的人群。香烟中含有对人体有害的物质,尤其是焦油和尼古丁,都是强致癌物质,烟中的有毒物质还会逐渐破坏一些绒毛,使黏液分泌增加,于是肺部发生慢性病,容易感染支气管炎,进而导致恶性肿瘤的发生,因此,经常吸烟的人患肺癌的概率要比其他人高出好多倍。

3）长期有二手烟接触史的人群，尤其女性人群更要提高重视。

4）因职业长期接触致癌因素的人群。长时间接触煤烟或油烟的人群，如接触煤气、沥青、炼焦工人以及长期接触厨房油烟的厨师和主妇，这些人群肺癌发病率较一般人群高。

5）受环境严重污染人群。长期生活在环境污染严重地区的人群，其患肺癌概率比一般人大。经研究发现，80%恶性肿瘤是由于环境因素诱发的，人类生存的环境中存在大量的致癌物质，是恶性肿瘤发病率逐年攀升的主要原因。

6）有肺癌家族史的人群要提高警惕。

二、病因

肺癌的病因至今尚不完全明确，大量资料表明肺癌的危险因子包含吸烟（包括二手烟）、石棉、氡、砷、电离辐射、卤素烯类、多环性芳香化合物、镍等。

（一）吸烟

肺癌的病因比较复杂。其发生与吸烟和环境因素有密切关系。长期吸烟可引致支气管黏膜上皮细胞增生，鳞状上皮生诱发鳞状上皮癌或未分化小细胞癌，无吸烟嗜好者虽然也可患肺癌，但腺癌较为常见，纸烟燃烧时释放致癌物质。烟草的组成成分及燃烧时的烟雾中含有苯丙芘、砷、亚硝胺类多种致癌和促癌物质。据统计，70%～80%的肺癌是由长期吸烟引起的，吸烟人群肺癌死亡率比不吸烟人群高10～20倍，吸烟时间越长，吸烟的支数越多和开始吸烟的年龄越小，患肺癌的机会越大。妇女被动吸烟，肺癌的发病率较配偶不吸烟者高2倍以上。

（二）职业因素

职业因素指从事石棉、砷、铬、镍、煤焦油以及放射性元素有关的职业，由于长期接触致癌物质，肺癌的发病率高。例如云南个旧锡矿作业环境中砷和放射性氡的浓度高，是肺癌发病率高的重要因素。

（三）大气污染

已知工业废气、煤和汽油燃烧造成的大气污染，是城市较农村肺癌发病率高的因素之一。长期接触铀、镭等放射性物质及其衍化物致癌性碳氢化合物、砷、铬、镍、铜、锡、铁、煤、焦油、沥青、石油、石棉、芥子气等物质均可诱发肺癌，主要是鳞癌和未分化小细胞癌。

（四）肺部慢性疾病

如肺结核、硅沉着病（简称硅肺）、尘肺等可与肺癌并存，这些病例癌肿的发病率高于正常人，此外，肺支气管慢性炎症以及肺纤维瘢痕病变在愈合过程中可能引起鳞状上皮化生或增生，在此基础上部分病例可发展成为癌肿。

（五）人体内在因素

如免疫功能降低、代谢活动及内分泌功能失调等。

（六）营养状况

维生素 E、B$_2$ 的缺乏及不足在肺癌患者中较为突出。食物中长期缺乏维生素 A、维甲类、β 胡萝卜素和微量元素（锌、硒）等易发生肺癌。

（七）遗传等因素

家族聚集、遗传易感性也可能在肺癌的发生中起重要作用。许多研究证明，遗传因素可能在对环境致癌物质易感的人群和/或个体中起重要作用。

三、致病机制

肺癌的病因尚未完全明了。但根据患者的起病经过及临床表现，可知本病的发生与正气盛衰和邪毒入侵有比较密切的关系。

正气内虚 "正气存内，邪不可干" "邪之所凑，其气必虚"。正气内虚，脏腑阴阳失调，是罹患肺癌的主要基础。正如《医宗必读·积聚》所说："积之成者，正气不足，而后邪气踞之。"年老体衰，慢性肺部疾患，肺气耗损而成不足；或七情所伤，气逆气滞，升降失调；或劳累过度，肺气、肺阴亏损，外邪乘虚而入，客邪留滞不去，气机不畅，终致肺部血行瘀滞，结而成块。

长期吸烟，热灼津液，阴液内耗，致肺阴不足，久则气阴亏虚，加之烟毒之气内蕴，羁留肺窍，阻塞气道，而致痰湿瘀血凝结，形成瘤块。

邪毒侵肺，肺为娇脏，易受邪毒侵袭，如工业废气、石棉、矿石粉尘、煤焦烟炱和放射性物质等，致使肺气肃降失司，肺气郁滞不宣，进而血瘀不行，毒瘀互结，久而形成肿块。

痰湿聚肺脾为生痰之源，肺为贮痰之器。脾主运化，脾虚运化失调，水谷精微不能生化输布，致湿聚生痰，留于脏腑；或饮食不节，水湿痰浊内聚，痰贮肺络，肺气宣降失常，痰凝气滞；或肾阳不足，失于蒸化水饮，水饮上犯于肺，酿湿生痰，进而导致气血瘀阻，毒聚邪留，郁结胸中，肿块逐渐形成。

总之，肺癌是由于正气虚损，阴阳失调，邪毒乘虚入肺，邪滞于肺，导致肺脏功能失调，肺气脸郁，宣降失司，气机不利，血行瘀滞，津液失于输布，津聚为痰，痰凝气滞，瘀阻络脉，于是瘀毒胶结，日久形成肺部积块。因此，肺癌是因虚而得病，因虚而致实，是一种全身属虚，局部属实的疾病。肺癌的虚以阴虚、气阴两虚为多见，实则不外乎气滞、血瘀、痰凝、毒聚之病理变化。其病位在肺，但因肝主疏泄，脾主运化水湿，肾主水之蒸化，故与肝、脾、肾关系密切。

四、临床表现

（一）症状

肺癌的临床表现比较复杂，症状和体征的有无、轻重以及出现的早晚，取决于肿瘤发生部位、病理类型、有无转移及有无并发症，以及患者的反应程度和耐受性的差异。肺癌早期症状常较轻微，甚至可无任何不适。中央型肺癌症状出现早且重，周围型肺癌症状出现晚且较轻，甚至无症状，常在体检时被发现。肺癌的症状大致分为：局部症状、全身症状、肺外症状、浸润和转移症状。

1. 局部症状

局部症状是指由肿瘤本身在局部生长时刺激、阻塞、浸润和压迫组织所引起的症状。

1）咳嗽：咳嗽是最常见的症状，以咳嗽为首发症状者占35%～75%。肺癌所致的咳嗽可能与支气管黏液分泌的改变、阻塞性肺炎、胸膜侵犯、肺不张及其他胸内合并症有关。肿瘤生长于管径较大、对外来刺激敏感的段以上支气管黏膜时，可产生类似异物样刺激引起的咳嗽，典型的表现为阵发性刺激性干咳，一般止咳药常不易控制。肿瘤生长在段以下较细小支气管黏膜时，咳嗽多不明显，甚至无咳嗽。对于吸烟或患慢支气管炎的患者，如咳嗽程度加重，次数变频，咳嗽性质改变如呈高音调金属音时，尤其在老年人，要高度警惕肺癌的可能性。

2）痰中带血或咯血：痰中带血或咯血亦是肺癌的常见症状，以此为首发症状者约占30%。由于肿瘤组织血供丰富，质地脆，剧咳时血管破裂而致出血，咯血亦可能由肿瘤局部坏死或血管炎引起。肺癌咯血的特征为间断性或持续性、反复少量的痰中带血丝，或少量咯血，偶因较大血管破裂、大的空洞形成或肿瘤破溃入支气管与肺血管而导致难以控制的大咯血。

3）胸痛：以胸痛为首发症状者约占25%。常表现为胸部不规则的隐痛或钝痛。大多数情况下，周围型肺癌侵犯壁层胸膜或胸壁，可引起尖锐而断续的胸膜性疼痛，若继续发展，则演变为恒定的钻痛。难以定位的轻度的胸部不适有时与中央型肺癌侵犯纵隔或累及血管、支气管周围神经有关，而恶性胸腔积液患者有25%诉胸部钝痛。持续尖锐剧烈、不易为药物所控制的胸痛，则常提示已有广泛的胸膜或胸壁侵犯。肩部或胸背部持续性疼痛提示肺叶内侧近纵隔部位有肿瘤外侵可能。

4）胸闷、气急：约有10%的患者以此为首发症状，多见于中央型肺癌，特别是肺功能较差的患者。引起呼吸困难的原因主要包括：①肺癌晚期，纵隔淋巴结广泛转移，压迫气管、隆突或主支气管时，可出现气急，甚至窒息症状；②大量胸腔积液时压迫肺组织并使纵隔严重移位，或有心包积液时，也可出现胸闷、气急、呼吸困难，但抽液后症状可缓解；③弥散性细支气管肺泡癌和支气管播散性腺癌，使呼吸面积减少，气体弥散功能障碍，导致严重的通气/血流比值失调，引起呼吸困难逐渐加重，常伴有发绀；④其他，包括阻塞性肺炎、肺不张、淋巴管炎性肺癌、肿瘤微栓塞、上气道阻塞、自发性气胸以及合并慢性肺疾病如COPD。

5）声音嘶哑：有5%～18%的肺癌患者以声嘶为第一主诉，通常伴随有咳嗽。声嘶一般提示直接的纵隔侵犯或淋巴结长大累及同侧喉返神经而致左侧声带麻痹。声带麻痹亦可引起程度不同的上气道梗阻。

2. 全身症状

1）发热：以此首发症状者占20%～30%。肺癌所致的发热原因有两种，一为炎性发热，中央型肺癌肿瘤生长时，常先阻塞段或支气管开口，引起相应的肺叶或肺段阻塞性肺炎或不张而出现发热，但多在38℃左右，很少超过39℃，抗生素治疗可能奏效，阴影可能吸收，但因分泌物引流不畅，常反复发作，约1/3的患者可在短时间内反复在同一部位发生肺炎。周围型肺癌多在晚期因肿瘤压迫临近肺组织引起炎症时而发热。二为癌性发热，多由肿瘤坏死组织被机体吸收所致，此种发热抗炎药物治疗无效，激素类或吲哚类药物有一定疗效。

2）消瘦和恶病质：肺癌晚期由于感染、疼痛所致食欲减退，肿瘤生长和毒素引起消耗增加，以及体内TNF、瘦素（Leptin）等细胞因子水平增高，可引起严重的消瘦、贫血、恶病质。

3. 肺外症状

由于肺癌所产生的某些特殊活性物质（包括激素、抗原、酶等），患者可出现一种或多种肺外症状，常可出现在其他症状之前，并且可随肿瘤的消长而消退或出现，临床上以肺源性骨关节增生症较多见。

1）肺源性骨关节增生症：临床上主要表现为杵状指（趾），长骨远端骨膜增生，新骨形成，受累关节肿胀、疼痛和触痛。长骨以胫腓骨、肱骨和掌骨，关节以膝、踝、腕等大关节较多见。杵状指（趾）发生率约29%，主要见于鳞癌；增生性骨关节病发生率为1%～10%，主要见于腺癌，小细胞癌很少有此种表现。确切的病因尚不完全清楚，可能与雌激素、生长激素（GH）或神经功能有关，手术切除癌肿后可获缓解或消退，复发时又可出现。

2）与肿瘤有关的异位激素分泌综合征：约10%患者可出现此类症状，可作为首发症状出现。另有一些患者虽无临床症状，但可检测出一种或几种血浆异位激素增高。此类症状多见于小细胞肺癌。

（1）异位促肾上腺皮质激素（ACTH）分泌综合征：由于肿瘤分泌ACTH或类肾上腺皮质激素释放因子活性物质，使血浆皮质醇增高。临床症状与库欣综合征大致相似，可有进行性肌无力、周围性水肿、高血压、糖尿病、低钾性碱中毒等，其特点为病程进展快，可出现严重的精神障碍，伴有皮肤色素沉着，而向心性肥胖、多血质、紫纹多不明显。该综合征多见于肺腺癌及小细胞肺癌。

（2）异位促性腺激素分泌综合征：由于肿瘤自主性分泌黄体生成素（LH）及人绒毛膜促性腺激素（HCG）而刺激性腺类固醇分泌所致。多表现为男性双侧或单侧乳腺发育，可发生于各种细胞类型的肺癌，以未分化癌和小细胞癌多见。偶可见阴茎异常勃起，除与激素异常分泌有关外，也可能因阴茎血管栓塞所致。

（3）异位甲状旁腺激素（PTH）分泌综合征：是由于肿瘤分泌PTH或一种溶骨物质（多肽）所致。临床上以高血钙、低血磷为特点，症状有食欲减退、恶心、呕吐、腹痛、烦渴、体重下降、心动过速、心律失常、烦躁不安和精神错乱等。多见于鳞癌。

（4）异位胰岛素分泌综合征：临床表现为亚急性低血糖综合征，如精神错乱、幻觉、头痛等。其原因可能与肿瘤大量消耗葡萄糖、分泌类似胰岛素活性的体液物质或分泌胰岛素释放多肽等有关。

（5）类癌综合征：是由于肿瘤分泌 5 - 羟色胺所致。表现为支气管痉挛性哮喘、皮肤潮红、阵发性心动过速和水样腹泻等。多见于腺癌和燕麦细胞癌。

（6）神经—肌肉综合征（Eaton - Lambert 综合征）：是因肿瘤分泌箭毒性样物质所致。表现为骨骼肌肌力减退和极易疲劳。多见于小细胞未分化癌。其他尚有周围性神经病、脊根节细胞与神经退行性变、亚急性小脑变性、皮质变性、多发性肌炎等，可出现肢端疼痛无力、眩晕、眼球震颤、共济失调、步履困难及痴呆。

（7）异位 GH 综合征：表现为肥大性骨关节病，多见于腺癌和未分化癌。

（8）抗利尿激素分泌异常综合征：是由于癌组织分泌大量的抗利尿激素或具有抗利尿作用的多肽物质所致。其主要临床特点为低钠血症，伴有血清和细胞外液低渗透压（<270 mOsm/L）、肾脏持续排钠、尿渗透压大于血浆渗透压（尿比重 >1. 200）和水中毒。多见于小细胞肺癌。

3）其他表现

（1）皮肤病变：黑棘皮病和皮肤炎多见于腺癌，皮肤色素沉着是由于肿瘤分泌黑色素细胞刺激素（MSH）所致，多见于小细胞癌。其他尚有硬皮病、掌跖皮肤过度角化症等。

（2）心血管系统：各种类型的肺癌均可凝血机制异常，出现游走性静脉栓塞、静脉炎和非细菌性栓塞性心内膜炎，可在肺癌确诊前数月出现。

（3）血液学系统：可有慢性贫血、紫癜、红细胞增多、类白血病样反应。可能为铁质吸收减少、红细胞生成障碍寿命缩短、毛细血管性渗血性贫血等原因所致。此外，各种细胞类型的肺癌均可出现弥散性血管内凝血（DIC），可能与肿瘤释放促凝血因子有关。肺鳞癌患者可伴有紫癜。

4. 外侵和转移症状

1）淋巴结转移：最常见的是纵隔淋巴结和锁骨上淋巴结，多在病灶同侧，少数可在对侧，多为较坚硬，单个或多个结节，有时可为首发的主诉而就诊。气管旁或隆下淋巴结肿大可压迫气道，出现胸闷。气急甚至窒息。压迫食管可出现吞咽困难。

2）胸膜受侵和/或转移：胸膜是肺癌常见的侵犯和转移部位，包括直接侵犯和种植性转移。临床表现因有无胸腔积液及胸腔积液的多寡而异，胸腔积液的成因除直接侵犯和转移外，还包括淋巴结的阻塞以及伴发的阻塞性肺炎和肺不张。常见的症状有呼吸困难、咳嗽、胸闷与胸痛等，亦可完全无任何症状；查体时可见肋间饱满、肋间增宽、呼吸音减低、语颤减低、叩诊实音、纵隔移位等，胸腔积液可为浆液性、浆液血性或血性，多数为渗出液，恶性胸腔积液的特点为增长速度快，多呈血性。极为罕见的肺癌可发生自发性气胸，其机制为胸膜的直接侵犯和阻塞性肺气肿破裂，多见于鳞癌，预后不良。

3）上腔静脉综合征：肿瘤直接侵犯或纵隔淋巴结转移压迫上腔静脉，或腔内的栓塞，使其狭窄或闭塞，造成血液回流障碍，出现一系列症状和体征，如头痛、颜面部水肿、颈胸部静脉曲张、压力增高、呼吸困难、咳嗽、胸痛以及吞咽困难，亦常有弯腰时晕厥或眩晕等。前胸部和上腹部静脉可代偿性曲张，反映上腔静脉阻塞的时间和阻塞的解剖位置。上腔静脉阻塞的症状和体征与其部位有关。若一侧无名静脉阻塞，头面、颈部的血流可通过对侧无名静脉回流心脏，临床症状较轻。若上腔静脉阻塞发生在奇静脉入口以下部位，除了上述静脉扩张，尚有腹部静脉怒张，血液以此途径流入下腔静脉。若阻塞发展迅速，可出现脑水肿而有头痛、嗜睡、激惹和意识状态的改变。

4）肾脏转移：死于肺癌的患者约35%发现有肾脏转移，亦是肺癌手术切除后1月内死亡患者的最常见转移部位。大多数肾脏转移无临床症状，有时可表现为腰痛及肾功能不全。

5）消化道转移：肝转移可表现为食欲减退、肝区疼痛，有时伴有恶心，血清 γ - 谷氨酰转肽酶（γ - GT）常呈阳性，碱性磷酸酶呈进行性增高，查体时可发现肝大，质硬、结节感。小细胞肺癌好发胰腺转移，可出现胰腺炎症状或阻塞性黄疸。各种细胞类型的肺癌都可转移到肝脏、胃肠道、肾上腺和腹膜后淋巴结，临床多无症状，常在查体时被发现。

6）骨转移：肺癌骨转移的常见部位有肋骨、椎骨、髂骨、股骨等，但以同侧肋骨和椎骨较多见，表现为局部疼痛并有定点压痛、叩痛。脊柱转移可压迫椎管导致阻塞或压迫症状。关节受累可出现关节腔积液，穿刺可能查到癌细胞。

7）中枢神经系统症状

（1）脑、脑膜和脊髓转移：发生率约10%，其症状可因转移部位不同而异。常见的症状为颅内压增高表现，如头痛、恶心、呕吐以及精神状态的改变等，少见的症状有癫痫发作、脑神经受累、偏瘫、共济失调、失语和突然晕厥等。脑膜转移不如脑转移常见，常发生于小细胞肺癌患者中，其症状与脑转移相似。

（2）脑病和小脑皮质变性：脑病的主要表现为痴呆、精神病和器质性病变，小脑皮质变性表现为急性或亚急性肢体功能障碍，四肢行动困难、动作震颤、发音困难、眩晕等。有报道肿瘤切除后上述症状可获缓解。

8）心脏受侵和转移：肺癌累及心脏并不少见，尤多见于中央型肺癌。肿瘤可通过直接蔓延侵及心脏，亦可以淋巴管逆行播散，阻塞心脏的引流淋巴管引起心包积液，发展较慢者可无症状，或仅有心前区、肋弓下或上腹部疼痛。发展较快者可呈典型的心包填塞症状，如心急、心悸、颈面部静脉怒张、心界扩大、心音低远、肝大、腹水等。

9）周围神经系统症状：癌肿压迫或侵犯颈交感神经引起 Horner 综合征，其特点为病侧瞳孔缩小，上睑下垂、眼球内陷和颜面部无汗等。压迫或侵犯臂丛神经时引起臂丛神经压迫症，表现为同侧上肢烧灼样放射性疼痛、局部感觉异常和营养性萎缩。肿瘤侵犯膈神经时，可赞成膈肌麻痹，出现胸闷、气急，X 线透视下可见有膈肌矛盾运动。压迫或侵犯喉返神经时，可致声带麻痹出现声音嘶哑。肺尖部肿瘤（肺上沟瘤）侵犯颈 8 和胸 1 神经、臂丛神经、交感神经节以及临近的肋骨，引起剧烈肩臂疼痛、感觉异常，一侧臂轻瘫或无力、肌肉萎缩，即所谓 Pancoast 综合征。

（二）转移

1. 直接扩散

靠近肺外围的肿瘤可侵犯脏层胸膜，癌细胞脱落进入胸膜腔，形成种植性转移。中央型或靠近纵隔面的肿瘤可侵犯脏壁层胸膜、胸壁组织及纵隔器官。

2. 血行转移

癌细胞随肺静脉回流到左心后，可转移到体内任何部位，常见转移部位为肝、脑、肺、骨骼系统、肾上腺、胰等器官。

3. 淋巴转移

淋巴转移是肺癌最常见的转移途径。癌细胞经支气管和肺血管周围的淋巴管，先侵入临近的肺段或叶支气管周围淋巴结，然后到达肺门或隆突下淋巴结，再侵入纵隔和气管旁淋巴结，最后累及锁骨上或颈部淋巴结。

五、分型及分期

（一）肺癌的组织学分型

有以下两种基本类型：

1. 小细胞肺癌或燕麦细胞癌

占肺癌的30%。近20%的肺癌患者属于这种类型；小细胞肺癌癌细胞倍增时间短，进展快，常伴内分泌异常或类癌综合征；由于患者早期即发生血行转移且对放射治疗（简称放疗）和化学治疗（简称化疗）敏感，故小细胞肺癌的治疗应以全身化疗为主，联合放疗和手术为主要治疗手段。综合治疗系治疗小细胞肺癌成功的关键。

2. 非小细胞肺癌

约80%的肺癌患者属于这种类型。这种区分是相当重要的，因为对这两种类型的肺癌的治疗方案是截然不同的。小细胞肺癌患者主要用化学疗法治疗，外科治疗对这种类型肺癌患者并不起主要作用。另一方面，外科治疗主要适用于非小细胞肺癌患者。

1）鳞癌：占肺癌的45%。可分为高分化、中分化与低分化鳞癌。鳞癌多为中心型肺癌，瘤内常见大块坏死及空洞形成。

2）腺癌：占肺癌的10%以上。女性多于男性。3/4的腺癌为周围型。易发生转移及血性胸腔积液。

3）腺鳞癌：为一种具有鳞癌、腺癌两种成分的癌，其生物学行为与腺癌相似。

4）类癌：是一种内分泌系统肿瘤，常为中心型。嗜银细胞染色呈阳性。肿瘤可多发，属低度恶性，瘤体小，较少向外转移。

（二）分期

分期是定义恶性肿瘤扩散程度的方法。分期非常重要，这是因为恢复和治疗可能的概况取决于恶性肿瘤的分期。例如，某个期的恶性肿瘤可能最好手术治疗，而其他的最好采用化疗和放射联合治疗。小细胞和非小细胞肺癌的分期体系不一样。肺癌患者的治疗和预后（存活可能概况）在很大程度上取决于恶性肿瘤的分期和细胞类型。CT、MRI、骨髓活检、纵隔镜和血液学检查等可用于恶性肿瘤的分期。

1. TNM 分期

最常用于描述非小细胞肺癌生长和扩散的是 TNM 分期系统。在 TNM 分期中，结合了有关肿瘤、附近淋巴结和远处器官转移的信息，而分期用来指特定的 TNM 分组。分组分期使用数字 0 和罗马数字 Ⅰ ～ Ⅳ 来描述。

T 代表肿瘤（其大小以及在肺内和临近器官的扩散程度），N 代表淋巴结扩散，M 表示转移（扩散到远处器官）。

T 分期：T 分级根据肺癌的大小，在肺内的扩散和位置，扩散到临近组织的程度。

T_{is}：肿瘤只限于气道通路的内层细胞。没有扩散到其他的肺组织，这期肺癌通常也叫作原位癌。

T_1：肿瘤最大直径小于 3 cm，没有扩散到脏层胸膜（包裹着肺的膜），并且没有影响到主要支气管。

T_2：肿瘤具有以下一个或者多个特征。

1）大于 3 cm。

2）累及主要支气管，但距离隆突超过 2 cm。

3）已经扩散到脏层胸膜。

4）肿瘤部分阻塞了气道，但没有造成全肺萎陷或者肺炎。

T_3：肿瘤具有以下一个或者多个特征。

1）扩散到胸壁、膈肌，纵隔胸膜，或者壁层心包。

2）累及一侧主支气管，距隆突（气管分成左右主支气管的地方）少于 2 cm 但不包含隆突。

3）已经长入气道足以造成全肺萎陷或者全肺炎。

T_4：具有以下一个或者多个特征。

1）扩散到纵隔、心脏、气管、食管、脊柱或者隆突。

2）同一个肺叶里有两个或者两个以上独立的肿瘤结节。

3）有恶性胸腔积液（在围绕肺的液体里含有癌细胞）。

N 分期：取决于肿瘤侵犯了附近的哪些淋巴结。

N_0：没有扩散到淋巴结。

N_1：扩散的淋巴结仅限于肺内、肺门淋巴结。转移的淋巴结仅限于患肺同侧。

N_2：已经扩散到隆突淋巴结或者纵隔淋巴结。累及的淋巴结仅限于患肺同侧。

N_3：已经扩散到同侧或者对侧锁骨上淋巴结，和（或）扩散到患肺对侧肺门或者纵隔淋巴结。

M 分期：取决于肿瘤是否转移到远处组织或者器官。

M_0：没有远处扩散。

M_1：已经扩散到一个或者多个远处部位。远处部位包括其他肺叶、超出以上 N 分期里所提及的淋巴结、其他器官或者组织，比如肝、骨或者脑。

非小细胞肺癌的分期编组：一旦 T、N 和 M 分期明确了，这些信息结合后（分期编组）就能明确综合分期 0、Ⅰ、Ⅱ、Ⅲ或者Ⅳ期。分期比较低的患者生存前景比较良好。

2. TNM 分期

0 期：$T_{is}N_0M_0$。

Ⅰ$_A$ 期：$T_1N_0M_0$。

Ⅰ$_B$ 期：$T_2N_0M_0$。

Ⅱ$_A$ 期：$T_1N_1M_0$。

Ⅱ$_B$ 期：$T_2N_1M_0$；或 $T_3N_0M_0$。

Ⅲ$_A$ 期：$T_1N_2M_0$；或 $T_2N_2M_0$；或 $T_3N_1M_0$；或 $T_3N_2M_0$。

Ⅲ$_B$ 期：任何 T，N_3，M_0；或 T_4，任何 N，M_0。

Ⅳ期：任何 T，任何 N，M_1。

六、并发症

（一）呼吸道并发症

如痰液潴留、肺不张、肺炎、呼吸功能不全等。尤以年老体弱者、原有慢性支气管炎、肺气肿者发病率较高。因手术后伤口疼痛，患者不能做有效咳嗽，痰液留积造成气道阻塞、肺不张、呼吸功能不全。预防在于患者能充分了解和合作，积极做好手术前准备工作，手术后鼓励督促其做深呼吸及用力咳嗽以有效地排痰，必要时可行鼻导管吸痰或支气管镜吸痰。并发肺炎者应积极抗感染治疗，出现呼吸衰竭时，常需机械辅助呼吸。

（二）手术后血胸、脓胸及支气管胸膜瘘

其发病率很低。手术后血胸是一种后果严重的并发症，须紧急救治，必要时应及时再次剖胸止血。肺部手术时，支气管或肺内分泌物污染胸腔而至脓胸。此时除选择有效抗生素治疗外，及时而彻底的胸腔穿刺抽脓极为重要。效果欠佳者可考虑胸腔闭式引流。肺切除术后支气管残端癌存留、低白蛋白血症及手术操作不当等可致手术后支气管残端愈合不良或形成瘘管。近年来此类并发症的发生已大为减少。

（三）心血管系统并发症

年老体弱、手术中纵隔与肺门的牵拉刺激、低钾、低氧及大出血常成为其诱因。常见的心血管系统并发症有手术后低血压、心律失常、心包填塞、心力衰竭等。对于老年患者，手术前已有心脏疾患、心功能低下者手术指征应从严掌握。手术者注意操作轻柔。手术后保持呼吸道通畅及充分给氧，密切观察血压、脉搏变化，及时补充血容量。手术后输液速度应慢速、均衡，防止过快、过量诱发肺水肿。同时做心电监护，一旦发现异常，根据病情及时处理。老年患者常伴有隐性冠心病，手术创伤的多种刺激可促使其急性发作，但在临床医生严密监护和及时处理下是可以转危为安的。

七、辅助检查

(一) X 线检查

X 线检查为诊断肺癌最常用的手段，其阳性检出率可在90%以上。肺癌较早期的 X 线表现有：①孤立性球形阴影或不规则小片浸润；②透视下深吸气时单侧性通气差，纵隔轻度移向患侧；③呼气相时出现局限性肺气肿；④深呼吸时出现纵隔摆动；⑤如肺癌进展堵塞段或叶支气管，则堵塞部远端气体逐渐吸收出现节段不张，这种不张部位如并发感染则形成肺炎或肺脓肿。较晚期肺癌可见：肺野或肺门巨大肿物结节，无钙化，分叶状，密度一般均匀，边缘有毛刺、周边血管纹理扭曲，有时中心液化，出现厚壁、偏心、内壁凹凸不平的空洞。倍增时间短，当肿物堵塞叶或总支气管出现肺叶或全肺不张，胸膜受累时可见大量胸液，胸壁受侵时可见肋骨破坏。

(二) 生化检查

1. 痰脱落细胞学检查

简便易行，但阳性检出率在50% ～90%，且存在 1% ～2% 的假阳性。此方法适合于在高危人群中进行普查，以及肺内孤立影或是原因不明咯血的确诊。

2. 经皮肺穿刺细胞学检查

适应于外周型病变且由于种种原因不适于开胸病例，其他方法又未能确立组织学诊断。目前倾向与 CT 结合用细针，操作较安全，并发症较少。阳性率在恶性肿瘤中为 74% ～96%，良性肿瘤则较低，为 50% ～74%。并发症有气胸（20% ～35%，其中约 1/4 需处理），小量咯血（3%），发热（1.3%），空气栓塞（0.5%），针道种植（0.02%）。胸外科因具备胸腔镜检、开胸探查等手段，应用较少。

3. 胸腔穿刺细胞学检查

怀疑或确诊为肺癌的患者，可能会有胸腔积液或胸膜播散转移，胸腔穿刺抽取胸腔积液的细胞分析可明确分期，对于某些病例，还可提供诊断依据。对于伴有胸腔积液的肺癌来说，支气管肺腺癌有最高的检出率，其细胞学诊断的阳性率在 40% ～75%。如果穿刺获得的胸腔积液细胞学分析不能做出诊断，可考虑选择进一步的检查手段，如胸腔镜等。

4. 血清肿瘤标志

已发现很多种与肺癌有关的血清肿瘤标志，这些标志物可能提示致癌因素增强，或解读某些致癌源的程度。肺癌血清肿瘤标志物可能成为肿瘤分期和预后分析的有价值的指标，并可用于评价治疗效果。肿瘤标志物检测结果必须综合其他检查结果，不能单独用于诊断恶性肿瘤。

5. 单克隆抗体扫描

采用单克隆抗体普查、诊断和分期是目前的一个试验领域，用放射物质标记的抗癌胚抗原（CEA）单克隆抗体的免疫荧光影像已有报告，分别有73%的原发肿瘤和90%的继发肿瘤吸收放射性标记的抗体，抗体的吸收还受肿瘤大小和部位的影响。

（三）CT、MRI 等检查

1. CT 检查

在肺癌的诊断与分期方面，CT 检查是最有价值的无创检查手段。CT 检查可发现肿瘤所在的部位和累积范围，也可大致区分其良、恶性。以往认为钙化是良性病变的影像学特征，但在 <3 cm 的肺阴影中，7% 的恶性肿瘤也有钙化。CT 还可以清晰显示肺门、纵隔、胸壁和胸膜浸润，用于肺癌的分期。腹部 CT 对于观察腹内诸脏器如肝、肾、肾上腺等有无转移非常有帮助。

2. MRI

MRI 在肺癌的诊断和分期方面有一定价值，其优点在于可以在矢状和冠状平面显示纵隔的解剖，无须造影清晰地显示中心型肿瘤与周围脏器血管的关系，从而判断肿瘤是否侵犯了血管或压迫包绕血管，如超过周径的 1/2，切除有困难，如超过周径的 3/4 则不必手术检查。肿瘤外侵及软组织时 MRI 也能清晰显示，对肺上沟瘤的评估最有价值。在检查肺门和纵隔淋巴结方面，MRI 与 CT 相似，可清晰显示肿大的淋巴结，但特异性较差。

3. 支气管镜检查

阳性检出率为 60%～80%，一般可观察到 4～5 级支气管的改变，如肿物、狭窄、溃疡等，并进行涂刷细胞学、咬取活检、局部灌洗等。这种检查一般比较安全，也有报道 9%～29% 活检后并发出血。遇见疑似类癌并直观血运丰富的肿瘤应谨慎从事，最好避免活检创伤。

4. 发射型计算机断层显像

发射型计算机断层显像（ECT）检查比普通 X 线检查提早 3～6 个月发现病灶，可以较早地发现骨转移灶。如病变已达中期骨病灶部脱钙在其含量的 30% 以上，X 线片与骨显像都有阳性发现，如病灶部成骨反应静止，代谢不活跃，则骨显像为阴性 X 线片为阳性，二者互补，可以提高诊断率。

5. 纵隔镜检查

当 CT 可见气管前、旁及隆突下淋巴结肿大时应全身麻醉（简称全麻）下行纵隔镜检查。在胸骨上窝部做横切口，钝性分离颈前软组织到达气管前间隙，钝性游离出气管前通道，置入观察镜缓慢通过无名动脉的后方，观察气管旁、气管支气管角及隆突下等部位的肿大淋巴结，用特制活检钳解剖剥离取得活组织。临床资料显示总的阳性率 39%，死亡率约占 0.04%，1.2% 发生并发症如气胸、喉返神经麻痹、出血、发热等。

6. 全身正电子发射型计算机断层显像检查

全身正电子发射型计算机断层显像（PET）可以发现意料不到的胸外转移灶，能够使术前定期更为精确。胸外转移病例中无假阳性率，但是在纵隔内肉芽肿或其他炎性淋巴结病变中 PET 检查有假阳性发现需经细胞学或活检证实。

八、诊断与鉴别诊断

（一）诊断

原发性支气管肺癌的诊断依据包括：症状、体征、影像学表现以及痰癌细胞检查。

（二）鉴别诊断

1. 肺结核病

1）肺结核球：易与周围型肺癌混淆。肺结核球多见于青年患者。病变常位于上叶尖、后段或下叶背段，一般增长不明显，病程较长，在 X 线片上块影密度不均匀，可见到稀疏透光区，常有钙化点，边缘光滑，分界清楚，肺内常另有散在性结核病灶。

2）粟粒性肺结核：X 线征象与弥散型细支气管肺泡癌相似。粟粒性肺结核常见于青年，发热、盗汗等全身毒性症状明显，抗结核药物治疗可改善症状，病灶逐渐吸收。

3）肺门淋巴结结核：在 X 线片上的肺门块影可能误诊为中央型肺癌。肺门淋巴结结核多见于青幼年，常有结核感染症状，很少有咯血，结核菌素试验常为阳性，抗结核药物治疗效果好。

值得提出的是少数患者肺癌可以与肺结核合并存在，由于临床上无特殊表现，X 线征象又易被忽视，临床医生常易满足于肺结核的诊断而忽略同时存在的癌肿病变，以致往往延误肺癌的早期诊断。因此，对于中年以上的肺结核患者，在肺结核病灶部位或其他肺野内呈现块状阴影，经抗结核药物治疗肺部病灶未见好转、块影反而增大或伴有肺段或肺叶不张、一侧肺门阴影增宽等情况时，都应引起结核与肺癌并存的高度怀疑，必须进一步做痰细胞学检查和支气管镜检查等。

2. 肺部炎症

1）支气管肺炎：早期肺癌产生的阻塞性肺炎易被误诊为支气管肺炎。支气管肺炎一般起病较急，发热、寒战等感染症状比较明显，经抗菌药物治疗后症状迅速消失，肺部病变也较快吸收。如炎症吸收缓慢或反复出现，应进一步深入检查。

2）肺脓肿：肺癌中央部分坏死液化形成癌性空洞时，X 线征象易与肺脓肿混淆。肺脓肿病例常有吸入性肺炎病史。急性期有明显的感染症状，痰量多，呈脓性，有臭味。X 线片上空洞壁较薄，内壁光滑，有液平面，脓肿周围的肺组织或胸膜常有炎性病变。支气管造影时造影剂多可进入空洞，并常伴有支气管扩张。

3. 其他胸部肿瘤

1）肺部良性肿瘤：肺部良性肿瘤有时须与周围型肺癌相鉴别。肺部良性肿瘤一般不呈现临床症状，生长缓慢，病程长。在 X 线片上显示接近圆形的块影，可有钙化点，轮廓整齐，边界清楚，多无分叶状。

2）肺部孤立性转移癌：肺部孤立性转移癌很难与原发性周围型肺癌相区别。鉴别诊断主要依靠详细病史和原发癌肿的症状和体征。肺转移性癌一般较少呈现呼吸道症状和痰血，痰细胞学检查不易找到癌细胞。

3）纵隔肿瘤：中央型肺癌有时可能与纵隔肿瘤混淆。诊断性人工气胸有助于明确肿瘤所在的部位。纵隔肿瘤较少出现咯血，痰细胞学检查未能找到癌细胞。支气管镜检查和支气管造影有助于鉴别诊断。纵隔淋巴瘤较多见于年轻患者，常为双侧性病变，可有发热等全身症状。

九、治疗

（一）化疗

化疗对小细胞肺癌的疗效无论早期或晚期较肯定，甚至有根治的少数报告；对非小细胞肺癌也有一定疗效，但仅为姑息，作用有待进一步提高。近年化疗在肺癌中的作用已不再限于不能手术的晚期肺癌患者，而常作为全身治疗列入肺癌的综合治疗方案。化疗会抑制骨髓造血系统，主要是白细胞和血小板的下降，联合中医中药及免疫治疗效果佳。

1. 小细胞肺癌的化疗

由于小细胞肺癌所具有的生物学特点，目前公认除少数充分证据表明无胸内淋巴结转移者外，应首选化疗。

1）适应证

（1）经病理或细胞学确诊的小细胞肺癌患者。

（2）KS 记分在 50 分以上者。

（3）预期生存时间在 1 个月以上者。

（4）年龄 70 岁者。

2）禁忌证

（1）年老体衰或恶病质者。

（2）心、肝、肾功能严重障碍者。

（3）骨髓功能不佳：白细胞在 3×10^9/L 以下，血小板在 80×10^9/L（直接计数）以下者。

（4）有并发症和感染发热出血倾向等。

2. 非小细胞肺癌的化疗

对非小细胞肺癌虽然有效药物不少，但有效率低且很少能达到完全缓解。

1）适应证

（1）经病理学或细胞学证实为鳞癌、腺癌或大细胞癌但不能手术的Ⅲ期患者，及术后复发转移者或其他原因不宜手术的Ⅲ期患者。

（2）经手术探查、病理检查有以下情况者：①有残留灶；②胸内有淋巴结转移；③淋巴管或血栓中有癌栓；④低分化癌。

（3）有胸腔或心包积液者需采用局部化疗。

2）禁忌证

同小细胞癌。

（二）放疗

1. 治疗原则

放疗对小细胞癌最佳，鳞癌次之，腺癌最差。但小细胞癌容易发生转移，故多采用大面积不规则照射，照射区应包括原发灶、纵隔双侧锁骨上区甚至肝脑等部位，同时要辅以药物治疗。鳞癌对射线有中等度的敏感性，病变以局部侵犯为主，转移相对较慢，故多用根治治疗。腺癌对射线敏感性差，且容易血行转移，故较少采用单纯放疗。

2. 并发症

放疗并发症较多，甚至引起部分功能丧失；对于晚期肿瘤患者，放疗效果并不完好。同时患者体质较差，年龄偏大不适合放疗。

3. 放疗的适应证

根据治疗的目的分为根治治疗、姑息治疗、术前放疗、术后放疗及腔内放疗等。

4. 根治治疗

1）有手术禁忌或拒做手术的早期病例，或病变范围局限在 150 cm 的Ⅲ病例。

2）心、肺、肝、肾功能基本正常，白细胞大于 $3 \times 10^9/L$，血红蛋白大于 100 g/L者。

3）事前要周密地制订计划，严格执行，不要轻易变动治疗计划，即使有放射反应亦应以根治肿瘤为目标。

5. 姑息治疗

其目的差异甚大。有接近根治治疗的姑息治疗，以减轻患者痛苦、延长生命、提高生活质量；亦有仅为减轻晚期患者症状，甚至引起安慰作用的减症治疗，如疼痛、瘫痪、昏迷、气急及出血。姑息治疗的照射次数可自数次至数十次，应根据具体情况和设备条件等而定。但必须以不增加患者的痛苦为原则，治疗中遇有较大的放射反应或 KS 分值下降时，可酌情修改治疗方案。

（三）手术治疗

肺癌的治疗方法中除Ⅲ及Ⅳ期外应以手术治疗或争取手术治疗为主，依据不同期别和病理组织类型酌加放疗、化疗和免疫治疗的综合治疗。关于肺癌手术术后的生存期，国内有报道 3 年生存率为 40% ~ 60%；5 年生存率为 22% ~ 44%；手术死亡率在 3% 以下。

1. 手术指征

具有下列条件者一般可做外科手术治疗：

1）无远处转移者，包括实质脏器如肝、脑、肾上腺、骨骼、胸腔外淋巴结等。

2）癌组织未向胸内临近脏器或组织侵犯扩散者，如主动脉、上腔静脉、食管和癌性胸液等。

3）无严重心肺功能低下或近期内心绞痛发作者。

4）无重症肝肾疾患及严重糖尿病者。

具有以下条件者一般应该慎做手术或需做进一步检查治疗：

1）年迈体衰心肺功能欠佳者。

2）小细胞肺癌除Ⅰ期外宜先行化疗或放疗，而后再确定能否手术治疗。

3）X线所见除原发灶外，纵隔亦有几处可疑转移者。

目前，学术界对于肺癌外科手术治疗的指征有所放宽，对于一些侵犯到胸内大血管以及远处孤立转移的患者，只要身体条件许可，有学者也认为可以手术，并进行了相关的探索和研究。

2. 剖胸探查术指征

凡无手术禁忌，明确诊断为肺癌或高度怀疑为肺癌者可根据具体情况选择术式，若术中发现病变已超出可切除的范围但原发癌仍可切除者宜切除原发灶，这称为减量手术，但原则上不做全肺切除以便术后辅助其他治疗。

3. 肺癌术式的选择

Ⅰ、Ⅱ和Ⅲ期的肺癌病例，凡无手术禁忌证者皆可采用手术治疗。手术切除的原则为：彻底切除原发灶和胸腔内有可能转移的淋巴结，且尽可能保留正常的肺组织，全肺切除术宜慎重。

1）局部切除术：是指楔形癌块切除和肺段切除，即对于体积很小的原发癌、年老体弱、肺功能差或癌分化好恶性度较低者等均可考虑做肺局部切除术。

2）肺叶切除术：对于孤立性周围型肺癌、局限于一个肺叶内无明显淋巴结肿大可行肺叶切除术。若癌肿累及两叶或中间支气管可行上中叶或下中叶两叶肺切除。

3）袖状肺叶切除：这种术式多应用于右肺上中叶肺癌，如癌肿位于叶支气管且累及叶支气管开口者可行袖状肺叶切除。

4）全肺切除：凡病变广泛用上述方法不能切除病灶时可慎重考虑行全肺切除。

5）隆突切除和重建术：癌肿超过主支气管累及隆突或气管侧壁但未超过2 cm时：可行隆突切除重建术或袖式全肺切除；若还可保留一叶肺时，则力争保留。术式可根据当时情况而定。

4. 再发或复发性肺癌的外科治疗

手术固然能切除癌肿，但还有残癌或区域淋巴结转移或血管中癌栓存在等，复发转移概率非常高。

1）多原发性肺癌的处理：凡诊断为多原发性肺癌者其处理原则按第二个原发灶处理。

2）复发性肺癌的处理：所谓复发性肺癌是指原手术瘢痕范围内发生的癌灶或是与原发灶相关的胸内癌灶复发，称为复发性肺癌。其处理原则应根据患者的心肺功能和能否切除来决定手术范围。

（四）中医治疗

肺癌按中医来分，类型很多，不同的类型有相应的治疗方法和药方。

1. 气血瘀滞

咳嗽不畅，胸闷气憋，胸痛有定处，如锥如刺，或痰血暗红，口唇紫暗，舌质暗或有瘀斑，苔薄，脉细弦或细涩。

治法：活血散瘀，行气化滞。

方药：桃红四物汤加味。

本方用四物汤调血行瘀，合桃仁、红花、丹皮、香附、延胡索等通络活血，行气止痛。若反复咯血。血色暗红者，加蒲黄、藕节、仙鹤草、三七、茜草根祛瘀止血；瘀滞化热，暗伤气津见舌燥者，加沙参、天花粉、生地黄、玄参、知母等清热养阴生津；食少、乏力、气短者，加黄芪、党参、白术益气健脾。

2. 痰湿蕴肺

咳嗽，咯痰，气憋，痰质稠黏，痰白或黄白相兼，胸闷胸痛，纳呆便溏，神疲乏力，舌质暗，苔白黄腻或黄厚腻，脉弦滑。

治法：行气祛痰，健脾燥湿。

方药：二陈汤合栝蒌薤白半夏汤。

二陈汤理气燥湿化痰，合瓜蒌薤白半夏汤以助行气祛痰，宽胸散结之功。若见胸腔胀闷、喘咳较甚者，可加用葶苈大枣泻肺汤以泻肺行水；痰郁化热，痰黄稠黏难出者，加海蛤壳、鱼腥草、金荞麦根、黄芩清化痰热；胸痛甚，且瘀象明显者，加郁金、川芎、延胡索行瘀止痛；神疲纳呆者，加西党参、白术、鸡内金健脾助运。

3. 阴虚毒热

咳嗽无痰或少痰，或痰中带血，甚则咯血不止，胸痛，心烦寐差，低热盗汗，或热势壮盛，久稽不退，口渴，大便干结，舌质红，舌苔薄黄，脉细数或数大。

治法：养阴清热，解毒散结。

方药：沙参麦冬汤合五味消毒饮。

方中用沙参、王竹、麦冬、甘草、桑叶、天花粉、生扁豆养阴清热；银花、野菊花、蒲公英、紫花地丁、紫背天葵清热解毒散结。若见咯血不止者，可选加生地黄、白茅根、仙鹤草、茜根、参三七凉血止血；大便干结者加瓜蒌、桃仁润燥通便；低热盗汗者，加地骨皮、白薇、五味子育阴清热敛汗。

4. 气阴两虚

咳嗽痰少，或痰稀而粘，咳声低弱，气短端促，神疲乏力，面色白，形瘦恶风，自汗或盗汗，口干少饮，舌质红或淡，脉细弱。

治法：益气养阴。

方药：生脉饮。

本方用党参补肺气，麦冬养阴生津，五味子敛补肺津，三药合用，奏益气养阴生津之功。

十、护理措施

（一）一般护理

1. 压疮预防

肺癌晚期患者营养状况一般较差，有时合并全身水肿，极易产生压疮，且迅速扩展，难以治愈，预防压疮发生尤为重要。减轻局部压力，按时更换体位，身体易受压部位用气圈、软枕等垫起，避免长期受压。保持皮肤清洁，尤其对于大小便失禁的患者，保持床铺清洁、平整，对已破溃皮肤应用烤灯照射，保持局部干燥。

2. 缓解症状

发热为肺癌的主要症状之一，应嘱患者注意保暖，预防感冒，以免发生肺炎；对于刺激性咳嗽，可给予镇咳剂；夜间患者持续性咳嗽时，可饮热水，以减轻咽喉部的刺激；如有咯血应给止血药，大量咯血时，立即通知医生，同时使患者头偏向一侧，及时清除口腔内积血防止窒息，并协助医生抢救。

（二）病情观察及护理

肺癌晚期患者常有肿瘤不同部位的转移，引起不同症状，应注意观察给予相应的护理。如肝、脑转移，可出现突然昏迷、抽搐、视物不清，护理人员应及时发现给予对症处理。骨转移者应加强肢体保护，腹部转移常发生肠梗阻，应注意观察患者有无腹胀、腹痛等症状，由于衰弱、乏力、活动减少等原因，患者常出现便秘，应及时给予开塞露或缓泻药通便。因营养不良、血浆蛋白低下均可出现水肿，应通过增加营养、抬高患肢等措施以减轻水肿。

（三）术后护理

肺癌手术后，要禁止患者吸烟，以免促进复发。有肺功能减退的，要指导患者逐步增加运动量。术后要经常注意患者恢复情况，若有复发，应立即到医院请医生会诊，决定是否行放疗或化疗。要经常注意患者有无发热、剧咳、痰血、气急、胸痛、头痛、视力改变、肝痛、骨痛、锁骨上淋巴结大、肝大等，发现上述症状，应及时去医院就诊。同时，患者应定期去医院做胸部 X 线检查，并留新鲜痰液查癌细胞。

（四）饮食护理

1）肺癌患者无吞咽困难时，应自由择食，在不影响治疗的情况下，应多吃一些含蛋白质、碳水化合物丰富的食品，提高膳食质量，为手术创造良好的条件。如果营养状况较差，很难耐受手术的创伤，术后愈合慢、易感染，对手术康复不利。

2）要求饮食含有人体必需的各种营养素。在足够热量供应时，可以补充蛋白质营养，促进肌肉蛋白的合成，在热量供应不足时，支链氨基酸也能提供更多的热量。要素膳的种类很多，应用时，要从低浓度开始，若口服应注意慢饮，由于要素膳为高渗液，引用过快易产生腹泻和呕吐。

3）术后饮食调配。术后根据病情来调配饮食。因为手术创伤会引起消化系统的功能障碍，所以在食物选择与进补时，不要急于求成。都要多吃新鲜蔬菜和水果，果蔬中含有丰富的维生素 C，是抑癌物质，能够阻断癌细胞的生成，另外大蒜也含有抗癌物质。养成良好的生活和饮食习惯，定期体检，及时诊断和治疗。

4）肺癌患者饮食宜用

（1）宜多食具有增强机体免疫、抗肺癌作用的食物，如薏苡仁、甜杏仁、菱、牡蛎、海蜇、黄鱼、海龟、蟹、鲨、蚶、海参、茯苓、山药、大枣、乌梢蛇、四季豆、香菇、核桃、甲鱼。

（2）咳嗽多痰宜吃白果、萝卜、芥菜、杏仁、橘皮、枇杷、橄榄、橘饼、海蜇、荸荠、海带、紫菜、冬瓜、丝瓜、芝麻、无花果、松子、核桃、淡菜、罗汉果、桃、橙、柚等。

（3）发热宜吃黄瓜、冬瓜、苦瓜、莴苣、茄子、发菜、百合、苋菜、荠菜、蕹菜、石花菜、马齿苋、梅、西瓜、菠萝、梨、柿、橘、柠檬、橄榄、桑葚子、荸荠、鸭、青鱼。

（4）咯血宜吃青梅、藕、甘蔗、梨、棉、海蜇、海参、莲子、菱、海带、荞麦、黑豆、豆腐、荠菜、茄子、牛奶、鲫鱼、龟、鲩鱼、乌贼、黄鱼、甲鱼、牡蛎、淡菜。

（5）宜吃减轻放疗、化疗不良反应的食物，如鹅血、蘑菇、鲨鱼、桂圆、黄鳝、核桃、甲鱼、乌龟、猕猴桃、莼菜、金针菜、大枣、葵花子、苹果、鲤鱼、绿豆、黄豆、赤豆、虾、蟹、银豆、泥鳅、鲩鱼、马哈鱼、绿茶、田螺。

5）肺癌患者饮食忌用

（1）忌烟、酒。

（2）忌辛辣刺激性食物：葱、蒜、韭菜、姜、花椒、辣椒、桂皮等。

（3）忌油煎、烧烤等热性食物。

（4）忌油腻、黏滞生痰的食物。

（五）心理护理

1. 心理疏导

晚期肺癌患者心理生理较脆弱，特别是刚刚确诊时，患者及家属难以接受，入院时护士应主动关心安慰患者，向其介绍病室环境，介绍主管医生、主管护士，消除患者的生疏感和紧张感，减轻患者对住院的惧怕心理，帮助患者结识病友，指导家属在精神上和生活上给予大力支持，及时把握患者的心理变化，采取各种形式做好患者心理疏导。

1）运用语言艺术安慰患者：护士对患者要真诚相待，交谈时要自然，时时表露出对患者的关心、同情，征求患者所需要的帮助，使患者对护士产生信任感，并能向护士倾诉内心变化。护士可通过与患者交谈及时捕捉信息，及时给予恰如其分的心理护理以消除患者的顾虑，稳定情绪，激发患者增长治疗的信心，使其主动乐观地与医护合作。

2）建立良好的护患关系：建立良好的护患关系是采取及时有效的心理疏导的前提，因此护士应经常与患者进行沟通。通过聊天的方式拉进与患者之间的距离，耐心听取患者的陈诉，并运用所学知识适当的解释病情，通过谈话去体会隐藏在患者语言中的感情和情绪变化，及时采取有效的心理护理。

2. 满足患者需求心理

晚期恶性肿瘤患者有很多需求受到限制，进而影响到情绪和行为，因此必须要认真观察患者的需求，满足患者的各种需要。

1）生存的需求：求生是恶性肿瘤患者最强烈的需要，他们渴望继续感受生命的价值，需要人们的理解和支持。因此要与患者和家属建立良好的护患关系，鼓励家属和亲友对患者体贴和照顾，经常看望患者，使患者感到暖和。作为医护人员，无论是科室主任和护士长，也要经常看望患者，给患者以鼓励，使患者感到在医院这个大家庭里处处有温馨和关爱，使他坚定战胜疾病的信心，积极主动地配合治疗。

2）生理的需求：晚期肺癌患者，最大的特点是呼吸困难，憋喘加重，导致患者生活质量低下。很多患者出现烦躁、易怒、悲观失望、失眠，甚至出现自杀倾向，护士应及时了解患者思想动态变化，及时发现问题，并给予相应的处理。

十一、防控

肺癌是可以预防的，也是可以控制的。已有的研究表明：西方发到国家通过控烟和保护环境后，近年来肺癌的发病率和死亡率已明显下降。肺癌的预防可分为三级预防，一级预防是病因干预；二级预防是肺癌的筛查和早期诊断，达到肺癌的早诊早治；三级预防为康复预防。

（一）禁止和控制吸烟

国外的研究已经证明戒烟能明显降低肺癌的发生率，且戒烟越早，肺癌发病率降低越明显。因此，戒烟是预防肺癌最有效的途径。

（二）保护环境

已有的研究证明：大气污染、沉降指数、烟雾指数、苯并芘等暴露剂量与肺癌的发生率成正相关关系，保护环境、减少大气污染是降低肺癌发病率的重要措施。

（三）职业因素的预防

许多职业致癌物质增加肺癌发病率已经得到公认，减少职业致癌物质的暴露就能降低肺癌发病率。

（四）科学饮食

增加食物中蔬菜、水果的摄入量，多食富含胡萝卜素、维生素 C、维生素 E、叶酸、微量元素硒等食品，可以降低肺癌的发病率。同时，规律的生活、愉快的心情、劳逸结合的生活环境、持之以恒地锻炼身体，都能增加防病抗病的能力。中年以上市民应定期检查身体，当出现刺激性干咳、痰中带血丝等症状时，应及时到医院检查，如家中有人曾患肺癌，其他成员应引起注意，须定期检查。

十二、预后

影响肺癌预后的因素很多，但往往相互关联，构成较复杂的病情变化。大致包括以下三方面：肿瘤的生物学特性，肿瘤患者的免疫功能，肿瘤的治疗学方面。

1. 肿瘤的生物学特征

肿瘤的生物学特征指肿瘤的组织学类型，肿瘤的外侵和转移以及肿瘤本身生长速度、部位、大小及空洞形成等。其中组织学类型包括鳞癌、腺癌和小细胞肺癌。一般认为非小细胞肺癌中鳞癌的预后较好，腺癌次之；小细胞肺癌预后较差，近年来，采用多学科综合治疗后，小细胞肺癌的预后有了很大的改善。肿瘤的外侵和转移是影响预后的最主要因素，这已成为公认的事实，但这与组织类型有密切关系。组织类型中，预后较差者实际上也是外侵和转移最快最多的一型，有外侵和转移者预后最劣。因此说，早期发现、早期诊断、早期治疗是改善预后的重要因素；肿瘤的生长速度、部位、大小及空洞形成是指生长在同一组织类型的肺癌，如生长速度快、倍增时间短（肿瘤增长1倍所用的时间）、癌肿位于大气管、体积大、有空洞形成等均提示预后较差。而临床中也见到不少体积较小的肿瘤，却很早出现转移和外侵；也有肿瘤体积较大（最大直径在8 cm左右）而生存时间在5年以上。当然，这些都是无外侵和转移的病例。因此，在制订治疗计划时不能孤立地、片面地偏重于一点，而需要结合各种因素进行综合分析，从而找到一种有效的、科学的治疗方法。

2. 肿瘤患者的免疫功能情况

肿瘤患者的免疫功能情况包括机体全身的免疫状态和局部癌灶周围组织的反应。人体的免疫系统由中枢（骨髓和胸腺）与周围（脾脏和淋巴结）免疫器官以及各种免疫活性细胞和相应的细胞因子所组成，在神经体液及内分泌的相对平衡调节下发挥作用。免疫功能低下是恶性肿瘤复发、转移的关键因素；思想和情绪的抑制常易促发肿瘤的发生发展。精神因素对肿瘤的影响是肯定的，对于肿瘤患者，适当的营养、规律的生活（活动、休息）以及战胜疾病的乐观精神，是调整和刺激免疫功能、改善预后的重要因素。并且为肿瘤的综合治疗创造了良好的条件。因此，免疫治疗对改善预后起了很大的作用；局部癌灶周围组织的反应是指癌灶周围的巨噬细胞、淋巴细胞、浆细胞对组织浸润反应的程度，病理免疫学研究标明，癌灶周围组织反应的程度反映了患者的免疫状态，从而影响了预后。

3. 肿瘤治疗学方面的因素

肿瘤患者的预后除了与它的生物学因素、免疫功能状态有关外，还与肿瘤治疗学方面的因素有着极其密切的关系。肿瘤患者能否被早期发现，能否起到及时有效的治疗，直接影响着患者的预后。比如，隐性肺癌患者经过早期治疗可获痊愈。肿瘤治疗学方面的因素主要是指手术切除的方法和多学科综合治疗方法的合理选择。手术中能彻底消除肺癌病灶及引流淋巴结是影响预后的关键之一，能否彻底清扫区域淋巴结在肺癌预后方面有其重要意义。此外，手术中轻柔的探查和避免过多牵拉、翻动和挤压癌变组织，可减少余肺及对侧肺组织的种植性扩散，从而减少了肿瘤复发的可能。其次，在多学科综合治疗方法的选择上，力求做到科学、合理和有效的多学科治疗，即根据肿瘤的组织类型和病期（肿瘤发展的程度）来选择不同的治疗方法，进行全面的、合理的综合治疗，是改善预后的最佳途径。

（苏琳）

第五章 心血管系统疾病

第一节　冠状动脉粥样硬化性心脏病

冠状动脉粥样硬化性心脏病指冠状动脉（简称冠脉）发生粥样硬化使血管腔狭窄或阻塞，或（和）因冠脉功能性改变（痉挛）导致心肌缺血、缺氧或坏死而引起的心脏病，统称为冠状动脉性心脏病，简称冠心病，亦称缺血性心脏病。冠心病的范围可能更广泛，还包括炎症、栓塞等导致管腔狭窄或闭塞。WHO 将冠心病分为 5 大类：无症状心肌缺血（隐匿性冠心病）、心绞痛、心肌梗死、缺血性心力衰竭（缺血性心脏病）、猝死。临床中常常分为稳定性冠心病和急性冠脉综合征。本病出现症状或致残、致死后果多发生在 40 岁以后，男性发病早于女性。

一、流行病学

（一）流行趋势

国内外各国冠心病发病率不同，甚至同一国家不同地区、不同种族其发病率也存在很大差异。我国冠心病发病率低于国际水平，冠心病的发病率有显著地区差异，北方高于南方。冠心病的发病与季节有关，多在寒冷季节及季节变换时发生。近年来，我国冠心病的发病率有逐年增高趋势，而且年轻人冠心病发病率亦有增高趋势。

（二）高危人群

1）45 岁以上的男性，55 岁以上或者绝经后的女性。
2）父/兄在 55 岁以前，母亲/姐妹在 65 岁前死于心脏病。
3）低密度脂蛋白胆固醇（LDL－C）过高，高密度脂蛋白胆固醇（HDL－C）过低的和伴有高血压、糖尿病、吸烟、超重、肥胖、痛风、不运动等情况的人群。

二、病因

冠心病进行的大量流行病学研究表明，以下因素与冠心病发病密切相关，这些因素被称为冠心病易患因素，也称为危险因素。

（一）年龄

本病多见于 40 岁以上的人。动脉粥样硬化的发生可始于儿童，而冠心病的发病率随年龄增加而增加。

（二）性别

男性较多见，男女发病率的比例约为 2:1。因为雌激素有抗动脉粥样硬化的作用，故女性在绝经期后发病率迅速增加。

（三）家族史

有冠心病、糖尿病、高血压、高脂血症家族史者，冠心病的发病率增加。

（四）个体类型

A型性格者（争强好胜、竞争性强）有较高的冠心病患病率，精神过度紧张者也易患病。可能与体内儿茶酚胺类物质浓度长期过高有关。

（五）吸烟

吸烟为冠心病的重要危险因素。吸烟者冠心病的患病率比不吸烟者高5倍，且与吸烟量成正比。吸烟者血中碳氧血红蛋白增高，烟中尼古丁收缩血管，以致动脉壁缺氧而造成动脉损伤。

（六）高血压

高血压为冠心病的重要危险因素。高血压患者患冠心病者是血压正常者的4倍，冠心病患者中60%~70%患有高血压，动脉压增高时的切应力和侧壁压力改变造成血管内膜损伤，同时血压升高促使血浆脂质渗入血管内膜细胞，因此引起血小板聚积和平滑肌细胞增生，从而发生动脉粥样硬化。

（七）高脂血症

高脂血症是冠心病的重要危险因素。高胆固醇血症（总胆固醇>6.76 mmol/L，LDL-C>4.42 mmol/L）者较正常者冠心病的危险性增加5倍。近年的研究表明，高甘油三酯血症也是冠心病的独立危险因素。高密度脂蛋白（HDL）对冠心病有保护作用，其值降低者易患冠心病，HDL-C与总胆固醇之比<0.15是冠脉粥样硬化有价值的预报指标。最近的研究发现血清α-脂蛋白［Lp（α）］浓度升高（>0.3 g/L）也是冠心病的独立危险因素。

（八）糖尿病

糖尿病是冠心病的重要危险因素。糖尿病患者发生冠心病的危险性比正常人高2倍；女性糖尿病患者发生冠心病的危险性比男性患者高3倍且易发生心力衰竭、脑卒中和死亡。高血糖时血中糖基化的LDL增高使经LDL受体途径的降解代谢受抑制，同时高血糖也使血管内膜受损，加之糖尿病常伴脂质代谢异常，故糖尿病者易患冠心病。

（九）肥胖和运动量过少

①标准体重（kg）=身高（cm）-105（或110）；②BMI=体重（kg）/身高的平方（m²）。超过标准体重20%或BMI≥28 kg/m²者称肥胖症。肥胖虽不如高血压、高脂血症、糖尿病那么重要，但肥胖可通过促进这三项因素的发生发展而间接影响冠心病。

运动能调节和改善血管内皮功能，促使已患冠心病患者其冠脉侧支循环的建立，运动量少易致肥胖，因此，应充分认识到治疗肥胖症的紧迫性和增加运动量的重要性。

（十）其他

1. 饮酒

长期大量饮高度数的白酒对心脏、血管、肝脏等脏器的功能有损伤作用，可导致酒精性心肌病、肝硬化、高血压的发生；因为饮酒可使 HDL 浓度增高。

2. 口服避孕药

长期口服避孕药可使血压升高、血脂增高、糖耐量异常，同时改变凝血机制增加血栓形成机会。

3. 饮食习惯

进食高热量高动物脂肪、高胆固醇、高糖饮食易患冠心病，其他还有微量元素的摄入量的改变等。

冠心病是冠状动脉粥样硬化性心脏病的简称，而动脉粥样硬化是动脉壁的细胞、细胞外基质血液成分（特别是单核细胞、血小板及 LDL）、局部血流动力学环境及遗传等多种复杂因素相互作用的结果，故应注意，有冠心病危险因素存在，并不等于就是冠心病。

三、发病机制

（一）动脉粥样硬化的发生机制

动脉粥样硬化可发生于弹力型动脉和大、中型肌型动脉（如冠脉和脑动脉）。动脉粥样硬化病变有以下特点：①局灶性病变常发生于动脉分叉处；②病变始于内皮细胞功能性的改变；③病变最重要的细胞为平滑肌细胞，平滑肌细胞由中膜迁移到内膜并增殖及合成较多的细胞外结缔组织；④单核细胞和（或）巨噬细胞在动脉粥样硬化病变形成和消退过程中也起着重要作用；⑤根据病变严重程度，病灶在细胞内外有不同脂质，其中主要为胆固醇。细胞内有大量脂质的称泡沫细胞，后者主要来自巨噬细胞，也可来自平滑肌细胞。

目前，已普遍认为动脉粥样硬化发生的机制是多种复杂因素相互作用的结果，其中"损伤反应假说"已为人们所公认，即动脉粥样硬化病变始于内皮细胞的损伤。这一假说可以归纳为以下过程：

1. 易损区内皮细胞的改变

与非易损区内皮细胞呈线状不同的是，易于形成动脉粥样硬化的区域内皮细胞呈圆石块状，单核细胞和巨噬细胞通过内皮易到达皮下间隙，从而始动脉粥样硬化的发生过程。

2. 同时存在脂蛋白水平增高时

同时存在脂蛋白水平增高时易产生泡沫细胞 LDL 和其他蛋白穿过内皮细胞进入内皮下间隙，在这里 LDL 被氧化成氧化 LDL（Ox – LDL），后者导致内皮细胞损伤同时还刺激内皮细胞和平滑肌细胞分泌调节单核细胞和巨噬细胞进入的趋化因子——单核细胞趋化因子（蛋白）（MCP-1），其是最为重要的趋化因子之一，它吸引血液中的单核细胞从内皮细胞转移到内皮下间隙，之后被活化成为巨噬细胞，吸收 Ox-LDL，变成富含胆固醇的泡沫细胞。

3. 脂纹形成

当单核细胞 LDL 继续进入，同时中膜平滑肌细胞为吸收脂蛋白也迁移至内膜下间隙时形成脂纹。此时脂纹上面的内皮细胞可能被其下面的泡沫细胞挤开，使内皮细胞变薄、变稀。

4. 过渡病变（动脉粥样硬化前期）

Ox-LDL 毒性作用引起泡沫细胞坏死，释放出大量脂类物质和溶酶体酶或因 Ox-LDL 量超过巨噬细胞摄取能力，这样均导致内皮下间隙出现富含胆固醇酯的脂质核心和胆固醇结晶。Ox-LDL 也可引起内皮细胞和平滑肌细胞的损伤和（或）死亡，内膜内层开始断裂内膜中的平滑肌细胞（包括中膜迁移至内膜者）增殖合成大量结缔组织，此时，动脉壁增厚但血管腔尚未受限制。

5. 成熟纤维斑块

成熟纤维斑块即为动脉粥样硬化此时血管内膜增厚，中膜变薄，外膜大量纤维化，血管变窄。增厚的内膜中数目较多的平滑肌细胞包埋在紧密的胶原基质和毛细血管中，形成一个纤维帽；斑块边缘可见脂质核心；纤维帽和脂质核心可有钙化。动脉粥样硬化病变形成后，依病变部位、大小、血管狭窄程度可出现相应的动脉粥样硬化表现，如主动脉粥样硬化、冠脉粥样硬化、脑动脉粥样硬化、肾动脉粥样硬化、肠系膜动脉粥样硬化、下肢动脉粥样硬化等。

（二）冠心病的发病机制

冠脉发生粥样硬化是否即发生冠心病，一定程度上取决于冠脉粥样硬化造成血管腔狭窄的程度。病理学上常按狭窄最严重部位的横断面，采用四级分类法：Ⅰ级，管腔狭窄面积≤25%；Ⅱ级，管腔狭窄面积为 26%～50%；Ⅲ级，为 51%～75%；Ⅳ级，为 76%～100%。一般Ⅰ～Ⅱ级粥样硬化并不引起明显的冠脉血流量的减少，除冠脉痉挛外对冠心病发病并无直接影响。因此，虽然有冠脉粥样硬化，但临床可无冠心病的表现，或虽有冠心病表现却并非冠心病所致。Ⅲ级以上狭窄者则与冠心病的发生有直接关系。

研究表明有无冠心病表现，除与冠脉狭窄程度有关外，更重要的取决于粥样斑块的稳定性。动脉发生粥样硬化时，特别在老年人和严重斑块处容易有大量钙盐沉着，而正常的动脉不会发生钙化；虽然钙化程度与动脉粥样硬化严重程度，特别是狭窄程度不成比例，但从血管超声中可观察到钙化斑块通常都是相对稳定的。问题是部分无钙化的斑块，或者当斑块发展为厚的钙化帽，与临近区内膜间的应力增加时，这些情形易造成冠脉粥样硬化斑块破裂、出血和随后血管腔内的血栓形成，导致急性冠脉综合征的发生，出现不稳定型心绞痛心肌梗死甚至猝死。病理可见斑块破裂常发生在钙化与非钙化动脉粥样硬化病变的交界处。

不引起症状的动脉粥样硬化病变可能在生命的很早期就已出现，但一旦病变斑块迅速扩大，则可导致急性冠脉疾病的发生，这在急性冠脉综合征的发生发展中起着重要作用。斑块扩大尤其在伴有冠心病危险因素（例如高胆固醇血症等）的人群中会更快，因此，积极控制冠心病危险因素是防治冠心病的重要措施。

在部分患者中，冠心病的发生是冠脉痉挛所致，不过，此种情况下大多同时伴有冠脉粥样硬化。造成冠脉痉挛的原因有以下几方面的因素：

1. 神经因素

冠脉有丰富的 α 受体，交感神经兴奋、运动、冷加压试验均可以诱发冠脉痉挛；其次，通过毒蕈碱受体使迷走神经兴奋也可诱发冠脉痉挛，遇此情形可用阿托品对抗。

2. 体液因素

1）PGI_2 与 TXA_2 的平衡也直接影响着冠脉的舒缩状态。PGI_2 由血管内皮细胞合成，有明显的扩血管作用，TXA_2 为血小板聚集时所释放，有强烈收缩血管作用，当 PGI_2 降低和（或）TXA_2 增高时，均可导致冠脉痉挛。

2）血小板聚集时释放的 5-羟色胺等缩血管物质，在冠脉收缩或痉挛的发生中也起一定作用。

3）血清钙、镁离子（Ca^{2+}、Mg^{2+}）的作用：Ca^{2+} 增多、氢离子（H^+）减少时，Ca^{2+} 更多地进入细胞内，增加冠脉张力而发生冠脉痉挛；过度换气、静脉滴注碱性药物造成血液碱中毒可诱发冠脉痉挛；镁缺乏也可引起冠脉收缩。

3. 粥样硬化的血管对各种缩血管物质的收缩反应明显亢进

此为胆固醇促进细胞外 Ca^{2+} 流向细胞内所致。此外，内皮损伤时除 PGI_2 合成减少、TXA_2 增多外，正常内皮细胞合成的内皮源性松弛因子下降，从而对抗腺苷二磷酸（ADP）、5-羟色胺、凝血酶等缩血管物质的收缩血管作用降低。最近的研究还观察到，乙酰胆碱使有正常内皮功能的冠脉松弛，而使有粥样硬化的血管发生收缩。

总之，冠脉痉挛的发生机制是多方面的，目前认为内皮损伤是冠脉痉挛的最重要的诱发因素。

（三）冠心病发病的病理生理基础

在冠脉粥样硬化病变的基础上，心肌供氧和耗氧量的失衡是引起心肌缺血缺氧，导致冠心病发生的病理生理基础。

1. 心肌耗氧量的决定因素

心肌自冠状循环中摄取可利用的氧占所需氧分的 75%，用于产生高能磷酸化合物，如腺苷三磷酸（ATP）。心肌耗氧量的多少主要由心肌张力、心肌收缩力和心率三个要素决定，其他三个次要因素是基础代谢、电激动和心肌纤维缩短。动脉收缩压、心率与射血时间的"三乘积"与左心室压力曲线收缩面积与心率，即张力与时间指数密切相关；但临床上常采用更为简单的方法，即动脉收缩压与心率的"二乘积"作为心肌氧耗量指标，例如观察劳累性心绞痛的阈值时常用该项指标。

2. 心肌供氧量的决定因素

心脏的肌肉即心肌，从其所构成的房室腔所容纳的血液中直接摄取的氧分量仅

25%左右，心肌所需的氧分主要靠冠脉的血流供给，因此冠脉血流量是影响心肌供氧最主要的因素。人在休息状态下，心肌从冠脉血液中摄取的氧分已接近最大值，当耗氧量增加时已难从冠脉血液中更多地摄取氧，只能依靠增加冠脉的血液量来提供。正常情况下冠脉循环储备量大，剧烈运动、缺氧时冠脉扩张，其血流量可增至休息时的 4 ~ 7 倍；而冠脉粥样硬化狭窄和堵塞则成为限制氧化血液传送至心肌的最主要原因。此外，心脏收缩与舒张的机械活动、心肌细胞的代谢、神经体液及多种血管活性物质均参与冠脉血流量的调节。

3. 心肌供氧和耗氧量的失衡

任何原因导致心肌供氧和（或）耗氧量超过机体代偿范围时，都将导致心肌氧的供耗失衡，从而导致心肌缺血的发生。其中以冠脉粥样硬化所致的冠心病心肌缺血最为常见。因此应注意，临床上所谓的"心肌缺血"虽以冠心病最常见，但并不等于冠心病；冠心病与缺血性心脏病为同义词。

4. 心肌缺血对心脏的影响

心肌缺血时，糖酵解成为 ATP 的主要来源。故此时心肌除乳酸量增加外，因能量不足而使得心脏的收缩和舒张功能受到影响。当心肌缺血较重（包括急性心肌梗死病灶周围急性严重缺血或冠脉再灌注后尚未发生坏死的心肌）且持续时间较长时，心肌发生可逆性损伤，随血供恢复，心肌结构、代谢和功能缓慢恢复，需要数小时、数天甚至数周，处于该种状态的心肌称为心肌顿抑。冠心病患者为适应血流量低于正常的状况，某些心肌可"自动"调低耗氧量，以保证心肌氧的供耗在新的水平达到平衡，心肌功能随血供恢复而恢复，像这种既不发生心肌梗死，又无缺血症状的存活心肌，称为心肌冬眠。一般认为，这是心肌的一种保护性机制，一旦供血改善则心肌功能可完全恢复。冠脉粥样硬化狭窄产生心肌缺血时，代谢产物等可刺激冠脉扩张，以增加血流量，这种"反应性充血反应"现象随狭窄程度增加而逐渐减弱，直至冠脉狭窄程度 >90%时完全消失。同时，慢性缺血可促使侧支循环的建立。这些代偿机制均有利于保持心肌氧的供耗平衡，患者在较长时间内可无心肌缺血的表现。只有当心肌耗氧量明显增加，冠脉血流量和侧支血流不足以维持这种平衡时，才出现心肌缺血的表现。在粥样硬化基础上，迅速发生的斑块破裂和（或）出血、痉挛及完全性或不完全性血栓性堵塞等急性病变，引起急性冠脉综合征，临床表现为不稳定型心绞痛、急性心肌梗死或猝死。

四、临床表现及分型

WHO 的分型标准。

1. 无症状性心肌缺血

无症状性心肌缺血也称隐匿性冠心病，包括症状不典型、无症状及有冠心病史但无症状者。人群中，无症状性冠心病的发生率不清。Framingham 研究中，约 1/4 心肌梗死者发病前无临床症状。虽然这些患者无症状，但静息或负荷试验时有心肌缺血的心电图改变，包括 ST 段压低、T 波低平或倒置等。病理学检查心肌无明显组织形态学改变。预后与症状性冠心病患者无明显区别，其预后取决于心肌缺血严重性及左心室功能受累程度。

2. 心绞痛

患者临床上有心肌缺血引起的发作性心前区疼痛。病理学检查心肌无组织形态改变。参照 WHO 的《缺血性心脏病的命名及诊断标准》，结合临床特征，将心绞痛分为下列几型：

1）劳累性心绞痛：常在运动、劳累、情绪激动或其他增加心肌耗氧量时发生心前区疼痛，而在休息或舌下含服硝酸甘油后迅速缓解。

（1）初发型劳累性心绞痛：亦称新近发生心绞痛，即在最近 1 个月内初次发生劳累性心绞痛；也包括有稳定型劳累性心绞痛者，已数月不发作心前区疼痛，现再次发作，时间未到 1 个月。

（2）稳定型劳累性心绞痛：反复发作劳累性心绞痛，且性质无明显变化，历时 1 ~ 3 个月。心绞痛的频率、程度、时限及诱发疼痛的劳累程度无明显变化，且对硝酸甘油有明显反应。

（3）恶化型劳累性心绞痛：亦称增剧型心绞痛，即原为稳定型劳累性心绞痛，在最近 3 个月内心绞痛程度和发作频率增加、疼痛时间延长及诱发因素经常变动，常在低心肌耗氧量时引起心绞痛，提示病情进行性恶化。

2）自发性心绞痛：心绞痛发作与心肌耗氧量增加无明显关系，疼痛程度较重和时间较长，且舌下含服硝酸甘油不易使其缓解。心电图常出现一过性 ST - T 波改变，但不伴血清酶变化。

（1）卧位型心绞痛：常在半夜熟睡时发生，可能因做梦、夜间血压波动或平卧位使静脉回流增加，引起心功能不全，致使冠脉灌注不足和心肌耗氧量增加。严重者可发展为心肌梗死或心性猝死。

（2）变异型心绞痛：通常在昼夜的某一固定时间自发的发作心前区疼痛，心绞痛程度重，发作时心电图示有关导联 ST 段抬高及相背导联 ST 段压低，常伴严重室性心律失常或房室传导阻滞。

（3）中间综合征：亦称冠脉功能不全心绞痛状态或梗死前心绞痛。患者常在休息或睡眠时自发的发作心绞痛，且疼痛严重，历时可长达 30 分钟及以上，但无心肌梗死的心电图和血清酶变化。

（4）梗死后心绞痛：为急性心肌梗死发生后 1 ~ 3 个月重新出现的自发性心绞痛。通常是梗死相关的冠脉发生再通（不完全阻塞）或侧支循环形成，致使不完全梗阻，尚存活但缺血的心肌导致心绞痛。也可由多支冠脉病变引起梗死后心绞痛。

初发型、恶化型和自发性心绞痛统称为不稳定型心绞痛。

3）混合性心绞痛：休息和劳累时均发生心绞痛，常由于冠脉一处或多处严重狭窄，使冠脉血流突然和短暂减少所致。后者可能是由一大段心外膜冠脉过度敏感、内膜下粥样硬化斑块处张力增加、血小板血栓暂时阻塞血管、血管收缩和阻塞合并存在和小血管处血管张力变化所致。

3. 心肌梗死

心肌梗死为冠心病的严重临床表现类型。其基本病因是在冠脉粥样硬化病变基础上发生斑块破裂、出血，血管痉挛，血小板黏附、聚集，凝血因子参与，导致血栓形成和血管腔阻塞，引起心肌缺血性坏死。临床表现有持久的心前区剧烈疼痛，伴有典型心电图和血清酶浓度序列改变。根据心电图表现，可将急性心肌梗死分成穿壁性心肌梗死、Q 波心肌梗死和内膜下心肌梗死、非穿壁性心肌梗死、无 Q 波心肌梗死。前者表现为异常、持久的病理性 Q 波或 QS 波以及 ST 段弓背向上抬高。后者表现为无病理性 Q 波但有 ST 段抬高或压低和 T 波倒置。有时心前区疼痛可很轻微甚至阙如，而以其他症状（如心力衰竭、休克、晕厥、心律失常等）为主要表现。

在急性心肌梗死恢复期，某些患者可呈现自发性胸痛，有时伴有心电图改变，如伴血清酶再度增高，则可能为急性心肌梗死扩展。如无新的血清酶变化，可能为梗死后综合征，也可能为自发性心绞痛。其他方面的诊断方法有助于建立确切诊断。心肌梗死急性期抬高的 ST 段迅速明显下降或恢复期病理性 Q 波自行消退，提示梗死有关冠脉再通，在心室功能受损较小。相反，急性心肌梗死 2 周后 ST 段抬高常示梗死区室壁活动严重异常或梗死区膨出、心室壁瘤形成。

4. 缺血性心脏病

本型冠心病是由于心肌坏死或长期供血不足，使纤维组织增生所致。其临床特点是心脏逐渐增大，发生心力衰竭和心律失常。必须指出，绝大多数缺血性心脏病患者有心肌梗死史和心绞痛症状，说明这些患者存在严重冠脉病变。仅极少数患者可无明显的心绞痛症状或心肌梗死史，对这些患者需冠脉造影确诊。

5. 猝死

猝死指自然发生、出乎意料的死亡。WHO 规定发病后 6 小时内死亡者为猝死，多数学者主张定为 1 小时，但也有人主张发病后 24 小时内死亡者也归于猝死之列。半数以上心性猝死是由冠心病所致。在动脉粥样硬化基础上，发生冠脉痉挛或冠脉循环阻塞，导致急性心肌缺血，造成局部心电不稳定和一过性严重心律失常（特别是心室颤动）。由于本型患者经及时抢救可以存活，故 WHO 认为将本型称为原发性心脏骤停冠心病为妥。

猝死好发于冬季，患者年龄一般不大，可在多种场合突然发病。半数患者生前无症状，大多数患者发病前无前驱症状，部分患者有心肌梗死的先兆症状。

五、并发症

主要有心律失常、心力衰竭、二尖瓣脱垂等并发症。

1. 心律失常

心律失常可以是缺血性心脏病的唯一症状。可以出现各种快速和缓慢性心律失常。但临床多见的冠心病心律失常主要有期前收缩（房性和室性）、心房扑动与心房颤动、非持续性室性心动过速及传导系统障碍导致的病态窦房结综合征、不同程度的房室传导阻滞和束支传导阻滞。

2. 心力衰竭

主要由冠脉粥样硬化狭窄造成的心肌血供长期不足、心肌组织发生营养障碍和萎缩产生散在的或弥散性心肌纤维化以及心室发生重构所致。患者大多有心肌梗死病史或心绞痛史，逐渐发生心力衰竭，大多先发生左心衰竭，继以右心衰竭，最终发生全心衰竭，出现相应的临床症状。

3. 二尖瓣脱垂

二尖瓣脱垂在冠心病中的发病率较高。主要由供应前外乳头肌或后内乳头肌的动脉狭窄后，产生前外或后内乳头肌供血不足及收缩无能引起。

六、辅助检查

（一）生化检查

1）心肌酶学检查：是急性心肌梗死的诊断和鉴别诊断的重要手段之一，临床上根据血清酶浓度的序列变化和特异性同工酶的升高等肯定性酶学改变便可明确诊断为急性心肌梗死。

2）血清高脂蛋白血症的表现（胆固醇、甘油三酯、LDL – C 增高）；血糖增高等。

3）心肌梗死时血清肌红蛋白、肌钙蛋白都可增高。

（二）X 线检查

胸部 X 线片可显示继发于心肌缺血和（或）心肌梗死的肺淤血、肺水肿和心脏左心室增大以及对病情判断和预后评估有重要意义，对某些机械并发症，如心室壁瘤、室间隔穿孔（破裂）以及乳头肌功能失调或断裂诊断也有一定的帮助。

（三）心电图检查

1. 心电图

反映心脏的电活动，在临床对冠心病出现的心律失常、心肌缺血、心肌梗死（病变的定位、范围、深度等）诊断有较高的敏感性和重要的诊断意义。

2. 动态心电图

由于动态心电图可连续 24 小时记录患者在日常生活中的心电图而不受体位的影响，因此它能够捕捉患者常规心电图不能记录到的短阵心律失常和一过性心肌缺血。对无症状性心肌缺血、心绞痛、心律失常的诊断及药物疗效评价具有重要作用。

3. 心电图运动试验

此试验是通过运动增加心脏的负荷，使心脏耗氧量增加。当运动达到一定负荷时，冠脉狭窄患者的心肌血流量不随运动量而增加，即出现心肌缺血，在心电图上出现相应的改变，对无症状性心肌缺血的诊断、急性心肌梗死的预后评价有意义。

4. 心脏药物负荷试验

某些药物如双嘧达莫、腺苷、多巴酚丁胺等可以增快心律，增加心肌的耗氧量或冠脉窃血诱发心肌缺血，引起心绞痛或心电图 ST 段改变。利用这些药物的特性，对疑有冠心病但因年老体弱或生理缺陷等不能做运动试验者进行药物负荷试验，提高诊断率。

5. 经食管心房调搏负荷试验

将电极导管置于食管近左房水平的位置用程控心脏刺激仪发放脉冲起搏心房，使心率加快，从而增加心脏的耗氧量，诱发心肌缺血。

6. 超声心动图

超声心动图是诊断冠心病不可缺少的手段，它以简便、无创、重复性好而广泛应用于临床诊断、术中观察、术后及药物治疗评价等方面。

7. 心血池显像

心血池显像可用于观察心室壁收缩和舒张的动态影像，对于确定室壁运动及心功能有重要参考价值。

（四）冠脉造影（含左室造影）

目前仍是诊断冠心病的金标准，冠心病患者选择手术和介入治疗适应证的可靠方法，使用按冠脉解剖构型的导管，经外周动脉将导管插入并送至冠脉开口，把造影剂直接注入左、右冠脉显示冠脉及其分支的解剖形态、病变部位和病变程度。

（五）MRI检查

MRI是无创的检查技术，对冠状狭窄（＞50%）和冠脉旁路移植术（CABG）桥血管阻塞的诊断、冠脉狭窄介入治疗适应证的选择、介入和手术治疗后的随访及其疗效的观察都有初步的和良好的价值。

（六）核素心肌灌注显像

核素心肌灌注显像是筛选冠脉造影最有价值的无创性手段。负荷心肌灌注显像阴性基本可排除冠脉病变。单纯心肌缺血在负荷心肌灌注显像图可见到沿冠脉分布的心肌节段有明显的放射性稀疏（减低）或缺损区，在静息显像图上，该局部有放射性填充，证明此心肌节段为缺血性改变，此类患者应行冠脉造影，明确冠脉狭窄的部位，确定治疗方案。此外，此检查方法对心肌梗死、心肌梗死合并心室壁瘤的诊断，以及评估存活心肌、评价血管重建术的疗效和冠心患者预后等也是一项重要的检查手段。

七、诊断与鉴别诊断

（一）诊断

冠心病的诊断主要靠临床表现、辅助检查。

1. 诊断要点

1）劳累或精神紧张时出现胸骨后或心前区闷痛，或紧缩样疼痛，并向左肩、左上臂放射，持续3~5分钟，休息后自行缓解者。

2）体力活动时出现胸闷、心悸、气短，休息时自行缓解者。

3）出现与运动有关的头痛、牙痛、腿痛等。

4）饱餐、寒冷或看惊险影片时出现胸痛、心悸者。

5）夜晚睡眠枕头低时，感到胸闷憋气，需要高枕卧位方感舒适者；熟睡或白天平卧时突然胸痛、心悸、呼吸困难，需立即坐起或站立方能缓解者。

6）性生活或用力排便时出现心慌、胸闷、气急或胸痛不适者。

7）听到噪声便引起心慌、胸闷者。

8）反复出现脉搏不齐、不明原因心跳过速或过缓者。

（二）鉴别诊断

冠心病的临床表现比较复杂，故需要鉴别的疾病较多。

1）心绞痛要与食管疾病（反流性食管炎、食管裂孔疝、弥散性食管痉挛），肺、纵隔疾病（肺栓塞、自发性气胸及纵隔气肿），以及胆绞痛、神经、肌肉和骨骼疾病等鉴别。

2）心肌梗死要与主动脉夹层、肺栓塞、急性心包炎、急腹症、食管破裂等疾病鉴别。

八、治疗

治疗主要是增加冠脉血供和减少心肌耗氧使心肌供氧量和耗氧量达到新的平衡，尽最大努力挽救缺血心肌，降低病死率。可选用钙通道阻滞剂、硝酸酯类药物等进行治疗，心率较快者可选用 β 受体阻滞剂，以缓释剂为好。可加用肠溶阿司匹林 100～325 mg/d，注意对冠心病危险因素的治疗，如降压治疗、调脂治疗、糖尿病的治疗、戒烟、禁酒等。还可选用极化液静脉滴注。合并心力衰竭及心律失常时需加用纠正心力衰竭及抗心律失常的治疗，必要时可行冠心病的介入治疗，严重者可考虑进行 CABG。

（一）冠心病的药物治疗

1. 硝酸酯类药物

其有扩张静脉、舒张动脉血管的作用，降低心脏的前、后负荷，减少心肌耗氧量；同时使心肌血液重分配有利于缺血区心肌的灌注。代表药为硝酸甘油、硝酸异山梨酯等。

2. β 受体阻滞剂

其可阻滞过多的儿茶酚胺兴奋 β 受体，从而减慢心率、减弱心肌收缩力及速度，降低血压，从而明显减少心肌耗氧量；此药还可增加缺血区血液供应，改善心肌代谢，抑制血小板功能等，故是各型心绞痛、心肌梗死等患者的常用药物。同时 β 受体阻滞剂是急性心肌梗死的二级预防药物，已证明 β 受体阻滞剂使梗死后存活者的心脏病病死率、猝死率与再梗死发生率均降低。

3. 钙通道阻滞剂

通过非竞争性地阻滞电压敏感的 L 型钙通道，使钙经细胞膜上的慢通道进入细胞内，即减少钙的内流抑制钙通过心肌和平滑肌膜，从而减少心肌耗氧量，提高心肌效率，减轻心室负荷，直接对缺血心肌起保护作用同时此药可增加缺血区心肌供血。抑制血小板聚集促进内源性 NO 的产生及释放等多种药理作用，是目前临床上治疗冠心病的重要药物。

4. 调脂药、抗凝和抗血小板药

调脂药、抗凝和抗血小板药从发病机制方面着手，达到减慢或减轻粥样硬化的发生和稳定斑块的作用，最终使心肌供氧量增加。

（二）冠心病的介入治疗

经皮冠脉腔内成形术（PTCA）即用经皮穿刺方法送入球囊导管，扩张狭窄冠脉的一种心导管治疗技术。

1. 作用机制

通过球囊在动脉粥样硬化狭窄节段的机械挤压使粥样硬化的血管内膜向外膜伸展，血管直径扩大，或粥样硬化斑块被撕裂沿血管腔延伸，在生理压力和血流冲击下，重新塑形生成新的平滑内腔，并在较长时间内保持血流通畅。

2. 适应证

1）早期适应证：稳定型心绞痛及单支血管病变，病变特征为孤立、近端、短（<10 mm）、向心性、不累及大分支、无钙化及不完全阻塞、左心室功能良好且具有指征的患者，PTCA 的成功率高于 95%，因并发症须急诊行 CABG 者少于 2%。

2）扩展适应证：近年来，随着技术经验的提高和导管、导丝的改进，PTCA 适应证在早期适应证的基础上已得到极大扩展。

（1）临床适应证：不稳定型心绞痛、CABG 后心绞痛、高龄患者（≥75 岁）、心绞痛、急性心肌梗死、左室功能明显受损［左心室射血分数（LVEF）<30%］。

（2）血管适应证：多支血管病变、CABG 后的血管桥（大隐静脉桥或内乳动脉桥）病变、CABG 后的冠脉本身病变被保护的左主干病变。

（3）病变适应证：病变位于血管远端或血管分叉处，长度 >10 mm，偏心性、不规则，有钙化、溃疡、血栓等。

3）适应证选择指南：ACC/AHA * 心血管操作技术小组和 PTCA 专家组将冠脉病变特征分为 A、B、C 三型，并提出冠脉病变特征与 PTCA 成功率和危险性的相互关系，作为 PTCA 适应证选择的指南。

（1）A 型病变：冠脉每处狭窄段长度 <10 mm，呈同心性狭窄，病变血管段弯曲度 <45°，管腔光滑，不完全阻塞，导丝和气囊导管易于通过，程度很轻或没有钙化，病变部分远离血管开口分叉处，无分支血管病变，血管内没有血栓。该型病变 PTCA 成功率 >85%，危险性低。

（2）B 型病变：冠脉呈管状狭窄，长度 10~20 mm，为偏心性狭窄，近端血管中等弯曲，中等成角（>45°，<90°），管腔不规则中度钙化，完全阻塞 <3 个月，狭窄位于血管开口部分，属分叉部位的病变，血管内有血栓存在。此型病变 PTCA 成功率为 60%~85%，具有中等危险性。

（3）C 型病变：冠脉呈弥散性、偏心性狭窄，长度 >20 mm，重度钙化，其近端血管过度扭曲，成角 >90°，完全阻塞 >3 个月。病变部分位于血管开口处，临近大血管分支保护有困难，血管内有血栓形成，或有血管桥纤维化。此型病变 PTCA 成功率 <60%，危险性高。

---

* ACC 指美国心脏病学会；AHA 指美国心脏协会。

3. 护理

1）持续心电监护 24～48 小时，严密观察心律失常、心肌缺血和心肌梗死征兆。

2）建立静脉通路，每隔半小时测血压 1 次，防止低血压发生。

3）观察穿刺部位渗血、血肿形成及足背动脉搏动情况。

4. 用药

1）肝素 1 000 U/h 持续静脉滴注 18～24 小时定时监测活化部分凝血活酶时间（APTT），并根据 APTT 来调整肝素用量，要求 APTT 延长 2～2.5 倍，持续 24～72 小时。

2）常规服用阿司匹林 300 mg/d，30 天后改为 50～100 mg/d 维持。

3）术后 6 周至 6 个月服用钙通道阻滞剂，以防止冠脉扩张处血管痉挛。

（三）外科治疗

冠心病的手术治疗主要包括 CABG，心脏移植及某些心肌梗死并发症（如心室壁瘤、心脏破裂和乳头肌功能不全等）的外科治疗。

近 20 多年来冠心病外科治疗进展迅速，CABG 的开展为广大缺血性心脏病患者带来了福音，它将移植血管绕过冠脉狭窄部位与其近端吻合，可以达到立即恢复和（或）增加缺血心肌的血流量，有效地降低心绞痛的发生率，缓解症状，改善心脏功能，提高生活质量。

1. 手术适应证

心绞痛经内科治疗不能缓解而影响工作和生活，经冠脉造影发现其主干或主要分支明显狭窄，以及心肌梗死后某些严重并发症均应视为手术适应证。

1）心绞痛：经内科治疗，心绞痛不能缓解应行冠脉造影，发现主干或主要分支 70% 以上狭窄，其远端通畅者视为 CABG 的适应证。左冠脉主干重度狭窄者容易猝死应行急诊手术。前降支、回旋支及右冠脉二者以上重要狭窄者，即使心绞痛不重也应视为 CABG 的适应证。

2）急性心肌梗死：急性心肌梗死后 6 小时内行 CABG 可以改善梗死区心肌血运，缩小坏死区的手术危险性已接近择期性手术。急性心肌梗死并发心源性休克，首先行药物治疗或主动脉内球囊反搏，增加冠脉灌注量，减少心肌坏死，争取时间进行冠脉造影，然后进行 CABG。

3）心肌梗死后心绞痛：心肌梗死后继续出现心绞痛说明又有新的心肌缺血区，应进行冠脉造影，若发现其主干或主要分支明显狭窄者，也是 CABG 的适应证。

4）充血性心力衰竭：过去认为心力衰竭是 CABG 的禁忌证，而目前认识到手术能改善心肌收缩力，但严重的心力衰竭患者死亡率高，故较轻的心力衰竭患者可行 CABG。

2. 手术禁忌证

冠心病患者有下列病症的不宜进行 CABG 治疗。

1）严重心肺功能不全者，如 LVEF 明显降低（<25%）或左心室舒张末压增高（>20 mmHg）。

2）冠脉弥散性病变或狭窄远端侧冠脉管径 <1.5 mm 者。

3）脑血管后遗症偏瘫，糖尿病，肥胖症和其他重要脏器严重病变者。

目前，随着技术的熟练及临床死亡率的降低手术适应证已有扩大的趋势，对于 30%～50%的狭窄也认为有手术指征，甚至对冠脉硬化症伴有血管痉挛引起的心绞痛也有手术治疗者，在选择病例上也放宽了尺度以便让更多的患者利用这种方法提高生活质量，恢复一定的工作能力。

（四）中医治疗

1. 辨证治疗

1）气虚血瘀

治法：益气活血止痛。

方药：人参养荣汤或心梗合剂。

人参养荣汤：党参、当归、白芍、地黄、茯苓、白术、黄芪、肉桂、五味子、远志、甘草。

心梗合剂：党参、黄芪、黄精、丹参、赤芍、郁金、陈皮。

方义分析：人参养荣汤由八珍汤加黄芪、肉桂、五味子、远志组成，以益气养血，活血化瘀。心梗合剂是中国中医科学院西苑医院研制的，方中以党参、黄芪、黄精补益心气，以帅血运行；丹参、赤芍活血化瘀；配以郁金、陈皮理气以活血。

加减：兼脾气虚者，可见腹胀便溏，食后胀满等症，上方加茯苓、白术等。兼肾气不足者，常见腰酸腿软，夜尿频，则可加用补骨脂、菟丝子、益智仁等。兼阴虚者，常见虚烦不眠，五心烦热，舌红少苔，或为苔中剥脱者，以生脉散全方，加丹皮、地骨皮。

2）胸阳痹阻型

治法：宣痹通阳，散寒化饮。

方药：轻者予栝蒌薤白半夏汤；重则用栝蒌薤白白酒汤，用薤白、栝蒌、半夏、丹参、赤芍、桂枝、白酒。

方义分析：轻者予栝蒌薤白半夏汤加味，方中薤白宣痹通阳；再配以栝蒌宽中利气，化痰散结；半夏燥湿化痰，宽中消痞。加丹参、赤芍、桂枝，以通阳活血。对阴寒极盛，阴寒凝滞，心痛彻背，背疼彻心，心痛频发，伴心悸气短，重则喘息不得卧者，用栝蒌薤白白酒汤。发作无休止，身寒肢冷者可予乌头赤石脂丸合苏合香丸。乌头赤石脂丸方中以附子峻补元阳，益火之源，以助心阳；干姜通心助阳。乌头辛散通经以止痛。苏合香丸通窍开闭，调和脏腑气血之瘀滞。目前临床常以冠心苏合丸代替苏合丸。

也可用中国中医科学院西苑医院研制的宽胸丸，药物有荜茇、细辛、檀香、冰片、良姜、元胡。疗效可达94.7%。

加减：兼肾阳虚，心悸头晕，腰酸腿软，夜尿多，脉迟者，加用补骨脂、仙茅、仙灵脾、巴戟天、肉苁蓉等。若肾阳虚水饮不化，外溢肌肤而见水肿者，真武汤合五苓散合方，以温阳利水；若水饮上泛心肺，而出现心动悸，喘咳不得卧，咳吐白色泡沫痰者，予乌头赤石脂丸合五苓散，加白果、苏梗、苏子、枣仁。若阳气虚衰，短气汗出如珠，面色苍白，精神疲惫，全身湿冷，四肢不温，脉微欲绝，应予参附汤或参附汤与右归饮合方（人参、附子、肉桂、山萸肉、枸杞、杜仲、熟地黄），以回阳救逆固脱。

3）气滞血瘀

治法：活血化瘀，通络止痛。

方药：血府逐瘀汤加减。用当归、赤芍、川芎、桃仁、红花、柴胡、枳壳。

方义分析：血府逐瘀汤加减。用当归、赤芍、川芎、桃仁、红花活血化瘀，因气行则血行，故配以柴胡、枳壳，二者一开一降，调整气机以利血行。

加减：若疼痛轻者，可予丹参饮。若疼甚者酌加降香、郁金、延胡索以活血理气止痛。若因肝郁化火者，可酌加丹皮、栀子。若为女性因肝失濡养而致肝失疏泻者，当以逍遥散加桃仁、红花、郁金等。

4）阴虚血阻

治法：育阴活血，通脉止痛。

方药：左归饮合通幽汤，用熟地黄、山萸肉、枸杞、茯苓、山药、甘草、生地黄、桃仁、红花、当归。

方义分析：生地黄、熟地黄滋养阴血。桃仁、红花活血化瘀，当归为养血活血之品。加枸杞、女贞子、旱莲草以滋补肝肾。丹参、赤芍、元胡活血止痛。加太子参以益气养阴，以便帅血运行。

加减：若心痛并且虚热甚为明显者，上方加丹皮、知母、鳖甲、地骨皮等药。若头晕目眩，耳鸣如蝉者，上方加夏枯草、龙骨、牡蛎等，兼心悸者加麦冬、五味子、柏子仁、酸枣仁以养心安神。

5）湿热阻遏

治法：化湿清热，宣痹通脉。

方药：小陷胸汤加味。用栝蒌、半夏、黄连、丹参、赤芍、鸡血藤、郁金、枳壳。

方义分析：小陷胸汤加味。方中以栝蒌化痰散结，宽中利气；半夏燥湿化痰，宽中消痞；黄连清热。三药配伍，使湿热法，则胸阳通达。再配以丹参、赤芍、鸡血藤使血流通畅；加郁金、枳壳以理气活血。

加减：若兼胸院满闷，咳吐黄痰者，可予温胆汤加黄芩、桑白皮。伴便秘者加酒大黄。体质稍差者加全栝蒌，或熟大黄。

2. 其他治疗

1）凡一切心痛，用左右手，丁字立，扬左手以目视右手，扬右手以目视左手，叩齿一通，轻呵一口。

2）食疗：①用核桃1个，枣子1枚，去核桃肉，纸裹煨热，以生姜汤1盅，细嚼服；②心气痛，用粳米2 L，水6 L，煮六七沸服。

3. 针灸

1）体针：选内关、合谷，或内关、足三里穴。疼痛甚者，如真心痛、疼痛发作频繁，可于膻中皮刺，深度至胸骨，埋针。

民间流行有胸七针，即于膻中旁开各1寸；取两穴，此两穴再向上1寸、2寸处，各取两穴加膻中共七针，此针法操作需注意，易发生气胸。

2）耳针：选神门区、心区，埋王不留行，以活血止痛。

九、护理措施

（一）一般护理

1）立即停止一切活动，就地休息或卧床休息，取舒适体位，注意保暖。

2）安慰患者，及时解除紧张情绪，以减少心肌耗氧量。

3）必要时给氧，以 4~6 L/min 为宜。

4）指导患者舌下含服硝酸甘油或异山梨酯等药物，若服药后 3~5 分钟仍不缓解，可再服 1 片，必要时按医嘱微泵注射硝酸甘油，要根据血压调整滴速，嘱患者及家属不可擅自调节滴速，以免发生低血压。用药后可出现颜面潮红，头胀痛、跳痛，心悸等不良反应，如疼痛不缓解，应通知医生，并检查心电图。

5）帮助分析诱因，采取措施，指导患者日常生活中注意各种预防性的保护措施，如避免过劳，绝对不搬重物，适当进行体育活动，避免激烈比赛等；陶冶性格，克制不良情绪；避免暴饮暴食，尤其进食大量高脂、高热量饮食；避免寒冷刺激，以诱发冠脉痉挛；保持大便通畅，必要时使用缓泻剂，戒烟酒，不饮浓茶咖啡；洗澡要特别注意，饱餐或饥饿时不宜洗，注意水温勿过冷过热，时间不宜过长。

6）坚持按医嘱正确服用抗心绞痛的药物，防止再次发作，注意药物不良反应。

7）严密观察疼痛的部位、性质、持续时间、用药效果等，严密观察血压、心率、心律变化，警惕心肌梗死的先兆，必要时给心电监护。

（二）饮食护理

1. 冠心病患者宜食

1）多吃富含钾元素的食物，如豆类及其制品、马铃薯、紫菜、海带、香菇、蘑菇、山药、春笋、冬笋、木耳、荞麦及香蕉、西瓜等。

2）多吃能降血脂的食物，如牛奶、羊奶、黄豆、赤小豆、绿豆、蚕豆、豌豆、扁豆、芸豆、豆芽、胡萝卜、菜花、韭菜、大蒜、大葱、洋葱、生姜、番茄、香菇、紫菜、海带、鱼类、苹果、山楂、花生等。

2. 冠心病患者忌食

1）少吃或不吃甜食。

2）避免进食油炸食品及鱼子、蛋黄等。

3）少吃含糖分高的食物。

4）不吸烟。

5）不吃或少吃牛油、奶油及各种油腻食物。

（三）原则

1）减少每日胆固醇的摄取。

2）脂肪的摄入，不应超过总热量的30%，其中饱和脂肪酸应控制在占总热量10%以内。增加不饱和脂肪酸。

3）食用多糖，少吃或不吃蔗糖或葡萄糖等单糖。

4）总热量限制在标准量以内，使体重维持在标准水平，如果超重（标准体重 ±5 kg 为正常），应进一步限制总热量，或适当增加体力活动。

5）多食新鲜蔬菜和水果。

6）提倡食用豆制品，液体植物油。

7）尽量少吃富含饱和脂肪酸或胆固醇过多的肥肉、动物油、高脂奶品及蛋黄、动物内脏等食品。

8）不要将饮用水软化。

9）减少钠的摄入，以食盐计，每人的摄入量应首先争取达到 10 g/d 以下，减至 5 g 以下为最好。

10）饮酒：不饮或少饮，每日不超过 30 g。

十、防控

1. 生活方式和饮食

预防冠心病首要从生活方式和饮食做起，主要目的是控制血压、血脂、血糖等，降低心脑血管疾病复发的风险。

1）起居有常，早睡早起，避免熬夜工作，临睡前不看紧张、恐怖的小说和电视。

2）身心愉快，忌暴怒、惊恐、过度思虑以及过喜。

3）控制饮食，饮食且清淡，易消化，少食油腻食物。要多食蔬菜和水果，少食多餐，晚餐量少。

4）戒烟少酒，吸烟是造成心肌梗死、脑卒中的重要因素，应绝对戒烟，少量饮啤酒、黄酒、葡萄酒等低度酒可促进血脉流通，气血调和，但不能喝烈性酒。

5）劳逸结合，避免过重体力劳动或突然用力，饱餐后不宜运动。

6）体育锻炼，运动应根据自身的身体条件、兴趣爱好选择，如打太极拳、乒乓球、健身操等。要量力而行，使全身气血流通，减轻心脏负担。

2. 用药预防

用药预防也是冠心病疾病管理中的一部分，是冠心病的二级预防。

二级预防指对有明确冠心病的患者（包括支架术后和 CABG 术后）进行药物和非药物干预，来延缓或阻止动脉硬化的进展。总结为 ABCDE 五方面：

1）血管紧张素转换酶抑制剂与阿司匹林。

2）β 受体阻滞剂与控制血压。

3）戒烟与降胆固醇。

4）合理饮食与控制糖尿病。

5）运动与教育。

阿司匹林的作用是抗血小板聚集。服用阿司匹林的患者，心血管病发生率和死亡率均显著下降。每 5 000 例接受阿司匹林治疗的患者中，会出现 1 例呕血的不良反应，但每年可阻止 95 例严重心血管事件的发生。

痛风患者不宜使用阿司匹林，因阿司匹林会抑制尿酸排泄。对痛风患者和其他各种原因确实不能耐受阿司匹林者，改为硫酸氢氯吡格雷 75 mg 每日 1 次。阿司匹林每日服 75 ~ 150 mg 用于冠心病二级预防；对急性心肌梗死、急性缺血性脑卒中和不稳定型心绞痛急性发作期，可把剂量增至每日 150 ~ 300 mg。

十一、预后

1）隐匿性冠心病预后一般较好，治疗得当可防止发展为严重的类型。

2）大多数心绞痛患者，尤其是稳定型心绞痛患者，经治疗后症状可缓解或消失，侧支循环建立后心绞痛可长期不发作。初发型心绞痛、恶化型心绞痛：变异型心绞痛和中间综合征的一部分可发生心肌梗死。

3）心肌梗死预后与梗死范围的大小、侧支循环产生的情况及治疗是否及时有关。住院患者急性期病死率为 15% 左右。急性期第 1 周内病死率高，发生心力衰竭、严重心律失常和休克者，病死率更高。

（赵平）

第二节　高血压

高血压是指以体循环动脉血压（收缩压和/或舒张压）增高为主要特征（收缩压 ≥ 140 mmHg，舒张压 ≥ 90 mmHg），可伴有心、脑、肾等器官的功能或器质性损害的临床综合征。高血压是最常见的慢性病，也是心脑血管疾病最主要的危险因素。正常人的血压随内外环境变化在一定范围内波动。在整体人群，血压水平随年龄增长逐渐升高，以收缩压更为明显，但 50 岁后舒张压呈现下降趋势，脉压也随之加大。近年来，人们对心血管病多重危险因素的作用以及心、脑、肾靶器官保护的认识不断深入，高血压的诊断标准也在不断调整，目前认为同一血压水平的患者发生心血管病的危险不同，因此有了血压分层的概念，即发生心血管病危险度不同的患者，适宜血压水平应有不同。血压值和危险因素评估是诊断和制订高血压治疗方案的主要依据，不同患者高血压管理的目标不同，医生面对患者时在参考标准的基础上，根据其具体情况判断该患者最合适的血压范围，采用针对性的治疗措施。在改善生活方式的基础上，推荐使用 24 小时长效降压药物控制血压。除评估诊室血压外，患者还应注意家庭清晨血压的监测和管理，以控制血压，降低心脑血管事件的发生率。

一、流行病学

（一）流行趋势

1. 发达国家高血压及心血管病的趋势

世界各地的高血压患病率不尽相同，欧美等国家较亚非国家高，工业化国家较发展中国家高，据 WHO MONICA 方案的调查材料，欧美国家成人（35～64 岁）高血压的患病率在 20% 以上，同一国家不同种族间患病率也有差异，如美国黑种人高血压的患病率约为白种人的两倍。发达国家中，高血压及心血管病的流行情况随其经济、社会、文化的发展而变化，大约经历了四个阶段：

第一阶段：又称瘟疫期。在工业化发展之前，生产、生活水平不高，人群中的主要问题是传染病、饥荒和营养缺乏，心血管病仅占 5%～10%，主要为风心病。

第二阶段：随着经济发展，人们生产、生活水平的提高，对传染病认识的深入和治疗的改进，上述疾病发病率下降。人口平均年龄增长，饮食结构改变，食盐摄入量增高，以致高血压、高血压性心脏损害和出血性脑卒中患病率增加。因高血压未能有效控制，人群中 10%～30% 死于上述心血管病，如目前的非洲、北亚和部分南美地区。

第三阶段：随着社会进步，经济发展，个人收入增加，生活逐渐富裕，食物中脂肪和热量增辐，交通发达，体力活动减少，冠心病和缺血性脑卒中提早出现于 55～60 岁的人群，动脉粥样硬化的死亡率占 35%～65%，人群平均寿命下降，如东欧。

第四阶段：由于认识到动脉粥样硬化和高血压等心血管病是公共卫生问题，号召全社会防治其危险因素，随着医疗水平不断提高，动脉粥样硬化的死亡率降至 50% 以下，且多发生于 65 岁以上人群，目前北美、西欧和澳洲、新加坡等地区和国家正处于此阶段。

2. 发展中国家面临大流行趋势

多数发展中国家基本上亦按上述四个阶段发展。经济较不发达的地区，人口迅速增长和老龄化使出生率与平均寿命同步增长，加之生活水平逐渐提高，收入增加，足以购买各种食物，但平衡膳食，预防高血压、冠心病、糖尿病的知识不够普及，摄食高脂肪和高胆固醇食物过多，体力活动减少，生活节奏紧张，吸烟、饮酒无节制，遂使心血管病成为目前发展中国家的一个主要死亡原因。预测心血管病将在亚洲、拉美、中东和非洲的某些地区大规模流行。

3. 中国的流行特点

我国高血压的发病率不如西方国家高，但却呈上升趋势。我国各省、市高血压患病率相差较大。东北、华北地区高于西南、东南地区。东部地区高于西部地区。差异的原因可能与人群食盐摄入量、肥胖者的比例不同及气候等因素有关。近年来农村的患病率也在上升。两性高血压患病率差别不大，青年期男性略高于女性，中年后女性稍高于男性。

（二）高危人群

高血压是心脑血管疾病的危险因素之一，它可导致心、脑、肾等重要脏器的严重病变，如脑卒中、心肌梗死、肾衰竭等。高血压的危害如此严重，那么哪些人容易患高血压呢？根据流行病学统计分析，下列人群属于高血压的高发人群。

1. 父母患有高血压者

调查发现，高血压患者的子女患高血压的概率明显高于父母血压正常者。高血压是多基因遗传，同一个家庭中出现多个高血压患者不仅仅是因为他们有相同的生活方式，更重要的是有遗传基因存在。

2. 摄入食盐较多者

食盐摄入量多的人容易患高血压，这是因为高钠可使血压升高，低钠有助于降低血压。而高钙和高钾饮食可降低患高血压的概率。

3. 摄入动物脂肪较多者

动物脂肪含有较多的饱和脂肪酸，饱和脂肪酸对心血管系统是有害的，因此摄食动物脂肪多的人比食用含不饱和脂肪酸较多的植物油、鱼油的人更易患高血压。

4. 长期饮酒者

流行病学调查显示，饮酒多者更易患高血压，而且其概率与饮酒量呈正比。

5. 精神紧张者

高度集中注意力工作的人，长期精神紧张和长期经受噪声等不良刺激的人易患高血压。如果这部分人同时缺乏体育锻炼，则更易患高血压，如司机、售票员、会计等。

6. 吸烟、肥胖者

高血压患者常有头晕、头痛、心慌、失眠等症状，但血压的高低与症状的轻重往往并不呈正比。因此，无论有无症状，人到中年，尤其是上述高血压的高危人群，均应定期检测血压。测量 3 次非同日血压，如果收缩压均 ≥ 140 mmHg 和/或舒张压 ≥ 90 mmHg，就可以诊断为高血压。早期发现、早期治疗高血压对防止和延缓心、脑、肾等靶器官损害具有重要意义。

二、病因

1. 遗传因素

大约 60% 的高血压患者有家族中，目前认为该病是多基因遗传所致。

2. 环境因素

科学研究表明，环境中缺乏负离子也是高血压发病的重要机制。空气中的负离子经呼吸道入肺，通过膜交换系统进入血液循环，随血液循环到达全身各组织器官，以直接刺激、神经反射及通过体液方式作用于机体各系统，产生良好的生理效应。当负离子进入血液后，释放出电荷，尽管微乎其微，但对于平衡状态下的血液电荷却很敏感。它会直接影响血液中带电粒子（蛋白质、血细胞）的组成与分布情况，使异常的血液形态与理化特征正常化；并通过促进机体组织的氧化还原过程，特别是通过加强肝、脑、肾等重要组织的氧化过程，激活多种酶系统，对机体的脂肪、蛋白质、糖类、水及电解质代谢起到调整与优化作用。因此，空气中缺乏负离子也是导致高血压产生的一个重要的原因。

3. 生活习惯因素

膳食结构不合理，如摄入过多的钠盐、低钾饮食、大量饮酒、摄入过多的饱和脂肪酸均可使血压升高。吸烟可加速动脉粥样硬化的过程，为高血压的危险因素。

4. 药物的因素

避孕药、激素、消炎止痛药等均可影响血压。

5. 精神因素

长期的精神紧张、激动、焦虑，受噪声或不良视觉刺激等因素影响也会引起高血压的发生。

6. 其他疾病因素

肥胖、糖尿病、睡眠呼吸暂停低通气综合征、甲状腺疾病、肾动脉狭窄、肾脏实质损害、肾上腺占位性病变、嗜铬细胞瘤、其他神经内分泌肿瘤等。

三、发病机制

心排血量和周围血管阻力是影响体循环动脉压的两大因素，前者决定于心收缩力和循环血量，后者则受阻力小动脉口径、顺应性、血液黏稠度等的影响，主动脉的管壁顺应性也影响血压的水平。上述各种因素的作用在全身和局部神经、体液因子的调节下不断地消长以维持人体血压的动态平衡、生理性波动及应激时的反应。血压的急性调节主要通过位于颈动脉窦和主动脉弓的压力感受器实现，血压升高时感受器传入冲动增加，使交感神经活动下降而迷走神经张力上升，从而下调血压。此外，位于心房和肺静脉的低压感受器、颈动脉体和主动脉体的化学感受器及中枢的缺血反应也参与血压的急性调节。血压的慢性调节则主要通过对水平衡作用影响循环血量来实现，其中肾脏对血容量的调节及肾素—血管紧张素—醛固酮系统（RAAS）的调节起主要作用。如上述各种调节机制失代偿，导致全身小动脉阻力增加或（和）循环血量增加，则出现高血压。高血压的发病机制有：

（一）精神源、神经源学说

精神源学说认为在外因刺激下，患者出现较长期、较反复、较明显的精神紧张、焦虑、烦躁等情绪变化时，大脑皮质兴奋、抑制平衡失调以至不能正常行使调节和控制皮质下中枢活动的功能，交感神经活动增强，舒缩血管中枢传出以缩血管的冲动占优势，从而使小动脉收缩，周围血管阻力上升，血压上升。

神经系统在血压的调节中起重要作用。延髓血管运动中枢有加压区、减压区和感受区，在脑桥、下丘脑及更高级中枢核团的参与下主司血管中枢调节，如各级中枢发放的缩血管冲动增多或各类感受器传入的缩血管信号增强或阻力血管对神经介质反应过度时都可能导致高血压的产生，这就是神经源学说的解释，其中交感神经系统活动的增强起了主要的作用，通过儿茶酚胺类神经介质，尤其是去甲肾上腺素的释放促使小动脉收缩。长期的高血压灌注产生的结构强化作用又可使血管平滑肌增殖、肥大，血管壁增厚而血管腔变小，加上可诱发血管壁细胞膜电活动，加强了血管的收缩反应及交感神经对肾近球细胞的作用，促使肾素释放增多，从而维持高血压的状态。

（二）肾素—血管紧张素—醛固酮系统平衡失调

肾缺血时刺激肾小球入球动脉上的球旁细胞，使其分泌肾素，肾素可对肝脏合成的血管紧张素原起作用形成血管紧张素Ⅰ，而后者经过肺、肾等组织时在血管紧张素转化酶的活化作用下形成血管紧张素Ⅱ，血管紧张素Ⅱ再经酶作用脱去天门冬氨酸转化成血管紧张素Ⅲ。在 RAAS 中血管紧张素Ⅱ是最重要的成分，有强烈的收缩血管作用，其加压作用为肾上腺素的 10～40 倍，而且可刺激肾上腺皮质球状带分泌醛固酮促使水钠潴留，刺激交感神经节增加去甲肾上腺素分泌，提高特异性受体的活动，从而使血压升高。它还可反馈性地抑制肾脏分泌肾素和刺激肾脏分泌 PG。RAAS 功能失调时高血压就会产生，由于肾素主要在肾脏产生故以往有高血压发病的肾源学说。然而，在高血压患者中，血浆肾素水平增高者仅是少数，近年来发现组织中包括血管壁、心脏、中枢神经、肾皮质、肾髓质中亦有 RAAS，它们可能在正常肾素和低肾素高血压的发病及高血压时靶器官的损害中起着重要的作用。

（三）遗传学说

流行病学、动物实验及分子细胞水平的研究均提示遗传在高血压发病中的作用。高血压患者多有家族史，其直系亲属的血压水平比同龄非直系亲属高，双亲均有高血压的子女发生高血压的危险性大。动物实验早已从大鼠中选出 SHR 品系，高度提示遗传的作用。分子生物学的研究提出高血压发病的"膜学说"，认为高血压患者组织细胞膜有遗传性的离子运转障碍，尤其在钠摄入增加时不能将 Na^+ 排出细胞外，血管壁平滑肌细胞内 Na^+ 潴留，经过 Na^+-Ca^{2+} 交换使细胞内 Ca^{2+} 增加，而且通过膜除极化使兴奋性增高，最终促使血管收缩，外周阻力升高，在患者的亲属中也可见这种情况。高血压患者中组织相关抗原类型以 HLA-B15、HLA-B8 和 HLA-B12 为多。

上述种种均提示遗传因素在高血压发病机制中的作用，目前研究认为，单一遗传因素很难形成高血压，高血压这一遗传类型多源于多种遗传基因，而且后天因素对高血压的形成有重要的影响。

（四）摄钠过多学说

大量的实验、临床和流行病学资料证实钠的代射和高血压密切相关。在食盐摄入量高的地区生活的人，如在日本本土生活的人，高血压的患病率高；而在食盐摄入量低的地区的人，如在阿拉斯加生活的人，则几乎不发生高血压。限制钠的摄入可以改善高血压情况，服用利尿剂增加钠的排泄也可降低增高的血压。肾血管性高血压在高血钠的影响下病情恶化，减少钠的摄入则病情好转。应用去氧皮质酮要在加服食盐的情况下才引起高血压。肾上腺皮质增生所致的高血压也需要钠的参与。死于高血压的患者和动物，肾动脉每单位体积干质的钠和水含量较无高血压者高。钠储留使细胞外液量增加，引起心排血量增高；小动脉壁的含水量增高，引起周围阻力的增高；由于细胞内外钠浓度比值的变化而引起的小动脉张力增加等，都可能是发病机制。但是实验室和临床研究均发现，改变摄盐量和血钠水平，只能影响一部分而不是全部个体的血压水平，故认为饮食中盐的致病是有条件的，对体内有遗传性钠运转缺陷使之对摄盐敏感者才有致高血压的作用。

（五）高胰岛素血症

近年来，高胰岛素血症与高血压的关系引起人们的关注。观察发现高血压患者空腹胰岛素水平明显高于正常，存在胰岛素抵抗，而糖耐量降低者高血压的发病率明显较正常者高，高胰岛素血症者还常伴有高甘油三酯血症和低密度脂蛋白血症，上述表现多见于肥胖者。动物实验亦发现自发性高血压大鼠有胰岛素抵抗存在。

高胰岛素血症可能是通过激活细胞 $Na^+ - K^+ - ATP$ 酶（K^+指钾离子）促使胞内 Na^+ 浓度升高，机体钠潴留，降低 $Ca^{2+} - ATP$ 酶活性，增加细胞内钙浓度，促使血管阻力上升，以及增加交感神经活动而导致高血压。但是，并非所有高胰岛素血症者都有高血压，反之亦然，二者的关系尚须继续研究。

（六）其他

前列腺素系统与 RAAS 有密切关系，有人认为高血压可能与肾髓质合成有扩血管作用的 PGA 或 PGE 不足有关。血管舒缓素—激肽系统与 RAAS 也有关。血管紧张素转化酶可促进激肽的降解而使其扩血管作用消失，血压升高。吸烟、饮酒过度、摄入糖类过多致肥胖者也易有高血压。

近年来，加压素、ET 等肽类物质致高血压的作用也引起人们的注意。

（七）中医病因病机

祖国医学认为，本病与"肝""肾"两脏有关。体质的阴阳偏盛或偏虚、气机失调是发病的内在因素。其发病机制主要为上实下虚，其次为肝气郁结，肝火、肝风上扰。下虚为肾阴虚损，水不涵木，肝失去滋养，而致肝阳偏盛。患病日久，阴损及阳，又导致阴阳两虚，出现相应的证候。一般说来，病的早期多为肝阳偏盛，中期多数属肝肾阴虚，晚期多属阴阳两虚。

四、临床表现及分型

（一）根据起病和病情进展的缓急及病程的长短分

根据起病和病情进展的缓急及病程的长短可分为两型，即缓进型和急进型高血压，前者又称良性高血压，绝大部分患者属此型，后者又称恶性高血压，仅占高血压患者的 $1\% \sim 5\%$。

1. 缓进型高血压

多为中年后起病，有家族史者发病年龄可较轻。起病多数隐匿，病情发展慢，病程长。早期患者血压波动，血压时高时正常，为脆性高血压阶段；在劳累、精神紧张、情绪波动时易出现血压升高，休息、去除上述因素后，血压常可降至正常。随着病情的发展，血压可逐渐升高并趋向持续性或波动幅度变小。患者的主观症状和血压升高的程度可不一致，约半数患者无明显症状，只是在体检或因其他疾病就医时才发现有高血压，少数患者则在发生心、脑、肾等器官的并发症时才明确高血压的诊断。

早期患者由于血压波动幅度大，可有较多症状，而在长期高血压后，即使在血压水平较高时也无明显症状，因此，不论有无症状，患者应定期随访血压。随着病情的发展，血压明显而持续性地升高，则可出现脑、心、肾、眼底等器质性损害和功能障碍，并出现相应的临床表现。在并发主动脉粥样硬化时，其收缩压增高常较显著，并发心肌梗死或发生脑出血后，血压可能降至正常，并长期或从此不再升高。

1）脑部表现：头痛、头晕和头胀是高血压常见的神经系统症状，也可有头部沉重或颈项扳紧感。高血压直接引起的头痛多发生在早晨，位于前额、枕部或颞部，可能是颅外颈动脉扩张，其脉搏振幅增高所致。这些患者舒张压多很高，经降压药物治疗后头痛可减轻。高血压引起的头晕可为暂时性或持续性，伴有眩晕者可能与内耳迷路血管性障碍有关，经降压药物治疗后也可减轻，但要注意有时血压下降得过多也可引起头晕。

高血压时并发的脑血管病统称脑血管意外，即脑卒中、中风，可分二大类：①缺血性梗死，其中有动脉粥样硬化血栓形成、间隙梗死、栓塞、暂时性脑缺血和未定型等各种类型；②出血，有脑实质和蛛网膜下隙出血。大部分脑血管意外仅涉及一侧半球而影响对侧身体的活动，约15%可发生在脑干而影响两侧身体。脑血管病变的种类、部位、范围和严重程度不同，临床症状有很大的差异，轻者仅出现一时的眩晕、失明、失语、吞咽困难、口角歪斜、肢体活动不灵甚至偏瘫，但可在数分钟至数天逐渐恢复。重者突然出现肢体偏瘫、口角歪斜，可有呕吐、大小便失禁，继之昏迷、呼吸深沉有鼾音、瞳孔大小不对等、反应迟钝或消失，出现软瘫或病理征，部分患者颈部阻力增加，也可只出现昏迷而无中枢神经定位表现。严重病例昏迷迅速加深，血压下降，出现呼吸不规则、潮式呼吸等，可在数小时至数天死亡。昏迷不深者可在数天至数周逐渐清醒，但部分临床症状不能完全恢复，留下不同程度的后遗症。

脑出血起病急，常在情绪激动、用力抬物或排大便等时因血压突然升高而骤然发病，病情一般也较重。脑梗死的发病也急。脑动脉血栓形成起病较缓，多在休息或睡眠时发生，常先有头晕、肢体麻木、失语等症状，然后逐渐发生偏瘫，一般无昏迷或仅有浅昏迷。

2）心脏表现：血压长期升高增加了左心室的负担，左心室因代偿而逐渐肥厚、扩张，形成了高血压性心脏病。

近年来研究发现，高血压时心脏最先受影响的是左心室舒张期功能。左心室肥厚时舒张期顺应性下降，松弛和充盈功能受影响，甚至可出现在临界高血压和左心室无肥厚时，这可能是由于心肌间质已有胶原组织沉积和纤维组织形成之故，但此时患者可无明显临床症状。

出现临床症状的高血压性心脏病多发生在高血压起病数年至十余年。在心功能代偿期，除有时感心悸外，其他心脏方面的症状可不明显。代偿功能失调时，则可出现左心衰竭症状，开始时在体力劳累、饱食和说话过多时发生气喘、心悸、咳嗽，以后呈阵发性的发作，常在夜间发生，并可有痰中带血等，严重时或血压骤然升高时发生脑水肿。反复或持续的左心衰竭可影响右室功能而发展为全心衰竭，出现尿少、水肿等症状。在心脏未增大前，体格检查可无特殊发现，或仅有脉搏或心尖搏动较强有力，主动脉瓣区第二心音因主动脉舒张压升高而亢进。心脏增大后，体格检查可发现心界向左、向下扩大；心尖搏动强而有力，呈抬举样；心尖区和（或）主动脉瓣区可听到Ⅱ～Ⅲ级收缩期吹风样杂音。心尖区杂音是左心室扩大导致相对性二尖瓣关闭不全或二尖瓣乳头肌功能失调所致；主动脉瓣区杂音是主动脉扩张，导致相对性主动脉瓣狭窄所致。主动脉瓣区第二心音可因主动脉及瓣膜硬化而呈金属音调，可有第四心音。心力衰竭时心率增快，出现发绀，心尖区可闻及奔马律，肺动脉瓣区第二心音增强，肺底出现湿啰音，并可有交替脉；后期出现颈静脉怒张、肝大、下肢水肿、腹水和发绀加重等。

由于高血压可促进动脉粥样硬化，部分患者可因合并冠心病而有心绞痛、心肌梗死的表现。

3）肾脏表现：肾血管病变的程度与血压高度及病程密切相关。实际上，未控制的高血压患者均有肾脏的病变，但在早期可无任何临床表现。随病程的进展可先出现蛋白尿，但如无合并其他情况，如心力衰竭和糖尿病等，24 小时尿蛋白总量很少超过 1 g，控制高血压可减少尿蛋白。可有血尿，多为显微镜下血尿，少见有透明和颗粒管型。肾功能失代偿时，肾浓缩功能受损可出现多尿、夜尿、口渴、多饮等，尿比重逐渐降低，最后固定在 1.010 左右，称等渗尿。当肾功能进一步减退时，尿量可减少，血中非蛋白氮、肌酐、尿素氮常增高，酚红排泄试验示排泄量明显减低，尿素廓清率或肌酐廓清率可明显低于正常，上述改变随肾脏病变的加重而加重，最终出现尿毒症。但是，缓进型高血压，患者在出现尿毒症前多数已死于心、脑血管并发症。

2. 急进型高血压

在未经治疗的原发性高血压患者中，约 1% 可发展为急进型高血压，发病可较急剧，发病前也可有病程不一的缓进型高血压史。男女比例约为 3∶1，多在青中年发病，近年来此型高血压已少见，可能和早期发现轻中度高血压患者并进行及时有效的治疗有关。其表现基本上与缓进型高血压相似，但症状如头痛等明显，病情严重、发展迅速、视网膜病变和肾功能衰竭发展很快等特点。血压显著升高，舒张压多持续在 130～140 mmHg 或更高。各种症状明显，小动脉的纤维样坏死性病变进展迅速，常于数月至 2 年出现严重的脑、心、肾损害，发生脑血管意外、心力衰竭和尿毒症。并常有视物模糊或失明，视网膜可发生出血、渗出物及视盘水肿。血浆肾素活性高。由于肾脏损害最为显著，常有持续蛋白尿，24 小时尿蛋白可达 3 g，有血尿和管型尿，最后多因尿毒症而死亡，但也可死于脑血管意外或心力衰竭。

3. 高血压危重症

1）高血压危象：在高血压的进程中，如全身小动脉发生暂时性强烈痉挛，周围血管阻力明显上升，致使血压急剧上升而出现一系列临床症状时称为高血压危象。这是高血压的急重症，可见于缓进型高血压各期和急进型高血压，血压改变以收缩压突然明显升高为主，舒张压也可升高，常在诱发因素作用下出现，如强烈的情绪变化、精神创伤、心身过劳、寒冷的刺激和内分泌失调（如经期和绝经期）等。患者出现剧烈头痛、头晕、眩晕，亦可有恶心、呕吐、胸闷、心悸、气急、视物模糊、腹痛、尿频、尿少、排尿困难等。有的伴随自主神经紊乱症状，如发热、口干、出汗、兴奋、皮肤潮红或面色苍白、手足发凉等；严重者，尤其在伴有靶器官病变时，可出现心绞痛、肺水肿、肾衰竭、高血压脑病等。发作时尿中出现少量蛋白和红细胞，血尿素氮、肌酐、肾上腺素、去甲肾上腺素可增加，血糖也可升高，眼底检查时发现小动脉痉挛，可伴出血、渗出或视盘水肿。发作一般历时短暂，控制血压后，病情可迅速好转，但易复发。在有效降压药物普遍应用的人群中，此危象已很少发生。

2）高血压脑病：在急进型或严重的缓进型高血压患者，尤其是伴有明显脑动脉硬化者时，可出现脑部小动脉先持久而明显的痉挛，继之被动性或强制性扩张，急性的脑循环障碍导致脑水肿和颅内压增高从而出现了一系列临床表现，在临床上称为高血压脑病。发病时常先有血压突然升高，收缩压、舒张压均高，以舒张压升高为主，患者出现剧烈头痛、头晕、恶心、呕吐、烦躁不安、脉搏多慢而有力，可有呼吸困难或呼吸减慢、视力障碍、黑蒙、抽搐、意识模糊甚至昏迷，也可出现暂时性偏瘫、失语、偏身感觉障碍等。检查可见视盘水肿，脑脊液压力增高、蛋白含量增高。发作短暂者历时数分钟，长者可数小时甚至数天。妊娠高血压综合征、肾小球肾炎（简称肾炎）、肾血管性高血压和嗜铬细胞瘤的患者，也可能发生高血压脑病这一危急病症。

（二）根据病因分

1. 原发性高血压

原发性高血压是一种以血压升高为主要临床表现而病因尚未明确的独立疾病，占所有高血压患者的90%以上。

2. 继发性高血压

继发性高血压又称为症状性高血压，病因明确，高血压仅是该种疾病的临床表现之一，血压可暂时性或持久性升高。

高血压是常见的心血管疾病，以体循环动脉血压持续性增高为主要表现的临床综合征。继发性高血压是继发于肾、内分泌和神经系统疾病的高血压，多为暂时的，在原发的疾病治疗好了以后，高血压就会慢慢消失。

（三）从营养学的角度分

一种是血黏稠引起的高血压。表现为脉压较小。

一种是缺乏营养引起的。表现为血管扭曲、血液循环不畅、脉压不稳定。

一种是肾供血不足引起的高血压。表现为脉压较大，必须补血。

一种是体内缺乏负离子引起的高血压，表现为血液黏稠度增高，血管反应和血流速度增高引起血压升高，必须补充负离子。

（四）根据血压升高的不同分

1 级高血压（轻度）：收缩压 140～159 mmHg；舒张压 90～99 mmHg。

2 级高血压（中度）：收缩压 160～179 mmHg；舒张压 100～109 mmHg。

3 级高血压（重度）：收缩压≥180 mmHg；舒张压≥110 mmHg。

单纯收缩期高血压：收缩压≥140 mmHg；舒张压＜90 mmHg。

五、高血压分期

第一期：血压达确诊高血压水平，临床无心、脑、肾损害征象。

第二期：血压达确诊高血压水平，并有下列一项者。

1）X 线、心电图或超声心动图示左心室扩大。

2）眼底检查，眼底动脉普遍或局部狭窄。

3）蛋白尿或血浆肌酐浓度轻度增高。

第三期：血压达确诊高血压水平，并有下列一项者。

1）脑出血或高血压脑病。

2）心力衰竭。

3）肾衰竭。

4）眼底出血或渗出，伴或不伴有视盘水肿。

5）心绞痛、心肌梗死、脑血栓形成。

六、并发症

高血压常见的并发症有冠心病、糖尿病、心力衰竭、高血脂、肾功能不全、周围动脉疾病、脑出血、左心室肥厚等。在高血压的各种并发症中，以心、脑、肾的损害最为显著。高血压最严重的并发症是脑出血，发生脑出血的概率是正常血压人的 7.76 倍。

1. 心力衰竭

心脏（主要是左心室）因克服全身小动脉硬化所造成的外周阻力增大而加强工作，于是发生心肌代偿性肥大。左心室肌壁逐渐肥厚，心腔也显著扩张，心脏重量增加，当代偿功能不足时，便成为高血压性心脏病，心肌收缩力严重减弱而引起心力衰竭。由于高血压患者常伴冠脉粥样硬化，使负担加重的心脏处于缺血、缺氧状态，更易发生心力衰竭。

2. 脑出血

脑内小动脉的肌层和外膜均不发达，管壁薄弱，发生硬化的脑内小动脉若再伴有痉挛，便易发生渗血或破裂性出血（即脑出血）。脑出血是晚期高血压最严重的并发症。出血部位多在内囊和基底节附近，临床上表现为偏瘫、失语等。

3. 肾功能不全

由于肾入球小动脉硬化，使大量肾单位（即肾小球和肾小管）因慢性缺血而发生萎缩，并继以纤维组织增生（这种病变称为高血压性肾硬化）。残存的肾单位则发生代偿性肥大、扩张。在肾硬化时，患者尿中可出现较多的蛋白和较多的红细胞。在疾病的晚期，由于大量肾单位遭到破坏，肾脏排泄功能障碍，体内代谢终末产物，如非蛋白氮等，不能全部排出而在体内潴留，水盐代谢和酸碱平衡也发生紊乱，造成自体中毒，出现尿毒症。

七、辅助检查

（一）生化检查

1. 血常规

红细胞和血红蛋白一般无异常，但急进型高血压者可有抗球蛋白（Coombs）试验阴性的微血管病性溶血性贫血，伴畸形红细胞、血红蛋白高者血液黏度增加，易有血栓形成并发症（包括脑梗死）和左心室肥大。

2. 尿常规

早期患者尿常规正常，肾浓缩功能受损时尿比重逐渐下降，可有少量尿蛋白、红细胞，偶见管型。随肾病变进展，尿蛋白量增多，良性肾硬化者如 24 小时尿蛋白在 1 g以上时，提示预后差。红细胞和管型也可增多，主要为透明管型和颗粒管型。

3. 肾功能

多采用血尿素氮和肌酐来估计肾功能。早期患者检查并无异常，肾实质受损到一定程度可开始升高。成人肌酐 >114.3μmol/L，老年人和妊娠者 >91.5μmol/L 时提示有肾损害。酚红排泄试验、尿素廓清率、内生肌酐廓清率等可低于正常。

（二）X 线检查

X 线检查可见主动脉，尤其是升、弓部迂曲延长，其升、弓或降部可扩张。出现高血压性心脏病时有左室增大，有左心衰竭时左心室增大更明显，全心衰竭时则可左右心室都增大，并有肺淤血征象。肺水肿时则见肺间质明显充血，呈蝴蝶形模糊阴影。应常规行 X 线摄片检查，以便前后检查时比较。

（三）心电图

左心室肥厚时心电图可显示左心室肥大或兼有劳损。心电图诊断左心室肥大的标准不尽相同，但其敏感性和特异性相差不大，假阴性为 68% ~ 77%，假阳性率为 4% ~6%，可见心电图诊断左心室肥大的敏感性不高。由于左心室舒张期顺应性下降，左心房舒张期负荷增加，心电图可出现 P 波增宽、切凹、Pv1 的终末电势负值增大等，上述表现甚至可出现在心电图发现左心室肥大之前。可有心律失常，如室性期前收缩、心房颤动等。

（四）超声心动图

目前认为，与胸部 X 线检查、心电图相比，超声心动图是诊断左心室肥厚最敏感、可靠的手段。可在二维超声定位基础上记录 M 型超声曲线或直接从二维图进行测量，室间隔和（或）心室后壁厚度 >13 mm 者为左心室肥厚。高血压时左心室肥大多是对称性的，但有 1/3 左右以室间隔肥厚为主（室间隔和左心室后壁厚度比 >1.3），室间隔肥厚常上端先出现，提示高血压时最先影响左心室流出道。超声心动图尚可观察其他心脏腔室、瓣膜和主动脉根部的情况并可做心功能检测。左心室肥厚早期虽然心脏的整体功能如心排血量、LVEF 仍属正常，但左心室收缩期和舒张期顺应性已有减退，如心肌收缩最大速率下降，等容舒张期延长，二尖瓣开放延迟等。在出现左心衰竭后，超声心动图检查可发现左心室、左心房心腔扩大，左心室壁收缩活动减弱。

（五）眼底检查

测量视网膜中心动脉压可见增高，在病情发展的不同阶段可见下列的眼底变化：

Ⅰ级：视网膜动脉痉挛。

ⅡA级：视网膜动脉轻度硬化。

ⅡB级：视网膜动脉显著硬化。

Ⅲ级：Ⅱ级加视网膜病变（出血或渗出）。

Ⅳ级：Ⅲ级加视盘水肿。

八、诊断与鉴别诊断

根据患者的病史、体格检查和实验室检查结果可确诊高血压。诊断内容应包括：确定血压水平及高血压分级；无合并其他心血管疾病危险因素；判断高血压的原因，明确有无继发性高血压；评估心、脑、肾等靶器官情况；判断患者出现心血管事件的危险程度。

1. 肾实质性高血压

肾实质性高血压是由各种肾实质疾病引起的高血压，占全部高血压的 5%～10%，其发病率仅次于原发性高血压，在继发性高血压中居首位。

2. 肾血管性高血压

肾血管性高血压为一种常见的继发性高血压。各种病因引起的一侧或双侧肾动脉及其分支狭窄进展到一定的程度，即可引起肾血管性高血压，经介入或手术治疗后血压可恢复正常或改善。

3. 戈登综合征

戈登综合征是高血钾、高血氯、低肾素性高血压，也称为家族性高钾性高血压或Ⅱ型假性醛固酮减低症。

4. 盐敏感性高血压

盐敏感性高血压可定义为相对高盐摄入所引起的血压升高。盐的摄入量多少是高血压的一个重要环境因素，但在人群内个体之间对盐负荷或减少盐的摄入呈现不同的血压反应，存在盐敏感性问题。

5. 白大衣高血压

白大衣高血压是指未经治疗的高血压患者，呈现诊室中所测血压始终增高，而在诊室以外环境中所测血压不高，同时动态血压监测正常。

6. 假性高血压

假性高血压是指用普通袖带测压法所测血压值高于经动脉穿刺直接测的血压值。多见于老年人、尿毒症、糖尿病、严重动脉硬化的患者。

7. 原发性醛固酮增多症

原发性醛固酮增多症是由于肾上腺皮质发生病变从而分泌过多的醛固酮，导致水钠潴留，血容量增多，RAAS 的活性受抑制，临床表现为以高血压、低血钾为主要特征的综合征。大多数是由肾上腺醛固酮腺瘤引起，也可能是特发性醛固酮增多症。

8. 嗜铬细胞瘤

嗜铬细胞瘤是由嗜铬细胞所形成的肿瘤。肾上腺外的嗜铬细胞瘤可发生于自颈动脉体至盆腔的任何部位，可导致血压异常（常表现为高血压）与代谢紊乱综合征。某些患者可因长期高血压致严重的心、脑、肾损害或因突发严重高血压而导致危象，危及生命，但如能及时、早期获得诊断和治疗，又是一种可治愈的继发性高血压。

9. 其他有高血压症状的肾病

1）慢性肾盂肾炎：多引起肾性高血压，一般认为与患者高肾素血症及一些缩血管多肽的释放和血管硬化、狭窄等病变有关。少数患者切除一侧病肾后，高血压可得以改善。至病程晚期，患者可出现肾小球功能损害、氮质血症直至尿毒症。

2）急性肾炎：即急性感染后肾炎，临床表现为急性起病，以血尿、蛋白尿、高血压、水肿、少尿及氮质血症为特点的肾小球疾病。

3）慢性肾炎：是由多种不同病因、不同病理类型组成的一组原发性肾小球疾病。临床特点为病程长、发展缓慢，症状可轻可重，多有一个无症状尿液检查异常期，然后出现不同程度的水肿、蛋白尿、镜下血尿，可伴高血压和（或）氮质血症及进行性加重的肾功能损害。

九、治疗

高血压治疗的主要目标是血压达标，降压治疗的最终目的是最大限度地减少高血压患者心脑血管疾病的发生率和死亡率。降压治疗应该确立血压控制目标值。另一方面，高血压常常与其他心脑血管疾病的危险因素合并存在，例如高胆固醇血症、肥胖、糖尿病等，协同加重心脑血管疾病危险，治疗措施应该是综合性的。不同人群的降压目标不同，一般患者的降压目标为 140/90 mmHg 以下，对合并糖尿病或肾病等高危患者，应酌情降至更低。对所有患者，不管其他时段的血压是否高于正常值，均应注意清晨血压的监测，有研究显示半数以上诊室血压达标的患者，其清晨血压并未达标。

（一）一般治疗

1. 改善生活行为

1）劳逸结合，保持足够而良好的睡眠，避免和消除紧张情绪，适当使用镇静剂（如地西泮 2.5 mg，口服）。避免过度的脑力和体力负荷。对轻度高血压患者，经常从事一定的体育锻炼（如打太极拳）有助于血压恢复正常，但对中重度高血压患者或已有靶器官损害表现的二、三期高血压患者，应避免竞技性运动，特别是等长运动。

2）减少钠盐摄入（氯化钠 <6 g/d），维持足够的饮食中钾、钙和镁摄入。

3）控制体重，肥胖的轻度高血压患者通过减轻体重往往已能使血压降至正常，对肥胖的中重度高血压患者，可同时行减轻体重和降压药物治疗。

4）控制动脉硬化的其他危险因素，如吸烟、血脂增高等。

2. 血压控制标准个体化

由于病因不同，高血压发病机制不尽相同，临床用药也应不同，应选择最合适的药物和剂量，以获得最佳疗效。

3. 多重心血管危险因素协同控制

降压治疗后尽管血压控制在正常范围，但血压升高以外的多种危险因素依然对预后产生重要影响。

（二）药物治疗

老年高血压患者多伴有全身动脉硬化，肾功能不全，血压调节功能较差，常合并哮喘、慢性气管炎、糖尿病等，应避免使用交感神经节阻滞剂，可选用利尿剂和钙通道阻滞剂，常用氢氯噻嗪 12.5～25 mg，每日 1 次，或硝苯地平 5～10 mg，每日 3 次，对大多数患者有效。

中青年高血压患者交感神经反应性及肾素水平一般较高些，且并发症少，可选用 β 受体阻滞剂或血管紧张素转换酶抑制剂，如美托洛尔或阿替洛尔 50～100 mg，每日 1 次，或卡托普利 12.5～25 mg，每日 3 次。

1. 降压药物治疗

1）利尿剂：氢氯噻嗪、环戊噻嗪、呋塞米等。

2）中枢神经和交感神经抑制剂：利血平、降压灵、盐酸可乐定。

3）肾上腺素能受体组滞剂：β 受体阻滞剂，如普萘洛尔、阿替洛尔和美托洛尔等；α 受体阻滞剂，如酚苄明；α + β 受体阻滞剂，如拉贝洛尔。

4）血管紧张素转换酶抑制剂，如卡托普利、依那普利等。

5）钙通道阻滞剂，如硝苯地平、氨氯地平等。

6）血管扩张剂，如肼屈嗪、米洛地尔、哌唑嗪、呱氰啶等。

2. 降压药物选用的原则

1）各种降压药物有其各自的药理学特点，临床上应根据患者的年龄、高血压程度和分期、有无并发症或夹杂症（如糖尿病、高血脂、心绞痛、心力衰竭、心肌梗死、心律失常、支气管和肺部病变等）及其他冠心病危险因素的存在与否，以及用药后的反应选择用药，才能得到满意的疗效。

2）对缓进型高血压患者，阶梯式降压药物的首选药目前已从利尿剂和 β 受体阻滞剂扩展到包括钙通道阻滞剂和血管紧张素转换酶抑制剂，根据不同患者的特点，选用这四类药物中的一种，从小剂量开始逐渐增加剂量，直到血压获得控制或达最大量，或出现不良反应。达到降压目的后再逐步改为维持量，以保持血压正常或接近正常。维持量治疗应力求简单，用最小剂量、使不良反应最少且患者能坚持服药。大多数高血压患者需长期服用维持量降压药物，如无必要，不应突然停药或换药。对重度高血压，可能一开始就需要联合使用两种降压药物。联合应用几种降压药物的优点是：①通过协同作用提高疗效；②减少各药剂量使不良反应减少。

3）应密切注意降压药物治疗中所产生的各种不良反应，及时加以纠正或调整用药。原则上，理想的降压药物应能纠正高血压所致的血流动力学异常（增高的外周阻力和减少的心排血量）而不影响患者的压力感受器反射机制。使用可引起明显体位性低血压的降压药物前，宜先向患者说明，从坐位或卧位起立时动作应尽量缓慢，特别是夜间起床小便时最应注意，以免血压骤降引起晕厥而发生意外。近年发现噻嗪类利尿剂能升高血浆胆固醇和甘油三酯水平，β 受体阻滞剂能增高血浆甘油三酯和降低 HDL - C 水平，因此对血脂异常者应慎用。钙通道阻滞剂和血管紧张素转换酶抑制剂对血脂无影响，而 α 受体阻滞剂和中枢交感神经兴奋剂能轻度降低血清总胆固醇，因此适用于伴有血脂异常的高血压患者。

4）近年研究发现，高血压患者靶器官损害与昼夜 24 小时血压的关系较其与一次性随机血压关系更为密切。因此，在有条件时，应根据 24 小时动态血压的测定结果选用长作用时间降压药物或采用缓（控）释制剂，以达到 24 小时的血压控制，减少靶器官损害。

5）在血压重度增高多年的患者，由于外周小动脉已产生器质性改变，或由于患者不能耐受血压的下降，即使联合使用几种降压药物，也不易使收缩压或舒张压降至正常水平。此时不宜过分强求降压，否则患者常可感觉不适，并有可能导致脑、心、肾血液供应进一步不足而引起脑血管意外、冠脉血栓形成、肾功能不全等。

6）对老年人的单纯收缩期高血压，应从小剂量开始谨慎使用降压药物，一般使收缩压控制在 140～160 mmHg 为宜。可选用钙通道阻滞剂或血管紧张素转换酶抑制剂，必要时加用少量噻嗪类利尿剂。老年人压力感受器不敏感，应避免使用胍乙定、α 受体阻滞剂和拉贝洛尔等药物，以免发生体位性低血压。

7）急进型高血压的治疗措施和缓进型重度高血压相似。如血压持续不下降，可考虑用冬眠疗法；如出现肾衰竭，则降压药物以选用甲基多巴、肼屈嗪、米诺地尔、可乐定等为妥，且不宜使血压下降太多，以免肾血流量减少而加重肾衰竭。

3. 高血压危象的治疗

1）迅速降压

治疗的目的是尽快使血压降至足以阻止脑、肾、心等靶器官的进行性损害，但又不导致重要器官灌注不足的水平。可选用下列措施：

（1）硝普钠：30～100 mg，加入 5% 葡萄糖液 500 ml，避光做静脉滴注，滴速 0.5～10 μg/(kg·min)，使用时应监测血压，根据血压下降情况调整滴速。

（2）二氮嗪：200～300 mg，于 15～30 秒静脉注射，必要时 2 小时后再注射。可与呋塞米联合治疗，以防水钠潴留。

（3）拉贝洛尔：20 mg 静脉缓慢推注，必要时每隔 10 分钟注射 1 次，直到产生满意疗效或总剂量 200 mg 为止。

（4）酚妥拉明：5 mg 缓慢静脉注射，主要用于嗜铬细胞瘤高血压危象。

（5）人工冬眠：氯丙嗪 50 mg，异丙嗪 50 mg 和派替啶 100 mg，加入 10% 葡萄糖液 500 ml 中静脉滴注，亦可使用其一半剂量。

（6）对血压显著增高，但症状不严重者，可舌下含用硝苯地平 10 mg，卡托普利 12.5～25.0 mg。或口服哌唑嗪 1～2 mg，可乐定 0.1～0.2 mg 或米诺地尔等。也可静脉注射地尔硫䓬或尼卡地平。

降压不宜过快过低。血压控制后，需口服降压药物，或继续注射降压药物以维持疗效。

2）制止抽搐

可用地西泮 10～20 mg 静脉注射，苯巴比妥钠 0.1～0.2 g 肌内注射。亦可予 25% 硫酸镁溶液 10 ml 深部肌内注射，或以 5% 葡萄糖液 20 ml 稀释后缓慢静脉注射。

3）脱水、排钠、降低颅内压

（1）呋塞米 20～40 mg 或依他尼酸钠 25～50 mg，加入 50% 葡萄糖液 20～40 ml 中，静脉注射。

（2）20% 甘露醇或 25% 山梨醇静脉快速滴注，半小时内滴完。

（三）中医治疗

1. 辨证治疗

按中医辨证分型进行。肝阳偏盛型，治以平肝潜阳，用天麻钩藤饮加减。肝肾阴虚型，治以育阴潜阳、滋养肝肾，用六味地黄汤加减。阴阳两虚型，治以温阳育阴，用地黄饮子加减。

根据国内文献报告，有一定降压效果的单味中草药有：野菊花、黄芩、杜仲、丹皮、黄连、川芎等，通过扩张周围血管而降压，用量各 10 g，黄连、川芎减半。臭梧桐、桑寄生等通过抑制血管舒缩中枢的兴奋性而降压，用量分别为 15～30 g 和 10～15 g。罗布麻、夏枯草等兼有利尿作用，用量分别为 3～6 g 和 10～15 g。青木香通过交感神经节阻滞作用而降压，用量为 10 g。

2. 降压枕疗法

《本草纲目》记载"石膏亦称细理石，又名寒水石，其性大寒，主治中风寒热，有解肌发汗，除口干舌焦，头痛牙疼等功能，乃祛瘟解热之良药"。据中医理论及民间使用证明：高血压属热证，石膏性大寒，用石膏枕头，以寒克热，能自然调节脑神经和人脑正常温度，使脑血管正常工作，可有效地控制血压，长期坚持使用，能将血压逐步降低至正常水平。

3. 医疗气功疗法

一般取内养静功法，可以取坐姿或站姿。坐姿是坐于椅子上，双腿分开自然踏地，两手放于大腿上，手心向下，全身放松，心情怡静，排除杂念，意守丹田，口唇轻闭，双目微合，调整鼻息。站姿是身体自然站立，双脚分与肩平，两膝微屈，两手抱球放于身前，全身放松意守丹田，调整呼吸。每次 30 分钟，每日～2 次。

4. 头部按摩法

中医认为"头为诸阳之会"，人体十二经脉和奇经八脉都汇聚于头部，而且头部有几十个穴位。正确的按摩和日常的一些良好习惯对高血压患者可以起到意想不到的保健作用。

1）梳头可促进头部血液循环，疏通经脉，流畅气血，调节大脑神经。

梳头方法是每天早、中、晚各梳头 1 次，用力适中，头皮各部全部梳理一遍，每次 3 分钟。

2）推发：两手虎口相对分开放在耳上发际，食指在前，拇指在后，由耳上发际推向头顶，两虎口在头顶上会合时把发上提，反复推发 10 次，操作时稍用力。两掌自前额像梳头样向脑部按摩，至后颈时，两掌手指交叉以掌根挤压后颈有降压的作用。

5. 足部按摩法

中医经络学指出，脚心是肾经涌泉穴的部位，手心是心包络经劳宫穴的部位，经常用手掌摩擦脚心，可健肾、理气、益智、交通心肾，使水火相济、心肾相交，能防治失眠、多梦等，对高血压也有很好的疗效。

足部与全身脏腑经络关系密切，承担身体全部重量，故有人称足是人类的"第二心脏"。有人观察到足与整体的关系类似于胎儿平卧在足掌面。头部向着足跟，臀部朝着足趾，脏腑即分布在跖面（脚掌）中部。根据以上原理和规律，刺激足穴可以调整人体全身功能，治疗脏腑病变。

6. 针灸治疗

针灸治疗包括梅花针及耳针疗法，两者均有一定效果。

以曲池、合谷、内关、足三里、三阴交、行间等为主穴。根据病情酌情选择配穴：心慌、心跳、心痛，配神门、心俞、肝俞、血海等穴；头晕、头痛、耳鸣、失眠配风池、太阳、翳风、列缺等穴；尿中蛋白、红细胞阳性，或有白细胞出现，配肾俞、关元等穴；头晕、视力障碍、急躁、忧郁、四肢感觉异常配委中、风池、睛明等穴。另外，亦可采用耳针、皮肤针、穴位注射等疗法。

十、护理措施

1）保证合理的休息及睡眠，避免劳累，提倡适当的体育活动，尤其对心率偏快的轻度高血压患者，进行有氧代谢运动效果较好，如骑自行车、跑步、做体操及打太极拳等，但需注意劳逸结合，避免时间过长的剧烈活动，对自主神经功能紊乱者可适当使用镇静药。严重的高血压患者应卧床休息，高血压危象者则应绝对卧床，并需在医院内进行观察。

2）心理护理：患者多表现有易激动、焦虑及抑郁等心理特点，而精神紧张、情绪激动、不良刺激等因素均与本病密切相关。因此，对待患者应耐心、亲切、和蔼、周到。根据患者特点，有针对性地进行心理疏导。同时，让患者了解控制血压的重要性，帮助患者训练自我控制的能力，参与自身治疗护理方案的制订和实施，指导患者坚持服药，定期复查。

3）饮食护理：应选用低盐、低热量、低脂、低胆固醇的清淡易消化饮食。鼓励患者多食水果、蔬菜，嘱患者戒烟及控制饮酒、咖啡、浓茶等刺激性饮料。对服用排钾利尿剂的患者，应注意补充含钾高的食物，如蘑菇、香蕉、橘子等。肥胖者应限制热量摄入，控制体重在理想范围之内。

4）病情观察：对血压持续增高的患者，应每日测量血压 2 ~ 3 次，并做好记录，必要时测立、坐、卧位血压，掌握血压变化规律。如血压波动过大，要警惕脑出血的发生。如在血压急剧增高的同时，出现头痛、视物模糊、恶心、呕吐、抽搐等症状，应考虑高血压脑病的发生。如出现端坐呼吸、喘憋、发绀、咳粉红色泡沫痰等，应考虑急性左心衰竭的发生。出现上述各种表现时均应立即送医院进行紧急救治。

5）用药护理：服用降压药物应从小剂量开始，逐渐加量。同时，密切观察疗效，如血压下降过快，应调整药物剂量。在血压长期控制稳定后，可按医嘱逐渐减量，不得随意停药。某些降压药物可引起体位性低血压，在服药后应卧床 2 ~ 3 小时，必要时协助患者起床，待其坐起片刻，无异常后，方可下床活动。

6）控制食盐量。体内钠过多是导致高血压患者血压居高不下的一个重要原因，而饮食中食盐是钠的主要来源。所以高血压患者每日食盐摄入量均应控制在 5 g 以内。

7）切忌盲目进补。高血压患者切勿因为自己有病在身就盲目进补，要根据自己的具体病情和身体情况以清补为主，选择一些既有丰富营养，又有降压作用的食物，如山药、莲子、银耳、芹菜、燕麦、百合等，有助于增强人的体质。

8）饮食安排避免过饱。高血压患者要合理安排自己的饮食，尽量保持少食多餐的良好习惯，不要吃得过饱，这样不利于降压治疗。高血压患者通常较肥胖，必须吃低热量食物，总热量宜控制在每日 8.36 MJ 左右。食用油要含维生素 E 和亚油酸的素油；不要吃甜食。

9）多吃润燥、降压的食物。高血压患者的饮食要以利于健康和降压为最高原则，所以患者在日常饮食中要多吃一些利于降压和润燥的食物，比如蔬菜、水果，可以多吃一些冬瓜、西红柿、茄子、马铃薯、藕、洋葱、木耳及猕猴桃、山楂、苹果、香蕉等，这些食物含有丰富的钾，可以对抗钠对血压升高的作用，同时也起到补中益气，生津润燥的作用。

10）避免过食油腻的食物。高血压患者要控制自己的体重在正常范围内，不要多吃油腻的食物，饮食过于油腻对降压治疗也是非常不利的。在饮食中高血压患者可以适当多选用高蛋白、低脂肪的鱼虾类、禽类和大豆类制品，其中的不饱和脂肪酸和大豆磷脂有利于养生和降压。

十一、防控

（一）要定期测量血压

如果有家族史的患者，一定要注意定期检查，在家也要测量血压。此外，预防胜于治疗，而且高血压发病逐渐趋向年轻化，如果是生活作息不规律，经常抽烟、喝酒，肥胖等高危人群，也应该定期测量血压，一旦发现血压升高，能够及时控制。

（二）要保持心情开朗

不良心理其实不利于血压的控制，容易造成血压波动。所以，高血压患者凡事要想得开，不要生气，遇事能自我开解，学会包容和理解，养成乐观的性格，心情开朗有利于身体健康以及血压的控制。

（三）坚持用药是控制血压的必要条件

如果想控制好血压，必须坚持服药。因为高血压是不可逆的慢性病，只能用降压药物进行控制。切忌血压平稳后擅自停药或者减药，这样有可能造成血压不稳定，血压一旦突然升高，必定给生命造成威胁。所以，坚持服药是控制血压的必要条件。

（四）低脂、低盐饮食控制血压

高血压患者的饮食原则是低脂、低盐，因为低脂、低盐的饮食降低心脏的负担，同时也有利于血压的控制，因此在饮食上要注意，尽量吃些清淡的食物。当然，清淡饮食并不是指吃素，要保证均衡营养，才能保证控制血压的同时又不会影响健康。

（五）做好预防是控制血压的前提

做好预防也是控制血压的前提，年轻人要戒烟、戒酒，注意自身的体重，太胖的人要减重。同时，合理饮食，不要长期吃太重口味的食物，作息要规律，采取合理的锻炼方式，加强锻炼。经过生活习惯的改变，血压仍然偏高，则应该立即到医院就诊。

十二、预后

缓进型高血压发展缓慢，病程常可在 20 年以上。在第一期、第二期如能及时治疗，可获得痊愈或控制病情的进展。如血压能经常保持正常，控制在 160/100 mmHg 以下，则脑、心、肾等并发症不易发生，患者可长期保持一定的劳动力，但血压进行性增高，眼底病变较重，家族中有早年死于心血管病的家族史，以及血浆肾素活性或血管紧张素 Ⅱ 高的患者，预后较差。如病情发展到第三期，由于有脑、心、肾等脏器的严重损害，发生脑血管意外、心力衰竭、肾衰竭的可能性增多，可使劳动力减退或完全丧失。

急进型高血压进展迅速，预后差，平均仅存活 1 年。但如及早采取积极的治疗措施，有可能使 5 年生存率达到 50%。

高血压的死亡原因在我国以脑血管意外为最多，其次为心力衰竭和尿毒症。这与欧美国家以心力衰竭占首位，其次是脑血管意外和尿毒症者有所不同。

（邵长凤）

第三节　风湿性心脏病

风湿性心脏病，又称风湿性心瓣膜病，简称风心病，是风湿性心脏炎症后所遗留下来的以心脏各瓣膜病变为主的一种心脏病。轻者出现心悸气短、活动后喘促、疲劳、乏力、咯血等左心功能不全症状；重者出现头昏、心绞痛、心律失常甚至晕厥、猝死症状；晚期出现呼吸困难、咳嗽、咯血等左心功能不全症状，体征为主动脉瓣区听到响亮粗糙的吹风样收缩期杂音，向颈部传导，并伴有收缩期震颤等。据研究结果表明单纯二尖瓣病变占 46.7%，比例最高，然后依次为二尖瓣合并主动脉瓣，单纯主动脉瓣，三尖瓣和肺动脉瓣。病变主要是瓣膜的边缘和基底部发生水肿、渗出，并逐渐扩大到瓣膜全部，甚至累及腱索和乳头肌，使瓣膜交界区的瓣叶融合、腱索融合与缩短以及瓣叶的纤维化、僵硬、卷曲与钙化，从而导致瓣膜开口狭窄或关闭不全等。瓣膜狭窄：瓣膜交界粘连，增厚、变硬，不能完全开放，瓣膜口小，阻碍血液正常流动。瓣膜关闭不全：腱索和乳头肌增生、缩短、硬化，瓣膜不能完全闭合，血液反流。

一、流行病学

据 WHO 的不完全统计，全世界有超过 1 500 万风心病患者。本病多发于冬春季节，寒冷、潮湿和拥挤环境下，初发年龄多在 5 ~ 15 岁，复发多在初发后 3 ~ 5 年。

二、病因

风心病是甲组乙型溶血性链球菌感染引起的变态反应的部分表现，属于自身免疫性疾病。

三、发病机制

（一）病理变化

风心病在心脏部位的病理变化主要发生在心脏瓣膜部位，病理过程有以下三期：

1. 炎症渗出期

由于链球菌的感染使心脏的瓣膜出现炎症反应，瓣膜肿胀变性，其活动就会受到一定程度的影响。

2. 增殖期

由于瓣膜长期处于充血水肿状态，瓣膜血液循环不良，瓣膜发生纤维样变性、坏死结缔组织增生，这种结缔组织会成为瓣膜上的累赘，因为它并不具备正常心肌细胞的功能，此期引起瓣膜增厚变形失去弹性。

3. 瘢痕形成期

由于胶原纤维等增生，损伤处机化形成瘢痕，从而影响心脏瓣膜功能感染反复发作。

以上病理变化，在瓣膜部位的变化也是此起彼伏，一个部位通常发生重叠的病理变化。临床上常见的心脏瓣膜病变有：二尖瓣狭窄或关闭不全、主动脉狭窄或关闭不全、三尖瓣狭窄或关闭不全、联合瓣膜病变（多个瓣膜受损）等。

心脏瓣膜的病变使得心脏在运送血液的过程中出现问题，如瓣膜狭窄，使得血流阻力加大，为了吸入和射出足够多血液，心脏则更加费力地舒张和收缩，这样使心脏工作强度加大，效率降低，心脏易疲劳，久而久之造成心脏肥大，如二尖瓣狭窄到一定程度时由于左心房压力增高，导致肺静脉和肺毛细血管压力增高，形成肺淤血。

（二）中医病因病机

中医病因为风湿之邪侵袭和脏腑虚损，病机演变过程如下：

1. 风湿外侵，心体受损

禀赋素虚，屡受风寒湿邪侵袭，风湿入络迁延不愈，痹阻经脉；或因风湿入脉郁而化热，心营为之病变，气血运行不畅，盖人体气血之循脉皆赖于脏腑之气，尤依仗于心气之鼓动，心脏负担过重，心体受累而致病。此常见于病变早期或急性活动期。

2. 心脉痹阻, 气血瘀滞

风心病既成, 耗气伤血, 气虚不能布血, 血虚难以养心, 心气过耗, 以致心脏推动血液功能障碍, 血循失常, 瘀痹于心, 心脉为之痹阻, 脉络不通, 故见唇绀舌紫之外象, 咯血之肺脾瘀血之症。

3. 心气内虚, 累及他脏

心病既久, 势必累及肺、脾、肾诸脏。肺贯心脉而司呼吸, 心血郁阻, 株连肺脏, 移邪于肺, 而致痰瘀交阻, 肺气肃降无权, 故有咳嗽痰喘, 甚则倚息不能平卧。心气虚影响脾气虚弱, 运化失职, 则气血生化无源, 而致心血愈虚, 呈现惊悸、眩晕, 食少便溏等心脾两虚证, 脾阳不振, 难以运湿; 水湿内停, 肾阳虚衰, 蒸化无权, 聚水成饮; 水饮泛滥, 上则凌心射肺, 下则腹满肢肿。由此心、肺、脾、肾互相牵累, 阴阳、气血俱虚, 病变愈演愈烈, 最终导致心力衰竭, 阴阳离决。

四、临床表现

最常见症状是呼吸困难、胸闷胸痛、心悸、咯血和乏力等。

(一) 呼吸困难

呼吸困难是指患者主观上有空气不足或呼吸费力的感觉, 而客观上表现为呼吸频率、深度和节律的改变。根据发病机制, 呼吸困难可分为心源性呼吸困难、肺源性呼吸困难、中枢性呼吸困难、精神神经疾病性呼吸困难、中毒性呼吸困难及血源性呼吸困难六种基本类型。风心病的呼吸困难是因心脏瓣膜病导致长期或快速的肺淤血、肺泡弹性减退、通气功能障碍、心排血量减少、血流速度减慢、换气功能障碍等导致缺氧及二氧化碳潴留及肺循环压力增高, 引起反射性呼吸中枢兴奋性增高。

(二) 胸痛

胸痛是一种常见的症状, 可由多种原因引起, 有时起源于局部轻微损害, 有时由于内脏疾病所致。根据胸痛的起源可分为胸壁病变、胸腔器官疾病等其他原因引起的胸痛, 由心脏疾病引起的胸痛称为心源性胸痛。风心病引起的心绞痛, 胸腔或心包受损等致的胸痛均属此列。

(三) 晕厥

突然发生的、短暂的意识丧失, 由于大脑一时性广泛性供血不足所致。主要原因: 心脏排血量减少 (主动脉瓣病变) 或心脏停搏 (传导阻滞), 突然剧烈的血压下降 (大量的主动脉瓣反流) 或脑血管的普遍性暂时性闭塞 (血栓脱落)。心源性晕厥严重者称为急性心源性脑缺血综合征。

(四) 心悸

自觉心脏跳动伴有心前区不适感觉, 常见的原因为心律失常、心脏搏动增强等。

心脏瓣膜的病变使得心脏在运送血液的过程中出现问题, 如瓣膜狭窄, 使得血流阻力加大，为了射出足够的血液，心脏则更加费力地舒张和收缩，这样使心脏工作强度加大，效率降低，心脏易疲劳，久而久之造成心脏肥大。如二尖瓣狭窄到一定程度时由于左心房压力的增高，导致肺静脉和肺毛细血管压力增高，形成肺淤血，肺淤血后容易引起以下症状：呼吸困难，咳嗽，咯血，有的还会出现声音沙哑和吞咽困难。

临床上常见心脏瓣膜病变如下：

1. 二尖瓣关闭不全

风湿性二尖瓣关闭不全患者常仅有轻度症状，当有风湿活动、感染性心内膜炎或腱索断裂时症状加重，75%的二尖瓣关闭不全患者发生心房颤动，心房颤动可增加左心房的压力。左心室容量过大是引起二尖瓣关闭不全、患者心悸气短的另一重要原因。病变后期可有肺水肿、咯血和右心衰竭。

2. 主动脉瓣狭窄

主动脉瓣狭窄患者在代偿期可无症状，瓣口重度狭窄的患者大多有倦怠、呼吸困难（劳力性或阵发性）、心绞痛、眩晕或晕厥，甚至突然死亡。

1）心绞痛：20%～60%的患者可发生心绞痛，且疼痛随着年龄和瓣口严重程度的增加而增加。心绞痛的出现表明主动脉瓣口狭窄已相当严重。心绞痛可发生于劳累后，也可发生在静息时，表明与劳累和体力活动不一定有关。

2）眩晕或晕厥：约30%的患者有眩晕或晕厥发生，其持续时间可短至1分钟，长达半小时。部分患者伴有阿—斯综合征或心律失常。眩晕或晕厥常发生于劳动后或身体向前弯曲时，有时在静息状态，突然体位改变或舌下含服硝酸甘油治疗心绞痛时诱发。

3）呼吸困难：劳力性呼吸困难往往是心功能不全的表现，常伴有疲乏无力与静脉压阵发性升高。随着心力衰竭的加重，可出现夜间阵发性呼吸困难、端坐呼吸、咯粉红色泡沫痰。

4）猝死：20%～50%的病例可发生猝死，多数病例猝死前可有反复心绞痛或晕厥发作，但亦可为首发症状。其发生的原因可能与严重的、致命的心律失常，如心室颤动等有关。

5）多汗和心悸：此类患者出汗特别多，由于心肌收缩增强和心律失常，患者常感到心悸，多汗常在心悸后出现，可能与自主神经功能紊乱、交感神经张力增高有关。

3. 三尖瓣狭窄

三尖瓣狭窄的临床表现可因同时存在的二尖瓣狭窄而不甚显著或与二尖瓣狭窄的症状混淆。患者较易疲乏，常诉右上腹不适或胀痛及周身水肿。颈静脉的明显搏动常使患者颈部有一种扑动样不适感。此外，由于胃肠道的淤血，患者常诉食欲缺乏、恶心、呕吐或嗳气等。少数患者还可发生晕厥、周期性发绀或胸骨后不适、呼吸困难。

4. 三尖瓣关闭不全

无肺动脉高压的三尖瓣关闭不全的症状相对较轻。肺动脉高压及三尖瓣关闭不全并存时，心排血量降低，右心衰竭症状明显。可表现为乏力、全身水肿、腹水及肝淤血引起的右季肋区和右上腹胀痛。有颈部或腹部静脉搏动感，特别是在体力劳动或情绪激动时更为明显。有时可有眼球搏动，部分患者可有轻度黄疸。许多三尖瓣关闭不全患者在病情逐渐发展时，由并发存在的二尖瓣病变所引起的肺淤血可减轻，但虚弱、乏力及其他心排血量下降症状却变得明显。

5. 联合瓣膜病变

联合瓣膜病变有以下几种组合形式：同一病因累及 2 个或 2 个以上瓣膜，最常见为风湿引起的二尖瓣和主动脉瓣或其他瓣膜病变；其他为感染性心内膜炎，可同时侵犯二尖瓣、主动脉瓣、三尖瓣或肺动脉瓣。

病变源于 1 个瓣膜，随着病情发展可影响或累及另一个瓣膜，导致相对性狭窄或关闭不全。如风湿性二尖瓣狭窄可引起肺动脉高压，肺动脉高压可使心室压力负荷过重，引起右心室扩大而导致三尖瓣关闭不全。2 种或 2 种以上病因累及不同瓣膜，如风湿性二尖瓣病变并发感染性主动脉瓣炎。联合瓣膜病变对心功能的影响是综合性的。多瓣膜病变比单瓣膜病变预后更差。手术治疗效果往往较单纯性瓣膜病变差。

五、分型

（一）分类

临床上分为三类：

1. 风湿性心内膜炎

病变主要侵犯心瓣膜，其中二尖瓣最常受累，其次为二尖瓣和主动脉瓣同时受累，三尖瓣和肺动脉瓣极少受累。病变初期，受累瓣膜肿胀，瓣膜内出现黏液样变性和纤维素样坏死，浆液渗出和炎细胞浸润，病变瓣膜表面，尤以瓣膜闭锁缘上形成单行排列、直径为 1~2 mm 的疣状赘生物。这些赘生物呈灰白色半透明状，附着牢固，不易脱落。赘生物多时，可呈片状累及腱索及临近内膜。光镜下赘生物由血小板和纤维素构成，伴小灶状的纤维素样坏死，其周围可出现少量的阿绍夫小体（Aschoff 小体）。病变后期，由于病变反复发作，赘生物被机化，引起纤维组织增生，导致瓣膜增厚、变硬、卷曲、短缩，瓣膜间互相粘连，腱索增粗、短缩，最后形成慢性心瓣膜病。当炎症病变累及房、室内膜时，引起内膜灶状增厚及附壁血栓形成。由于病变所致瓣膜口狭窄或关闭不全，受血流反流冲击较重，引起左心房后壁粗糙，内膜增厚，称为 McCallum 斑。

2. 风湿性心肌炎

病变主要累及心肌间质结缔组织，常表现为灶状间质性心肌炎、间质水肿，在间质血管附近可见 Aschoff 小体和少量的淋巴细胞浸润。病变反复发作，Aschoff 小体机化形成小瘢痕。病变常见于左心室、室间隔、左心房及左心耳等处。

风湿性心肌炎在儿童可发生急性充血性心力衰竭；累及传导系统时可出现传导阻滞。

3. 风湿性心外膜炎

病变主要累及心外膜脏层，呈浆液性或纤维素性炎症。在心外膜腔内有大量浆液渗出，形成心外膜积液，当渗出以纤维素为主时，覆盖于心外膜表面的纤维素可因心脏的不停搏动和牵拉而形成绒毛状，称为绒毛心。渗出的大量纤维素如不能被溶解吸收，则发生机化，使心外膜脏层和壁层互相粘连，形成缩窄性心外膜炎。干性心外膜炎时患者出现心前区疼痛，听诊可闻及心包摩擦音。湿性心外膜炎时患者可诉胸闷不适，听诊心音弱而遥远。

（二）分期

按病理变化分三期：

1. 变质渗出期

病变部位结缔组织纤维发生黏液样变性，纤维素样坏死。还有少量浆液和炎症细胞（淋巴细胞、个别中性粒细胞和单核细胞）浸润。此期持续约 1 个月。

2. 增生期

增生期为肉芽肿期，形成具有特征性的风湿性肉芽肿，即 Aschoff 小体，对本病具有诊断意义。Aschoff 小体体积颇小，多发生于心肌间质、心内膜下和皮下结缔组织。在心肌间质小血管旁，略呈梭形，其中心为纤维素样坏死灶，周围有各种细胞成分：① Aschoff 小体细胞，胞质丰富，嗜碱性，核大，呈卵圆形、空泡状。染色质集中于核的中央，核的横切面状似枭眼；纵切面上，染色质状如毛虫。②Aschoff 巨细胞：含有 1 ~ 4 个泡状的核，与 Aschoff 小体相似，胞质嗜碱性。此期经过 2 ~ 3 个月。

3. 纤维化期（愈合期）

细胞成分减少，出现成纤维细胞，产生胶原纤维并变为纤维细胞。整个小体变为梭形小瘢痕。此期经过 2 ~ 3 个月。

六、并发症

常见并发症有：

1. 心律失常

即我们常说的"心脏乱跳"，最常见的是心房颤动，心房颤动是风心病中最常见的心律失常，发生率在 50% 以上，有时为首发症状，也可为首次呼吸困难发作的诱因或体力活动受限的开始。心房颤动可导致心功能差，令患者感觉不舒服，最主要的是可能导致心房内血栓形成。

2. 血栓栓塞

巨大左心房合并心房颤动容易导致血栓形成，而血栓脱落可引起栓塞。脑栓塞可引起偏瘫失语；四肢动脉栓塞可引起肢体的缺血、坏死；深静脉血栓可导致肺动脉栓塞。

3. 感染性心内膜炎

感染性心内膜炎发生在瓣膜病的早期，细菌附着在瓣叶表面，聚集形成赘生物，感染的细菌常见链球菌、葡萄球菌、肠球菌等。一旦发生感染性心内膜炎就可以加重心力衰竭。同时赘生物脱落导致栓塞。

4. 心力衰竭

心力衰竭为晚期并发症，是风心病的主要致死原因，发生率占 50% ~ 70%。主要表现为心源性恶病质，多脏器功能障碍。

七、辅助检查

（一）生化检查

实验室检查：可做红细胞沉降率（简称血沉）和 C 反应蛋白等免疫系统的检查。

（二）X 线检查

X 线检查可以了解心脏大小和肺部的改变。

（三）其他检查

1. 超声心动图

超声心动图作为一种无创方法，已经是评价各瓣膜病变的主要手段之一，不仅可以测定心腔大小、心室功能，也可以测定跨瓣膜压差、瓣膜开口面积、肺动脉压力等指标。

2. 心电图

心电图可明确患者的心律，有无心肌缺血改变，是否合并有心房颤动等。

3. 心血管造影

对部分年龄大于 45 岁的患者，心电图提示有心肌缺血改变者，心血管造影可以明确有无合并冠脉病变。

八、诊断与鉴别诊断

（一）诊断

依据患者的病史、临床表现、体征、超声心动图等检查，风心病的诊断比较容易。

（二）鉴别诊断

1. 二尖瓣狭窄

应与先天性二尖瓣狭窄、左心房黏液瘤、功能性二尖瓣狭窄相鉴别。

2. 二尖瓣关闭不全

应与先天性心脏病、二尖瓣乳头肌功能失调、二尖瓣脱垂相鉴别。

3. 主动脉瓣关闭不全

应与梅毒性主动脉瓣关闭不全、高血压和动脉粥样硬化、二叶式主动脉瓣、感染性心内膜炎、马方综合征、先天性主动脉瓣关闭不全及夹层动脉瘤等相鉴别。

4. 主动脉狭窄

主要与特发性肥厚性主动脉瓣下狭窄、主动脉瓣上狭窄相鉴别。

5. 亚急性感染性心内膜炎

多见于原有心脏瓣膜病变的患者，有进行性贫血、脾脏肿大、淤斑、杵状指或栓塞现象。血培养阳性。

6. 病毒性心肌炎

病毒性心肌炎为病毒感染引起的心肌炎，其原发感染的全身表现和因心肌损害而出现的体征与心电图变化与风心病表现相似，而病毒性心肌炎的全身表现一般较轻，白细胞正常或降低，血沉不快，C 反应蛋白多呈阴性，无心脏杂音。

九、治疗

（一）手术治疗

1. 手术适应证

需要指出的是，大部分血流动力学已经严重的瓣膜病变患者，除非合并有手术禁忌证，即使没有临床症状也应该手术治疗。随着心肌保护技术和心脏手术技术的进步，目前风心病治疗效果稳步提高，外科手术成功率达到了 98%，长期生存率满意，主要包括瓣膜成形术和瓣膜置换术。

2. 瓣膜成形术

瓣膜成形术包括单独或联合使用人工瓣环成形术，瓣叶增厚纤维组织剥离，瓣叶钙化灶切除补片修补，以及腱索增厚、融合的矫治等。

3. 瓣膜置换术

随着心血管外科技术的发展以及人们对生活质量要求的提升，二尖瓣置换术已经逐步替代闭式二尖瓣交接分离术、经皮二尖瓣球囊扩张术、直视二尖瓣成形术、交界切开术成为目前治疗风心病的主要方法。

4. 瓣膜的选择

目前的人工瓣膜主要有生物瓣和机械瓣两种。每种瓣膜自有其特点，手术费用两种瓣膜差别不大。患者可根据自身情况选择。首先，对于年龄在 65 岁以上的老年患者可选择使用生物瓣膜，生物瓣术后无须终身服用抗凝药物，避免了每天使用抗凝药物带来的相关并发症，因此对于年轻的女性，尤其是有妊娠生育需求的患者也是一种很好的选择，但生物瓣的平均适应寿命在 10 年左右，也就是说生物瓣术后可能因为瓣膜衰败需要再次换瓣。

机械瓣的特点是使用时间长，耐磨损，不用担心瓣膜本身的衰败老化，但由于机械瓣对血液的破坏作用，因此有形成血栓的倾向，需要术后长期严格服用华法林抗凝，需要定期复查抗凝强度调整药量，以免出现抗凝过度而出血或抗凝不足而导致栓塞。所以，瓣膜的选择应该充分考虑患者年龄、有无合并心房颤动、经济条件等综合因素。

（二）中医治疗

1. 分型治疗

1）风热袭表

治法：宣肺解表，清热化痰

方药：连翘 9 g，银花 9 g，秦艽 12 g，桑枝 15 g，黄芩 12 g，桔梗 6 g，西河柳 9 g，杏仁 10 g。

加减：高热加石膏、栀子；咽痛甚加射干、山豆根；皮下结节、环行红斑、血沉快加柴胡、丹参。

用法：每日 1 剂，水煎，分 2 次服。

疗效：以上方为主加减治疗 90 例，基本治愈 72 例，好转 7 例，无效 11 例，有效率为 87.8%。

常用成方：银翘散、麻杏石甘汤、二妙散、麻黄加术汤、桂枝白虎汤、桂枝芍药知母汤等。

2）心脾两亏

治法：健脾宁心，补益气血。

方药：黄芪 30 g，当归 15 g，茯苓 20 g，生、熟地黄各 12 g，川芎 9 g，茯神 15 g，远志 6 g，大枣 15 g，陈皮 6 g，炙甘草 5 g。

加减：惊悸、怔忡甚加龙骨、牡蛎；胃纳不佳加炒六曲、鸡内金；大便不实加扁豆、淮山药等。

用法：每日 1 剂，水煎，分 2 次服。

疗效：共治疗 66 例，基本治愈 20 例，好转 37 例，无效 9 例，有效率为 86.4%。

常用成方：六君子汤、归脾汤、防己黄芪汤、四物汤、补中益气汤等。

3）心肺瘀痹

治法：活血化瘀，宁心益肺。

方药：丹参 30 g，川芎、赤芍各 9 g，地龙 3 g，党参 20 g，当归 15 g，煅龙牡各 30 g，枳壳 10 g，生地黄 30 g，降香 9 g，炙甘草 6 g，麦冬 12 g。

加减：心悸失眠加酸枣仁、柏子仁；水肿加米仁、车前子；咯血加仙鹤草、藕节炭。

用法：每日 1 剂，水煎，分 2 次服。

疗效：共治疗 176 例，总有效率 79% 左右。

常用成方：血府逐瘀汤、失笑散、补阳还五汤、丹参饮等。

4）脾肾阳虚（水气凌心）

治法：温阳利水，益气固脱。

方药：熟附子 12 g，茯苓 20 g，白术 12 g，黄芪 30 g，人参 5 g，桂枝 10 g，麦冬 10 g，五味子 12 g，丹参 20 g，生姜 3 片。

加减：心悸、怔忡甚加朱砂、龙齿；喘甚加蛤蚧、苏子；水肿明显加泽泻、猪苓、二丑等。

用法：每日 1 剂，水煎，分 2 次服。

疗效：在上方基础上共治疗 72 例患者，其中大部分患者的临床症状得到不同程度缓解，仅 2 篇有死亡病例的报道。

常用成方：真武汤、参附汤、四逆汤、都气丸、龙牡救逆汤等。

2. 其他疗法

1）针灸

取穴：主穴，内关、足三里、三阴交、心俞。配穴，若心悸严重者加神门、膻中；

心房颤动加间使、华佗夹脊胸 4~5；呼吸困难加肺俞、列缺；心动过速加厥阴俞；心动过缓加素髎、百会；下肢水肿加阳陵泉；有风湿活动加风池、大椎。

操作：以提插捻转中等感应为主，心动过缓或体质较差用弱感应（素髎用括针柄法 100~200 次），心动过速用较强感应，间歇动留针或静留针 15 分钟（背俞穴不留针），每日或隔日治疗 1 次，10 次为 1 个疗程。

疗效：共治疗 19 例，基本治愈 10 例，好转 6 例，无效 3 例，总有效率为 84.2%。

2）耳针

取穴：主穴，心、神门、内分泌、皮质下；配穴，肾上腺、小肠、风湿线、交感。

风湿线位置：位于耳舟中，自锁骨穴至肘穴间连线，本穴呈线状。

操作：每次取 2~3 个主穴，1~2 个配穴。开始可以针刺为主，体质强者针双侧，体质差者针单侧，并接遍电针仪，以密波刺激，开始刺激强度宜轻，以后逐渐加强，时间为 45 分钟左右，随病情好转，延长留针时间。当病情趋向稳定，可用磁珠（强度 380 高斯）贴敷配合针刺，即一耳针刺，取针后在另一耳贴敷磁珠。方法为将磁珠先置于 0.7 cm × 0.7 cm 大小的方块胶布中，于所选穴位测得敏感点后贴上，并做按压。值得一提的是，对本组处方中主穴心穴的位置有不同意见，有人认为在耳甲腔最凹处，须做仔细测定。耳针在心力衰竭期间或治疗初期可每日 1 次，待症状改善后，可改为隔日 1 次或每周 2 次。穴位根据病情变化而更换，以 3 个月为 1 个疗程，停针 7 日，再做下 1 个疗程。

十、护理措施

1）休息。包括体力和精力两个方面。患者症状不明显时可适当做些轻工作，但不要参加重体力劳动，以免增加心脏负担。患者伴有心功能不全或风湿活动时应绝对卧床休息，一切生活均应由家人协助。对患者态度要和蔼，避免不良刺激。

2）预防呼吸道感染。病室要阳光充足、空气新鲜、温度适宜，防止因呼吸道感染引起风湿活动，加重病情。

3）心功能不全者应控制水分的摄入，饮食中适量限制钠盐，每日以 10 g 以下为宜，切忌食用盐腌制品。

4）服用利尿剂者应吃些水果如香蕉、橘子等。

5）心房颤动的患者不宜做剧烈活动。应定期门诊随访；在适当时期要考虑行外科手术治疗，何时进行应由医生根据具体情况定。

6）如需拔牙或做其他小手术，术前应采用抗生素预防感染。

7）术后注意加强营养，不宜吃太咸的食物，主要是补充蛋白质和各种维生素。服用华法林抗凝的患者不宜过多或长期食用含维生素 K 丰富的食物，如菠菜、猪肝、胡萝卜、菜花、豌豆等。由于饮酒可以影响华法林的代谢，所以在抗凝期间不要饮酒。

十一、防控

本病是风湿病的后果，积极预防甲型溶血性链球菌感染是预防本病的关键。积极有效的治疗链球菌感染，如根治扁桃体炎、龋齿和鼻窦炎等慢性病灶可预防和减少本病发生。

（一）服药

术后早期需要按时服用一些药物，主要是抗凝物、强心利尿剂等。置换生物瓣需要在术后半年服用阿司匹林低强度抗凝治疗，置换机械瓣则需要终身服用抗凝药物。

（二）养成良好生活习惯

注意保持良好的生活习惯，少熬夜，避免劳累。

（三）加强体育锻炼

加强体育锻炼，增强机体抗病能力，对本病也有重要的预防作用。平时可适当锻炼，增强体质，防止感冒等呼吸道炎症。如果患有牙周炎、泌尿系感染等，应该及时就医，并主动向医生讲解自己曾接受过的心脏瓣膜手术，并准确提供自己目前的用药情况。

（四）积极就医

一旦身体不适，应该在医生指导下用药，不可自己随便使用抗生素等药物。

十二、预后

本病的预后取决于受累瓣膜的数量和程度，数量愈多，程度愈重，预后愈差。此外，反复风湿活动及有严重并发症而又未能及时治疗者，预后不良。

根据本病的病理变化和自然预后，一般应在代偿功能尚可时进行外科治疗，可以明显提高患者生存期和生活质量；到了晚期，虽然有的患者还可施行手术，但手术本身的危险性也就更大了，对于术后患者的生存和预后均有不良影响。

（苏琳）

第六章　消化系统疾病

第一节 食管炎

食管炎泛指食管黏膜浅层或深层组织由于受到刺激或损伤，食管黏膜发生水肿和充血而引发的炎症。主要表现为烧心，吞咽时疼痛、吞咽困难及胸骨后疼痛。

食管下端有不正常的柱状上皮覆盖，称之为巴雷特（Barrett）食管。普遍认为是获得性的，并与反流性食管炎密切相关，有发生腺癌的可能。Barrett食管由内镜诊断，一般认为须距食管胃接合部至少有3 cm以上的柱状上皮覆盖才能称为Barrett食管。也有人认为Barrett食管是先天性的，因胎儿发育时期，食管的柱状上皮被鳞状上皮替代。异位柱状上皮残留于食管可在食管任何部位发生。Barrett食管炎临床上多见于中、老年人。男性多见，男女的比例为（3~4）:1。症状主要是胃食管反流及并发症所引起的，胃食管反流症状为胸骨后烧灼感、胸痛及反胃现象。可发生严重的并发症，良性并发症包括反流性食管炎、食管狭窄、溃疡、穿孔、出血和吸入性肺炎等。Barrett食管的治疗目的是控制胃食管反流、缓解症状、防治并发症及减少恶性变的危险。可行内科治疗或手术治疗。

一、流行病学

（一）流行趋势

食管炎的发病率较高，临床上最常见的是反流性食管炎。由于老年人食管下括约肌功能相对较差及合并食管裂孔疝发生率高，所以食管炎在老年人中较为高发；男性比女性发病率高（因为酗酒）；食管炎在秋冬季节高发，从地域的差异来看，由于饮食差异，北方人群反流性食管炎的发病率较高。

（二）高危人群

食管炎可发生于任何年龄的人群，成人发病率随年龄增长而升高，其中老年人、肥胖人群、长期吸烟和饮酒及精神压力大的人群是反流性食管炎的高发人群，其原因是：

1）老年人身体功能逐渐衰退，其中食管下括约肌功能、胃肠蠕动功能及胃排空功能的衰退导致胃食管反流。

2）肥胖人群多由于脂肪堆积腹部，造成腹压增加引起反流，另外，经常吃脂肪类食物还会降低食管下括约肌压力，造成反流。

3）长期吸烟喝酒的人群，由于烟草中含尼古丁，可降低食管下括约肌压力，使其处于松弛状态，加重反流；酒的主要成分为乙醇，不仅会刺激胃酸分泌，还会使食管下括约肌松弛，造成胃食管反流。

4）精神压力大会造成内分泌紊乱和自主神经紊乱，从而引起反流。

二、病因及发病机制

1）吞咽热食、尖锐异物或咀嚼不充分的软骨，以及误食腐蚀剂等直接损伤食管黏膜引起炎症。过热的食物引起的食管炎可很快自愈。经常使用胃管刺激食管也能引起食管炎。

2）物理或化学性食管炎，放射线照射引起的食管炎反应称放射性食管炎。药物如奎尼丁、四环素、氯化钾、铁剂等刺激食管黏膜，尤其是药物片剂停滞于食管，也可引起食管炎。

3）抗生素使用时间过长，导致食管黏膜真菌增殖引起感染。

4）食管下括约肌功能减低。正常人食管下括约肌有一个高压区，防止胃内容物反流至食管。许多原因可使食管下括约肌功能减低，包括食管裂孔疝，容易引起胃及肠内容物反流入食管，是造成食管黏膜炎性病变的主要原因。

5）腹腔压力增高。如大量腹水、妊娠，造成腹压升高，易形成反流，反流物损伤食管黏膜引起炎症。

6）食管蠕动障碍。通常情况下，胃内容物反流入食管时，由于张力的作用引起食管继发性蠕动，将反流物送回胃内。食管蠕动减慢，使反流物在食管内停留时间延长，易引起食管炎，食管炎又减弱了食管下括约肌的功能，加重反流，形成恶性循环。

胃食管反流的酸性胃液及胃全切除后的碱性肠液反流均可发生食管下端黏膜损害，出现柱状上皮上移。反流性食管炎发生后使食管下括约肌收缩力降低及食管清除功能下降亦促使 Barrett 食管的形成。反流物包括胃酸、胃蛋白酶、胰酶、胆酸的一项或多项，促使胃食管反流患者食管鳞状上皮化生。鳞状上皮被破坏后为贲门部的胃柱状上皮向头端转移至食管受损区再上皮化。其他少见的情况有腐蚀性烧伤食管或长期应用抗癌化疗损害食管黏膜亦可发生 Barrett 食管。食管运动功能障碍伴随柱状上皮食管的因果关系尚不完全明了。长期随诊中发现食管柱状上皮有癌变的可能，但柱状上皮有恶性变潜在危险的易感因素不明。

三、临床表现

从大多数患者的情况来看，食管炎最主要的症状便是吞咽食物时出现疼痛、心口灼热及胸骨后疼痛居多。若是比较严重的食管炎患者，很可能会引起食管痉挛和食管狭窄。一般的食管炎患者出血的症状比较轻微，但是仍旧有可能会引起吐血及解柏油样大便。因此，如果有这些症状发生时，患者一定要及时去医院就诊，明确是不是食管炎发作。

当患者感觉到胃灼热或者心口疼痛，在吃刺激性食物以及喝热开水时胸骨后面的疼痛感明显增加，都是早期食管炎的症状。如果患者在吞咽食物时觉得发噎，是因为食管水肿和食管内变窄以及食管壁因炎症长期刺激而引起痉挛性收缩所导致的。食管炎患者出现便血或呕血的症状时，都是因为没有及时治疗而引起的食管炎恶化。

四、分类

（一）根据病因分类

1. 放射性食管炎

因放射线所引起的食管损伤，称为放射性食管炎。常见于放疗后 1 周或数周出现，一般症状较轻。严重者可出现胸部剧痛、发热、呛咳、呼吸困难、呕吐、呕血。

2. 表层脱落性食管炎

表层脱落性食管炎又称特发性食管黏膜剥脱症、创伤性食管黏膜表层管型剥脱等多种病名。患者感到剑突下或上腹部隐约不适，时有轻度下咽困难或嗳气。在进热饮料或热酒后，咽喉有烧灼感或吐血。

3. 腐蚀性食管炎

腐蚀性食管炎常作为意外事故发生于 3 岁以下小儿，特别是形形色色的家用清洁剂已进入众多家庭，易被小儿误服，这些制品中含有氢氧化钠（钾）、碳酸钠（钾）、高锰酸钾等。成人的腐蚀性食管炎往往因吞服强酸或强碱所致。用盛饮料或酒类的容器存放强酸、强碱而不慎被误服的病例也屡见不鲜。近年药物引起的食管炎受到临床关注。现已认识到，所有年龄组患者，在各种情况下服用各种治疗剂量的药物均可能损伤食管。

4. 化脓性食管炎

化脓性食管炎是发生于食管黏膜有破损的情况下，化脓性细菌侵入食管黏膜所导致的化脓性炎症。患者可无症状或仅有颈部疼痛或咽痛。病变范围较大的患者除颈部疼痛或吞咽痛外，还可出现吞咽困难、胸骨后疼痛、寒战、发热等症状。反应性较高者常可出现高热。少数患者可发生败血症并出现相应的表现。

（二）根据病程分类

1. 急性食管炎

1）单纯性卡他性炎：常因食入刺激性强的或高温食物引起。

2）化脓性炎：多继发于食管憩室引起的食物潴留、腐败、感染，或形成脓肿，或沿食管壁扩散造成蜂窝织炎。进而可继发纵隔炎、胸膜炎与脓胸。

3）坏死性食管炎：强酸、强碱等化学腐蚀剂可造成食管黏膜坏死及溃疡形成，治愈合后可引起瘢痕狭窄。此外，还可由某些传染病如伤寒、猩红热、白喉等炎症病变波及食管黏膜所致。

2. 慢性食管炎

1）单纯性慢性食管炎：常由于长期摄入刺激性食物、大量吸烟、食管狭窄致食物潴留与慢性淤血等引起。病理变化常呈现食管上皮局限性增生与不全角化，还可形成黏膜白斑。

2）反流性食管炎：是由于胃液反流至食管，引起食管下部黏膜慢性炎性改变。

3）Barrett 食管：慢性反流性食管炎可引起食管下段黏膜的鳞状上皮被胃黏膜柱状

上皮所取代，成为 Barrett 食管，该处可发生溃疡或癌变（Barrett 食管腺癌）。

五、并发症

食管炎可发生严重并发症，常见的并发症有：

（一）溃疡

食管炎引起溃疡的发病率为2%～54%，食管柱状上皮受酸性消化液腐蚀后可以发生溃疡，出现类似胃溃疡的症状，疼痛可放射至背部，并可引起穿孔、出血、浸润、溃疡，溃疡愈合后发生狭窄，出现下咽不畅的症状。甚至可穿透主动脉导致大出血而迅速致死。Barrett 食管溃疡的病理分型有两种，最为常见的为发生在鳞状上皮段的浅表性溃疡，这种类型与因反流性食管炎引起的溃疡相似。另一种少见的为发生在柱状上皮段的深大溃疡，与消化性溃疡相似。

（二）食管狭窄

食管狭窄是最常见的并发症，发生率为15%～100%。狭窄部位多位于食管中上段的鳞、柱状上皮交界处，而胃食管反流引起的狭窄多位于食管下段。反流性食管炎的发生率为29%～82%。病变可单独累及柱状上皮，也可同时累及鳞状和柱状上皮。

（三）恶变

食管炎中癌肿的发生率不甚确切，长期反流物进入食管可能引起恶变。但有研究认为食管炎患者施行了抗反流手术亦不能使这些柱状上皮消退，亦不减少恶变的危险性。食管的柱状上皮区内可以发生异型增生，程度可自低度到高度，有时低度异型增生不易与正常柱状上皮区别，高度异型增生与原位癌有时难以区别，并可进展至浸润癌。这些恶变的肿瘤系腺癌。需要指出的是，内镜发现贲门腺癌伴有良性柱状上皮与柱状上皮异型增生为腺癌是有区别的。食管上皮的异型增生是癌前病变已为多数人公认。

（四）胃肠道出血

胃肠道出血可表现为呕血或便血，并伴有缺铁性贫血，发生率约为45%，其出血来源为食管炎和食管溃疡。

六、辅助检查

（一）生化检查

1. 食管 pH 值测定
测定食管 pH 值，观察其反流情况。必要时可做24小时食管 pH 值监测试验，了解食管 pH 值昼夜节律变化。
2. 酸滴入试验
通过酸滴入试验激发患者症状，作为诊断方法之一。

（二）其他检查

1. 纤维内镜

纤维内镜可见食管中下段黏膜充血、水肿、表面糜烂及浅小溃疡，有时可见狭窄。

2. 食管钡餐检查

食管蠕动减弱，食管下段黏膜皱襞粗乱，有时可见小龛影及狭窄。

3. 食管压力测定

正常人安静时，食管下括约肌有一定压力，有胃食管反流的患者压力降低。

七、诊断与鉴别诊断

（一）诊断

1. 诊断要点

1）病初食欲缺乏，继之吞咽困难，流涎和呕吐，常出现拒食或吞咽后不久即出现食物反流。急性食管炎患者因胃液逆流而发出异常呼噜声，口角黏附黏液丝。触诊食管呈硬索状肿。

2）食管钡餐造影。食管黏膜面不平滑，有带状阴影。

3）食管内镜检查可以直接检查到食管黏膜的炎症状态。

2. 四类食管炎的诊断方法

1）化脓性食管炎：化脓性食管炎以异物所致机械损伤最为常见。细菌在食管壁繁殖，引起局部炎性渗出、不同程度的组织坏死及脓液形成，也可呈较为广泛的蜂窝织炎。

2）食管结核：食管结核患者一般多有其他器官结核的先驱症状，特别是肺结核。食管本身症状往往被其他器官症状混淆或掩盖，以致不能及时发现。按照结核的病理过程，早期浸润进展阶段可有乏力、低热、血沉增快等中毒症状，但也有症状不明显者。继之出现吞咽不适和进行性吞咽困难，常伴有持续性咽喉部及胸骨后疼痛，吞咽时加重。溃疡型的病变多以咽下时疼痛为其特征。食物溢入气管应考虑气管食管瘘的形成。吞咽困难提示病变纤维化引起瘢痕狭窄。

3）真菌性食管炎：真菌性食管炎的临床症状多不典型，部分患者可以无任何临床症状。常见症状是吞咽疼痛、吞咽困难、上腹不适、胸骨后疼痛和烧灼感。重者胸骨后呈刀割样绞痛，可放射至背部，酷似心绞痛。念珠菌性食管炎可发生严重出血但不常见。未经治疗的患者可有上皮脱落、穿孔甚至播散性念珠菌病。食管穿孔可引起纵隔炎、气管食管瘘和食管狭窄。对持续高热的粒细胞减少患者应检查有无皮肤、肝、脾、肺等播散性急性念珠菌病。

4）病毒性食管炎：食管的单纯疱疹病毒（HSV）感染常同时有鼻唇部疱疹。主要症状为吞咽疼痛。疼痛常于咽下食物时加剧，患者吞咽后食物在食管内下行缓慢。少数患者以吞咽困难为主要症状，轻微感染者可无症状。

（二）鉴别诊断

1. 食管裂孔疝

反流性食管炎与食管裂孔疝常合并存在。在临床上，两者均可出现反流症状，如烧心感、反酸、咽下困难等，也均可因腹内或胃内压增高而加重症状。但由于食管炎是原有的食管下括约肌压力降低所致，故其症状仅限于胃食管反流现象。而食管裂孔疝是由于膈食管裂孔处解剖异常，不但影响食管，也侵及附近神经，甚至影响心肺功能。故其反流症状较重，胸骨后可出明显疼痛，也可出现咽部异物感和阵发性心律不齐。而在诊断上，食管裂孔疝主要依据 X 线所见，不需要其他检查。对疑有食管裂孔疝者，X 线透视检查须采取多种方法。如体位转变、抬腿腹部加压及头低足高等方法。特别在吸气时，可见到腹部食管及贲门疝滑入胸腔。在内镜检查亦有时发现疝囊腔。两病鉴别如下：①反流性食管炎，发生机制主要为胃、十二指肠引致的食管下括约肌关闭不全，临床症状仅有反流现象，诊断方法有酸滴注食管压力及 pH 值测定；②食管裂孔疝，发生机制主要为膈食管裂孔处解剖异常，但可继发于反流性食管炎，临床症状除反流症状外还有压迫神经、影响心肺的症状，诊断方法主要 X 线食管钡餐透视，其次为内镜检查。

2. 食管贲门黏膜撕裂综合征

食管炎需与食管贲门黏膜撕裂综合征鉴别，后者最典型的是患者先有干呕或呕吐正常胃内容物 1 次或多次，随后呕吐新鲜血，与食管炎不同的是无显著的上腹痛，而以出血为主要特征。诊断主要靠内镜检查。由于浅表的撕裂病损在出血后 48 ~ 72 小时多数已愈合，因此应及时行内镜检查。镜下可见黏膜和黏膜下有纵行线形裂伤。大多为单个裂伤，一般长 3 ~ 20 cm，宽 2 ~ 3 mm。病变呈梭形或梨形，尖端指向胃，基底平整，覆盖血液或黄色苔状物，边缘锐利，周围黏膜稍肿胀。当内镜检查在出血 1 周左右进行时，可见愈合的撕裂伤，呈现为线形灰白色的瘢痕，有红色的边缘，发生撕裂的部位多位于胃食管连接处及其远端的胃和近端食管。X 线诊断对此病的诊断较困难，只在少数情况下造影剂残留在胃或食管壁内而疑及本症。

3. 食管贲门失弛缓症

食管贲门失弛缓症是一种食管的神经肌肉功能障碍性疾病。也可出现如反流性食管炎样的食物反流、吞咽困难及胸骨后疼痛等症状。但本症多见于 20 ~ 40 岁的年轻患者，发病常与情绪波动及冷饮有关。X 线钡餐检查可见鸟嘴状及钡液平面等特征性改变。食管压力测定可观察到食管下段 2/3 无蠕动，吞咽时食管下括约肌压力比静止压升高 10 mmHg，并松弛不完全。必要时可做内镜以排除其他疾病。

4. 弥散性食管痉挛

弥散性食管痉挛也可伴有吞咽困难和胸骨后疼痛，是一种食管下段 2/3 无蠕动而有强烈收缩的疾病，一般不常见，可发生于任何年龄。食管钡餐检查可见螺旋状食管，即食管收缩时食管外观呈锯齿状。食管测压试验可观察到反复非蠕动性高幅度持久的食管收缩。

5. 食管癌

食管癌以进行性咽下困难为典型症状，出现烧心和反酸的症状较少，但若由于癌瘤的糜烂及溃疡形成或伴有食管炎症，亦可见胸骨后灼痛，一般进行食管 X 线钡餐检查或食管镜检查，不难与反流性食管炎鉴别。

八、治疗

（一）治疗原则

治疗原则是减少胃内容物反流，降低反流物的刺激性，改善食管下括约肌功能。

1. 减少反流

由于患者处于水平位及头低脚高位时易发生反流，所以应将床头抬高使床头至床尾有一个斜形坡度，这样即使出现反流也能较快消除。嘱患者睡前不再进食，晚餐与入睡的间隔应拉长，大于 3 小时。每餐后让患者处于直立位或餐后散步，借助重力促进食物排空。另外要忌食刺激性食物，避免剧烈运动。

2. 降低反流物的刺激性

可服用药物如西咪替丁、雷尼替丁，能抑制、减少胃酸分泌。也可用奥美拉唑。另可用氢氧化铝凝胶，能减少胃酸的刺激。

3. 改善食管下括约肌的功能

餐前 15 ~ 30 分钟服用甲氧氯普胺或多潘立酮，可增加食管下括约肌的压力，加速胃的排空，减少反流。也可用西沙必利这种新胃肠动力药。

（二）药物治疗

1. 抗酸剂

包括单一的或复方的碱性药物，可任选一种或几种联合使用，8 ~ 12 周为 1 个疗程。

1）氢氧化铝凝胶剂：每次服用 4 ~ 6 ml，每日 3 次，饭前 1 小时和睡前服用，病情严重时剂量可加倍。

2）氢氧化铝片剂：使用较少，服法为每次 0.6 ~ 0.9 g，每日 3 次，饭前服用。

3）复方氢氧化铝：每次 2 ~ 4 片（每片含氢氧化铝 0.245 g），每日 3 ~ 4 次，饭前 30 分钟或胃痛发作时嚼碎后服用。

4）胶体次枸橼酸铋：每次 1 包（铋 0.11 g），每日 3 ~ 4 次，化水冲服，饭前半小时和睡前服用。共用药 4 ~ 8 周，一般用药不要超过 8 周。开始下 1 个疗程前的 2 个月内不要服用任何铋剂。

2. 抑酸剂

抑酸剂是治疗本病的主要药物，但治愈后一旦停药，症状可复发。因此长疗程维持治疗十分必要。维持治疗的用药剂量一般采用治疗量的半量，维持的时间愈长，复发率愈低。

1）西咪替丁：成人每次 0.2 g，每日 3 次，吃饭时或饭后服用，临睡前再服 0.4 g，6 ~ 12 周为 1 个疗程。儿童每日按每千克体重服用 20 ~ 40 mg，分次服用；也可于每日睡前顿服 800 mg。

2）法莫替丁：每次 20 mg，每日 2 次，饭后或睡前服用。8 ~ 12 周为 1 个疗程。

3）奥美拉唑：20 mg，每日 1 次。

4）雷尼替丁：每次口服 0.15 g，早晚各服 1 次，连服 8 ~ 12 周为 1 个疗程。

3. 胃动力药物

1）多潘立酮：每次 10 ~ 20 mg，每日 3 次，饭前服用。

2）甲氧氯普胺：口服每次 5 ~ 10 mg，每日 2 ~ 3 次，饭前服用。肌内注射每次 10 ~ 20 mg，一般每日每千克体重用药量不宜超过 0.5 mg。

3）西沙必利：每次 5 ~ 10 mg，每日 3 次，饭前半小时服用。

4. 胃黏膜保护剂

硫糖铝：每次 1 g，每日 4 次，餐后 2 ~ 3 小时服用，需嚼碎吞服。

5. 中成药治疗

1）肝胃不和型

开胸顺气丸：每次 3 ~ 9 g，每日 1 ~ 2 次，温开水送服。

宽胸利膈丸：大蜜丸每次 9 g，或水丸每次 6 g，均为每日 2 次，温开水送服，小儿酌减。

气滞胃痛片冲剂：每次 5 g，每日 2 ~ 3 次，开水冲化服。

2）痰湿郁阻型

清涎快膈丸：每次 1.5 ~ 3 g，每日 3 次，温开水送服。

沉香利气丸：每次 2 丸（每丸重 5 g），每日 2 次，温开水送服。

3）胃虚气逆型

香砂养胃丸：水丸每次 9 g，或浓缩丸每次 1.2 g，均为每日 2 次。

香砂养胃冲剂：每次 1 袋 5 g，一日 2 次，开水冲服。

香砂养胃口服液：每次 1 支（10 ml），一日口服 2 次。

（三）中医辨证治疗

中医对于反流性食管炎通常采取辨证施治的方法，根据中医理论将反流性食管炎分为以下几种类型：

1. 情志不畅型

胸骨后痛或烧灼感，每因情志不畅而诱发或加重，胃脘及胁胀痛，反酸，食欲缺乏等。

治法：采取疏肝理气，和胃降逆。

方药：柴胡疏肝散加减。

柴胡 6 g，白芍 15 g，乌贼骨 15 g，郁金、元胡、制香附、苏梗、半夏、枳壳各 10 g，甘草 5 g。

2. 肝郁化热型

胸骨后痛或烧灼样疼痛，反酸嗳气，性情急躁易怒，头面燥热，口干口苦，多饮，大便干结，舌红。

治法：疏肝清热，和胃降逆。

方药：丹栀逍遥散加减。

丹皮、栀子、大黄、花粉、白芍各 10 g，柴胡 6 g，生地黄、瓜蒌各 20 g，石决明 30 g，竹茹 12 g。

3. 脾虚气滞型

剑突下或胸骨后隐隐烧灼，胃脘胀满，食欲减退，反酸或泛吐清水，大便不调等。

治法：健脾理气，温胃降逆。

方药：丁香柿蒂散加减。

丁香 3 g，柿蒂 20 g，白术、元胡、生姜各 10 g，党参、茯苓、苏梗各 15 g，半夏 12 g。

4. 气虚血瘀型

吞咽困难，胸骨后疼痛，神疲乏力，面色无华，形体消瘦，舌淡暗，舌边有瘀点。

治法：益气养阴，化瘀散结。

方药：启膈散加减。

丹参、茯苓、太子参各 20 g，浙贝母 15 g，荷叶、柿蒂各 15 g，当归、郁金各 12 g，三七粉 3 g，桃仁 10 g，元胡 10 g。

5. 脾虚胃热型

剑突下灼热，胃脘隐痛胀闷，食欲缺乏，反酸，欲吐清水，嗳气等。

治法：健脾益气，清胃降逆。

方药：半夏泻心汤加减。

党参、半夏、黄芩、元胡、大枣各 10 g，干姜、黄连、炙甘草各 5 g，乌贼骨 20 g，茯苓 15 g。

九、护理措施

1）饮食要规律，忌暴饮暴食。患者吃饭时应细嚼慢咽，要避免饮浓茶、烈酒、浓咖啡和进食辛辣、过冷、过热和粗糙食物。

2）饮食要以清淡、易消化、细软为主，不吃油腻食物，以免刺激胆汁分泌增多，加重反流和病情。平时应注意饮食中少食肥肉、奶油及烹调油，应以煮、炖、氽、烩、蒸为主，少吃和不吃油炸食品。

3）忌酒戒烟，由于烟草中含尼古丁，可降低食管下括约肌压力，使其处于松弛状态，加重反流，吸烟还能减少食管黏膜血流量，抑制 PG 的合成，降低机体抵抗力，使炎症难以恢复。酒的主要成分为乙醇，不仅能刺激胃酸分泌，还能使食管下括约肌松弛，引起胃食管反流。

十、防控

平时饮食要清淡，不吃油腻食物，以免加重反流和病情。应细嚼慢咽，忌暴饮暴食，避免饮浓茶、烈酒、浓咖啡和禁食辛辣、过冷、过热和粗糙食物。

食管炎患者除了要积极治疗外，更要注意日常生活中的饮食调养。饮食对于食管炎患者的治疗起着关键性的作用，因此，日常生活中患者在治疗食管炎的时候，一定要配合饮食，这样才能起到事半功倍的效果。一旦患上该病，一定要及时到正规医院接受胃肠检查和专业治疗，久拖不治会导致反流性食管炎、食管狭窄、溃疡、穿孔、出血等，严重危害人体健康。

食管炎是临床上的一种常见病，人们生活水平的提高，工作和生活压力的增大，这种因素都使得食管炎的发病率越来越高，严重影响正常的工作和生活。

食管炎是食管癌的前身，知道食管炎的症状表现可以更好地控制病情，不让其发展为食管癌，了解了食管炎的早期症状可以采取针对性的预防及治疗措施，这样可以更好地控制病情，让患者更早的康复。

十一、预后

病因不同，预后不同。

1. 病毒性食管炎的预后

本病主要为自限性疾病，上述症状可在数天内消失。

2. 真菌性食管炎预后

1）正规抗真菌治疗常可取得良好效果，但对抗生素治疗原发感染的同时继发的真菌感染，临床颇难处理，治疗效果常也不佳。故应合理地应用抗生素和类固醇激素治疗。

2）因真菌感染所致的食管严重狭窄，外科处理时需慎重考虑。

3. 化脓性食管炎的预后

化脓性食管炎多数形成一个或多个黏膜下脓肿，脓肿引流至食管腔后可自然痊愈。

（赵平）

第二节　胆囊炎

胆囊炎系细菌感染、胆汁流出道梗阻、胆汁的刺激、胰液向胆道反流、胆红素和类脂质代谢失调、严重创伤或重大手术等所引起的胆囊炎症性疾病。临床表现为腹痛、寒战高热、黄疸、腹部包块等。

胆囊炎又可分为急性胆囊炎和慢性胆囊炎。急性胆囊炎的典型表现为急性发作的右上腹或剑突下持续或阵发性绞痛，可向右肩背部放射，胆囊区有压痛、反跳痛、肌紧张，全身反应严重的患者有发热、恶心、呕吐，或有黄疸；而慢性胆囊炎表现为反复发作且轻重不一的腹胀、右上腹及上腹不适或疼痛，常放射至右肩背，伴嗳气、反酸等消化不良症状，进油腻食物症状加剧。胆囊炎是胆道系统最常见炎症的一种。

一、流行病学

（一）流行趋势

该病多见于远东及东南亚地区，包括中国、日本、朝鲜、菲律宾、泰国、印度尼西亚和马来西亚等国家。在我国沿海地区、西南地区及香港、台湾等地区发病率较高。本病多见于35～55岁的中青年人，女性发病较男性为多，尤多见于肥胖且多次妊娠的妇女。

（二）高危人群

胆囊炎多发生于中青年人，尤其是中年肥胖女性。胆囊就是我们俗称的苦胆，形状像梨，它是储存和浓缩胆汁的脏器。人们在吃进食物以后，通过神经反射，从而使胆囊收缩，从而使胆汁通过胆道流入十二指肠，促进脂肪的消化和吸收。如果身体过于肥胖，或是有代谢紊乱、神经内分泌调节障碍、胆结石等，胆汁就不容易从胆囊流出而滞留在胆囊里，胆汁里的水分逐渐被吸收，使胆盐浓度增高，而胆盐会刺激胆囊黏膜发炎。一开始还是无菌的，随着细菌乘机侵入，便由无菌性胆囊炎开始转变为感染性胆囊炎。40岁左右的人，由于工作的压力、生活方式的改变，往往有不同程度的神经调节和代谢障碍，影响胆囊的正常收缩和舒张，使胆汁排泄不通畅。慢慢发胖的中年人，由于脂肪代谢紊乱，更容易刺激胆囊强烈收缩。如果同时有感染、消化不良、结石形成就更容易诱发胆囊炎了。绝经期前的中年妇女，因为内分泌改变，常常影响胆汁的分泌和调节，所以患胆囊炎的机会要比同年龄的男子更多一些。

二、病因

目前认为急性胆囊炎是由胆囊结石直接损伤受压部位黏膜引起，细菌感染是在胆汁瘀滞的情况下出现。主要致病原因有：

（一）胆囊管梗阻

胆囊结石移动至胆囊管附近时，可堵塞胆囊管或嵌顿于胆囊颈部，嵌顿的结石直接损伤黏膜，以致胆汁排出受阻，胆汁滞留、浓缩。高浓度的胆汁酸盐具有细胞毒性，可导致细胞损害，加重黏膜炎症、水肿甚至坏死。

（二）细菌感染

致病菌多从胆道逆行进入胆囊，或循血液循环或淋巴管途径进入胆囊，在胆汁流出不畅时造成感染。致病菌主要是革兰阴性杆菌，以大肠杆菌最常见，其他有克雷伯菌、粪肠球菌、铜绿假单胞菌等。常合并厌氧菌感染。已有报道在胆囊结石患者胆汁中检测出幽门螺杆菌DNA，说明有细菌经十二指肠逆行进入胆道的可能。

（三）化学性刺激

化学性刺激可导致胆囊的急性炎症改变，如胆囊胆汁停滞，胆盐浓度增高，由于细菌的作用去结合化的胆汁酸盐对组织的刺激更大，这可能导致严重创伤、其他部位手术后的非结石性胆囊炎的原因。

（四）胰液反流

胰液反流至胆道也是引起急性胆囊炎的一个病因。

（五）其他

合并多器官功能障碍时的非结石性胆囊炎，胆囊黏膜曾受到低血压灌注、缺氧性损伤，胆囊内的高浓度胆汁酸盐更促进胆囊黏膜坏死、脱落改变，此种情况多发生于老年伴有心血管疾病、代谢性疾病、创伤、感染、手术后，或发生在有全身性严重疾病的患者；由于病情发展迅速，并发症率和死亡率均较高。胆囊化脓、胆囊坏疽、胆囊穿孔等严重并发症率可高达40%，需要早期行手术处理。

三、发病机制

（一）病理变化

解剖上胆囊系一盲带，有细长而弯曲的胆囊管与胆总管相连，因而易发生梗阻引起急性胆囊炎，或在急性炎症消退后留下慢性炎症改变。引起胆囊胆汁流出梗阻最常见的原因是胆囊结石，80%～95%的急性胆囊炎患者，胆囊内含有结石。其他引起胆道梗阻的原因尚有胆道蛔虫、胆囊肿瘤、胆囊扭转、胆囊管狭窄。由于细菌感染和浓缩胆汁的刺激，也可引起胆囊黏膜充血水肿，并发胆道梗阻，此等原因所致的急性胆囊炎，一般统称为急性非结石性胆囊炎，便于与急性结石性胆囊炎相区别。继发于胆道感染时胆囊的急性炎症一般不作为一个单独的疾病。

1. 急性胆囊炎依炎症程度分为

1）单纯性胆囊炎：可见胆囊壁充血，黏膜水肿，上皮脱落，白细胞浸润，胆囊与周围并无粘连，解剖关系清楚，易于手术操作。属炎症早期，可吸收痊愈。

2）化脓性胆囊炎：胆囊明显肿大、充血水肿、肥厚，表面可附有纤维素性脓性分泌物，炎症已波及胆囊各层，多量中性多核细胞浸润，有片状出血灶，黏膜发生溃疡，胆囊腔内充满脓液，并可随胆汁流入胆总管，引起奥迪（Oddi）括约肌痉挛，造成胆管炎、胆源性胰腺炎等并发症。此时胆囊与周围粘连严重，解剖关系不清，手术难度较大，出血亦多。

3）坏疽性胆囊炎：胆囊过分肿大，导致胆囊血运障碍，胆囊壁有散在出血、灶性坏死，小脓肿形成，或全层坏死，呈坏疽改变。

4）胆囊穿孔：在3）的基础上，胆囊底或颈部出现穿孔，常在发病后3天发生，其发生率为6%～12%，穿孔后可形成弥散性腹膜炎、膈下感染、内或外胆瘘、肝脓肿等，但多被大网膜及周围脏器包裹，形成胆囊周围脓肿，呈现局限性腹膜炎征象。此时手术甚为困难，不得不行胆囊造瘘术。

2. 慢性胆囊炎

慢性胆囊炎常由急性胆囊炎发展而来，或起病即是慢性过程。经多次发作或长期慢性炎症，黏膜遭到破坏，呈息肉样改变，胆囊壁增厚、纤维化，慢性炎细胞浸润，肌纤维萎缩，胆囊功能丧失，严重者胆囊萎缩变小胆囊腔缩小、或充满结石，形成所谓萎缩性胆囊炎。常与周围组织器官致密粘连，90%病程长者含有结石。若胆囊颈（管）为结石或炎性粘连压迫引起梗阻，胆汁持久潴留，胆汁原有的胆色素被吸收，代之以胆囊所分泌的黏液，为无色透明的液体，称为白胆汁，胆囊胀大称为胆囊积液。

（二）中医致病机制

本病的基本病机是胆失通降，不通则痛，情志不遂、饮食失节、感受外邪、虫石阻滞，均致胆腑不通，发病多为实证。若久病体虚，劳欲过度，精血亏损，肝阴不足，胆络失养，则不荣则痛。本病病位在胆腑，与肝失疏泄、脾失健运、胃失和降密切相关。急性胆囊炎以实证为主，慢性胆囊炎以虚实夹杂证多见。本病常因情志不遂、饮食失节、感受外邪、虫石阻滞及劳伤过度等因素诱发。

1. 情志不遂

若因情志所伤，暴怒伤肝，抑郁不舒，致肝气郁结，胆失通降，胆液瘀滞，不通则痛，发为本病。

2. 饮食失节

嗜食肥甘厚味，或嗜酒无度，损伤脾胃，致中焦运化失职，升降失常，土壅木郁，肝胆疏泄不畅，胆腑不通，发为本病。

3. 感受外邪

外感湿热毒邪，湿热由表入里，内蕴中焦，肝胆疏泄失职，腑气不通；或热毒炽盛，蕴结胆腑，使血败肉腐，蕴而成脓，发为本病；或外感寒邪，邪入少阳，寒邪凝滞，肝胆疏泄失职，胆腑瘀滞。

4. 虫石阻滞

蛔虫上扰，枢机不利，胆腑通降受阻；或因湿热内蕴，肝胆疏泄失职，胆汁瘀积，排泄受阻，煎熬成石，胆腑气机不通，不通则痛，发为本病。

5. 劳伤过度

久病体虚，劳欲过度，使得阴血亏虚，胆络失养，脉络拘急，胆失通降，不荣则痛，发为本病。

四、临床表现

（一）症状

1. 腹痛

腹痛是急性胆囊炎的主要症状，常在进食油腻食物之后，开始时可为剧烈的绞痛，位于中上腹，可能伴有恶心、呕吐；在绞痛发作过后，便转为右上腹疼痛，呈持续性，疼痛可放射至右肩或腰背部。急性结石性胆囊炎常表现为胆绞痛。部分患者，特别是急性非结石性胆囊炎患者，起病时可能没有明显的胆绞痛，而是出现上腹及右上腹持续性疼痛。当胆囊肿大，胆囊的炎症刺激临近腹膜时，则右上腹疼痛的症状更为突出。但是，如果胆囊的位置较高，则常没有右上腹疼痛，右肩背部疼痛则表现得更为突出。

2. 寒战高热

随着腹痛的持续加重，常有胃寒、发热，若发展至急性化脓性胆囊炎或合并有胆道感染时，则可出现寒战、高热，甚至严重全身感染的症状，此情况在老年患者更为突出。

3. 腹部包块

大多数患者在右上腹常可以触到肿大而有触痛的胆囊。有时由于病程较长，肿大的胆囊被大网膜包裹，在右上腹可触及一边界不清楚的炎性肿块。

4. 黄疸

部分患者可出现黄疸，其中部分由于同时有胆总管结石，但另有一些患者则主要由于急性炎症、水肿，波及肝外胆管而致黄疸。

（二）体征

1. 急性胆囊炎

腹部检查可见右上腹及中上腹腹肌紧张、压痛、反跳痛，墨菲征（Murphy）征阳性。伴胆囊积脓或胆囊周围脓肿者，于右上腹可扪及压痛的包块或明显肿大的胆囊。当腹部压痛及腹肌紧张扩展到腹部其他区域或全腹时，则提示胆囊穿孔或有急性腹膜炎。有15%～20%的患者因胆囊管周围水肿、胆石压迫及胆囊周围炎造成肝脏损害，或炎症累及胆总管，造成Oddi括约肌痉挛和水肿，导致胆汁排出障碍，可出现轻度黄疸。如黄疸明显加深，则表示胆总管伴结石梗阻或并发胆总管炎的可能。严重病例可出现周围循环衰竭征象。血压常偏低，甚至可发生感染性休克，此种情况尤易见于化脓性坏疽性重症病例时。

2. 慢性胆囊炎

持续性右上腹钝痛或不适感；有恶心、嗳气、反酸、腹胀和胃灼热等消化不良症状；右下肩胛区疼痛；进食高脂或油腻食物后症状加重；病程长，病情经过有急性发作和缓解相交替的特点。

胆囊区可有轻度压痛和叩击痛，但无反跳痛；胆汁淤积病例可扪及胀大的胆囊；急性发作时右上腹可有肌紧张，体温正常或有低热，偶可出现黄疸。胆囊压痛点在右腹直肌外缘与肋弓的交点，胸椎压痛点在8～10胸椎旁，右膈神经压痛点在颈部右侧胸锁乳突肌两下角之间。

五、分型

1. 急性胆囊炎
急性结石性胆囊炎；急性非结石性胆囊炎。
2. 慢性胆囊炎
慢性结石性胆囊炎；慢性非结石性胆囊炎。

六、并发症

胆囊炎的主要并发症有：

（一）胆囊穿孔

胆囊是个盲袋，当胆囊管梗阻或因急性炎症使胆囊内压力升高时，可引起胆囊壁的血液循环管障碍、胆囊坏疽，并可发生穿孔。急性胆囊炎时胆囊穿孔的发生率和其发生的时间尚难有一准确的资料，因为影响急性胆囊炎穿孔的因素可能有：

1）胆囊内压力上升的速度。

2）胆囊壁厚度及纤维化程度。

3）胆囊的可膨胀性。

4）胆囊的机械性压迫作用。

5）胆囊与周围组织的粘连程度等。

因此，急性胆囊炎穿孔与病程的时限关系如何难于确定。有些患者甚至发病后 24 小时内施行手术者也可能有胆囊壁坏疽甚至穿孔。胆囊穿孔在老年患者中发生率更高，因为老年性的动脉硬化性改变亦可以累及胆囊血管，局部组织供血较差，容易发生坏疽、穿孔。有些患者经保守治疗后，当患者的自觉症状有好转、体征开始减轻时，却突然发生穿孔。发生穿孔的患者，多为胆囊内压力升高迅速，胆囊膨胀较显著，张力较大者，多发生于胆囊壁的原有改变较轻或原来尚有一定功能者，有 1/3 ~ 1/2 的穿孔发生在首次发作的急性胆囊炎。胆囊已有明显的慢性炎症、壁厚、纤维化或萎缩者，则发生急性穿孔的可能性很少；胆囊有明显肿大、局部腹膜刺激征明显者，则发生急性穿孔的可能性较大。急性胆囊炎急性穿孔的发生率虽然不如急性阑尾炎，但当穿破后胆汁样液体流至腹膜腔引起胆汁性腹膜炎时，则死亡率较高，特别是老年患者。结石性胆囊炎穿孔可能同时合并有胆囊癌。

急性胆囊炎穿孔可有以下几种形式：

1）急性穿孔至游离腹膜腔，引起弥散性胆汁性腹膜炎。

2）胆囊已与临近组织形成粘连，穿孔后为周围组织所包裹，形成胆囊周围脓肿。

3）胆囊结石的压迫，逐渐破溃、穿透至临近空腔脏器，常见的是形成胆囊十二指肠瘘、胆囊结肠瘘或胆囊胆管瘘。

4）向肝脏胆囊床穿破，可发生肝脓肿。

5）胆囊周围脓肿向腹壁穿破，若经手术切开，可形成胆瘘或分泌黏液的慢性窦道。

其中以穿孔后形成胆囊周围脓肿最为多见，其次为穿破至游离腹膜腔；穿孔部位以胆囊底部最为多见，因该处壁较薄，血液循环也较差。

（二）胆囊内漏

1）胆囊十二指肠瘘最为常见。在急性胆囊炎过程中，胆囊与临近脏器发生炎症粘连。当结石嵌顿于胆囊颈部时，胆囊壁炎症、水肿、静脉血回流受阻，血液供应障碍，在胆囊内压力继续增高的情况下，胆囊壁可发生坏疽、穿透，并使与其紧贴着的肠壁发生血管栓塞而致破溃，导致胆囊与十二指肠交通，胆囊内容物排至肠道内，胆囊得到减压，胆囊结石可经瘘口排至肠道内，急性胆囊炎的症状得以暂时缓解。

2）较少见的是横结肠、胃、小肠等亦可与胆囊形成瘘。

3）胆囊可与胆总管或肝管形成瘘，使胆囊内的结石不经胆囊管而直接进入胆管内。

胆囊内瘘多见于长时间胆道病史的老年患者，约见于1.5%的胆囊手术患者，但由于近年对胆囊结石的手术治疗采取较积极的态度，所以胆囊内瘘的发病率有所减少。巨大的胆囊结石经十二指肠瘘口排出后，可以发生十二指肠梗阻，或向下运行的过程中，在小肠下端引起机械性梗阻，称为胆结石性肠梗阻。有时，当结石破溃入十二指肠时，也可以发生消化道大出血。胆结石性肠梗阻的临床特点常为：老年患者，急性胆囊炎的临床症状突然自行缓解，随即出现小肠梗阻的症状，腹部X线平片可能见到胆囊或胆管内有气体充盈，有时可以见到小肠内的结石阴影。

（三）急性气肿性胆囊炎

这是急性胆囊炎的一种特殊类型，在临床上有一定的重要性。其特点是在一般的胆囊管梗阻和急性胆囊炎的基础上，胆囊壁的血液循环障碍，组织的氧分压低下，造成一适合于厌氧菌生长的条件，因而厌氧菌在胆囊壁内滋生并产生气体，气体首先在胆囊壁内，然后沿组织的分隔向胆囊周围扩展。在以往的病例中，约25%的病例的胆囊内容物中培养出梭状芽孢杆菌；另外的一些细菌如大肠杆菌、某些链球菌等感染时，也可以产气和发生组织气肿。此种情况较多见于老年糖尿病患者。临床表现类似一般重症的急性胆囊炎，但在肝胆区X线平片上，发病24～48小时，可见胆囊壁增厚并积气，随后胆囊内积气，晚期气体影像扩散至胆囊周围组织。急性气肿性胆囊炎的X线表现常需与胆囊肠道内瘘或Oddi括约肌关闭不全时胆道积气相鉴别。此症的死亡率较高，应选用一些对厌氧菌感染和梭状芽孢杆菌感染有效的抗生素，特别是用于手术前后的处理。必要时也可用多价的气性坏疽抗毒素。

七、辅助检查

（一）实验室检查

85%的患者血常规检查表现为白细胞计数及中性粒细胞增高，白细胞计数一般范围在（10～15）×10⁹/L，但在急性化脓性胆囊炎或胆囊坏疽等严重情况的时候，白细胞计数可上升至20×10⁹/L。约1/2的急性胆囊炎患者可发生血清胆红素升高，但原有轻度的高胆红素血症者则更高，黄疸一般为轻度至中度，若血清胆红素超过85 μmol/L时，常提示胆总管结石或胆管炎并发肝脏功能损害。1/3的患者血清淀粉酶常呈不同程度升高，部分患者是由于同时有急性胰腺炎，小结石从胆囊排出过程中，可引起急性胰腺炎，而Oddi括约肌的痉挛、炎症、水肿，也可能是导致血清淀粉酶升高的原因。有的患者表现有天冬氨酸转氨酶（AST）和丙氨酸转氨酶（ALT）升高，特别是当有胆管阻塞及胆道感染时，ALT 升高更明显，提示有肝实质的损害。血清碱性磷酸酶也可升高。

（二）X 线检查

1. 急性胆囊炎

1）腹部 X 线平片具有诊断意义的阳性发现是：胆囊区结石；胆囊阴影扩大；胆囊壁钙化斑；胆囊腔内气体和液平。

2）胆囊造影：口服法胆囊一般不显影；静脉注射法，对急性胆囊炎则有诊断意义。

2. 慢性胆囊炎

1）腹部 X 线平片：如系慢性胆囊炎，可发现胆结石、胀大的胆囊、胆囊钙化斑和胆囊乳状不透明阴影等。

2）胆囊造影：可发现胆结石、胆囊缩小或变形、胆囊浓缩及收缩功能不良、胆囊显影淡薄等慢性胆囊炎影像。当胆囊不显影时，如能除外系肝功能损害或肝脏代谢功能失常所致，则可能是慢性胆囊炎。

（三）放射性核素检查

对诊断急性胆囊炎的敏感性为 100%，特异性为 95%，具有诊断价值。

（四）其他检查

1. 急性胆囊炎
超声检查：B 超发现胆囊肿大、壁厚、腔内胆汁黏稠等常可及时做出诊断。
2. 慢性胆囊炎

1）超声波检查：如发现胆囊结石、胆囊壁增厚、缩小或变形，有诊断意义。

2）胆囊收缩素试验：如胆囊收缩幅度小于 50% 并出现胆绞痛为阳性反应，提示为慢性胆囊炎。

3）纤维腹腔镜检查：直视下如发现肝脏和胀大的胆囊为绿色、绿褐色或绿黑色。则提示黄疸为肝外阻塞；如胆囊失去光滑、透亮和天蓝色的外观变为灰白色并有胆囊缩小和明显的粘连，以及胆囊变形等，则提示为慢性胆囊炎。

4）小剖腹探查：小剖腹探查是近年来新提倡的一种诊断疑难肝胆疾病及黄疸的方法，它既能对慢性胆囊炎做出明确诊断，又能了解肝脏的情况。

八、诊断与鉴别诊断

（一）诊断

1）在病史中常有因食油腻食物后诱发史和反复发作史。

2）腹痛：位于右上腹，突然发作，为剧烈绞痛，或持续疼痛阵发性加剧，可放射至右肩背部。同时伴有发热、恶心、呕吐等。

3）右上腹部胆囊区有程度不同的压痛，叩击痛和肌紧张。有时可扪及肿大的胆囊。可伴有轻度黄疸。

4）白细胞计数常增高，中性粒细胞也增高。如白细胞计数超过 $20 \times 10^9/L$ 时，应考虑胆总管内感染严重或有积脓，甚至胆囊有坏死或穿孔的可能。

5）若同时出现寒战、高热、黄疸，应考虑胆管炎。急性梗阻性化脓性胆管炎必须早期认识，争取及早行手术治疗，因为它可能引起严重的中毒性休克。胆总管完全梗阻时，大便可呈白陶土色。

（二）鉴别诊断

1. 急性胰腺炎

该病可继发于急性胆囊炎和胆管炎，腹痛较急性胆囊炎剧烈，呈持续性，范围较广并偏向腹部左侧，压痛范围也较为广泛，血与尿淀粉酶一般均升高。

2. 急性阑尾炎

高位急性阑尾炎与急性胆囊炎的不同点主要在于详细分析病史和体征。

3. 胆道蛔虫病

发病突然，腹痛在剑突下呈阵发性绞痛，呕吐频繁，常有吐蛔虫史，腹痛可自行缓解。早期上腹部压痛不明显，无腹肌紧张。

4. 溃疡病穿孔

患者多有胃、十二指肠溃疡史，腹痛发作突然，呈持续性，较急性胆囊炎剧烈并很快波及整个腹部，腹肌强直，但很少有呕吐现象。因较小的十二指肠穿孔，或穿孔后很快形成一个局限的炎性病灶时，容易与急性胆囊炎混淆。

5. 肝脓肿

位于肝右叶前下方的脓肿，触诊时易把肿大的肝脏误认为胆囊炎性包块。

九、治疗

（一）治疗原则

1. 慢性胆囊炎

要依据起病的因素及并发症等因人而异，针对具体病情，采用适当、灵活的治疗原则。

2. 非结石性慢性胆囊炎

以中西医结合非手术疗法为主，临床症状显著者采用手术疗法。

3. 结石性慢性胆囊炎

可试用中西医结合疗法。

4. 反复发作或伴有较大结石的胆囊炎

诊断一经确定就行胆囊切除术是一合理的根本治疗方法，如患者有心、肝、肺严重疾病或身体状况不良不能耐受手术者，可采用内科治疗。

5. 急性胆囊炎

一般经非手术治疗症状多可缓解，以后再行择期手术。非手术疗法包括卧床休息、禁食、输液、纠正水和电解质紊乱，应用抗生素及维生素，必要时进行胃肠减压。腹痛时可给予解痉药和镇痛药，如阿托品、哌替啶等，同时应密切观察病情变化。

有下列情况时，应经短时的对症治疗准备后施行紧急手术：

1）临床症状重，不易缓解，胆囊肿大，且张力较大有穿孔可能者。

2）腹部压痛明显，腹肌强直，腹膜刺激症状明显，或在观察治疗过程中，腹部体征加重者。

3）化脓性胆囊炎有寒战、高热、白细胞计数明显升高者。

4）一般急性胆囊炎在非手术治疗下症状未能缓解或病情恶化者。

5）老年患者，胆囊容易发生坏疽及穿孔，对症状较重者应及时手术。

（二）治疗方法

急、慢性胆囊炎，目前皆以切除胆囊疗效最好。

1. 药物疗法

1）卧床休息、禁食，腹胀者行胃管减压。

2）使用苗岭胆炎方：苗岭胆炎方有理气止痛、疏肝利胆、温中止呕的功效，可标本兼治胆囊炎。

3）补液，纠正水、电解质紊乱与酸碱平衡失衡。

4）蒲草清胆方：清热解毒，凉血止痛，消痈散结，利胆消炎。

5）静脉联用有效抗生素，如庆大霉素、氨苄西林、氯霉素、先锋霉素等，对80% ~85%的早期病例有效。

6）解痉止痛。

2. 手术疗法

1）急性胆囊炎：一般主张经12~24小时积极的内科治疗，待症状缓解再择期手术。

2）慢性胆囊炎：无论有无结石，因胆囊已丧失功能，且为感染病灶，均应择期手术切除。

3. 营养治疗

胆囊炎、胆结石除用药物和外科手术治疗外，营养治疗有一定的辅助作用，尤其在疼痛缓解和手术后健康恢复阶段更不容忽视营养治疗的要求及饮食治疗原则。

1）营养治疗的总目的是通过控制脂肪的摄入量，减轻或解除患者的疼痛和预防结石的发生。急性发作期的重症患者应禁食，可静脉补给各种营养素；当能进食时，应禁食脂肪和刺激性食物，短期可食用含高糖类的流质饮食。随病情逐渐缓解可给予低脂半流质或低脂少渣软饭。每日应少食多餐，仍须限制肉及含脂肪多的食物。慢性胆囊炎应给予充足热量的高蛋白质、高糖类饮食和适量限制脂肪的摄入，同时要有丰富的维生素。

2）要有足够热量方能保证患者的需要。如果患者体重过重，应给予低热量饮食，使患者体重减轻。低热量饮食中含脂肪量也要少，以适合对胆囊病患者限制脂肪的要求。一般每日供给热量 7 531.2 ~ 8 368 kJ。

3）对慢性胆囊炎患者，为了保持身体健康、增进食欲、促进胆囊收缩利于胆囊排空，应尽可能提高饮食中蛋白质比例。每日蛋白质供给量以每千克体重 1 ~ 1.2 g 为宜，但要避免随着蛋白质摄入过量的胆固醇。

4）由于脂肪能促使病变的胆囊收缩而引起剧烈疼痛，故在发作期应对其严加限制。每日脂肪供给量应低于 40 g 或禁食，病情好转后可适量进食。

5）在食用糖类的流质饮食时，主要的营养物质是糖。可给充足的糖类，每日供给 300 ~ 350 g，特别是在发作期应予静脉补给。

6）要供给丰富的多种维生素，特别要注意补充维生素 B、维生素 K。

7）忌用刺激性食物和酒类。

4. 中医治疗

胆囊炎的治疗按照"急则治标，缓则治本"的原则。中医治疗目标：① 控制症状，消除炎症；② 缩短病程，减少复发；③ 降低并发症发生率。

1）急性胆囊炎

胆腑郁热证：治以清热利湿，通腑利胆。

热毒炽盛证：治以清热解毒，通腑泻火。

2）慢性胆囊炎

肝胆气滞证：治以疏肝利胆，理气解郁。

肝胆湿热证：治以清热利湿，利胆通腑。

胆热脾寒证：治以疏利肝胆，温寒通阳。

气滞血瘀证：治以理气活血，利胆止痛。

肝郁脾虚证：治以疏肝健脾，柔肝利胆。

肝阴不足证：治以养阴柔肝，清热利胆。

十、护理措施

（一）一般护理

1. 卧床休息

协助患者采取舒适体位，指导其进行有节律的深呼吸，达到放松和减轻疼痛的目的。

2. 合理饮食

病情较轻且决定采取非手术治疗的急性胆囊炎患者，指导其清淡饮食，忌油腻食物；病情严重且拟行急诊手术的患者予以禁食和胃肠减压，以减轻腹胀和腹痛。

3. 药物止痛

对诊断明确的剧烈疼痛者，可遵医嘱通过口服、注射等方式给予消炎利胆、解痉或镇痛药，以缓解疼痛。

4. 控制感染

遵医嘱及时合理应用抗菌药物。通过控制胆囊炎症，减轻胆囊肿胀和胆囊压力达到减轻疼痛的效果。

（二）饮食护理

1）急性发作胆绞痛时应予禁食，可由静脉补充营养。

2）慢性或急性发作缓解后，可食清淡流质饮食或低脂、低胆固醇、高糖饮食。每日脂肪摄入量应限制在 40 g 以内，主要限制动物性脂肪，可补充适量植物油（具有利胆作用）。胆固醇应限制在每日 300 mg 以下。糖类每日应保证 300~350 g。蛋白质应适量，过多可刺激胆汁分泌，过少不利于组织修复。

3）提供丰富的水溶性维生素 C 及 B 族维生素，但脂溶性维生素 A、维生素 E、维生素 K、类胡萝卜素如虾青素等需要胆汁参与吸收，所以要根据患者恢复情况适量进补，以免造成患者病情恶化。确实需要补充脂溶性维生素 A、维生素 E、维生素 K、类胡萝卜素等则采取静脉注射的方式适量补充。

4）适量膳食纤维，可刺激肠蠕动，预防胆囊炎发作。

5）大量进饮料有利胆汁稀释，每日可饮入 1 500~2 000 ml。

6）少量多餐，可反复刺激胆囊收缩，促进胆汁排出，达到引流目的。

7）忌用刺激性食物和酒类。

8）合理烹调，宜采用煮、软烧、卤、蒸、烩、炖、焖等烹调方法，忌用熘、炸、煎等。高温油脂中，含有丙烯醛等裂解产物，可刺激胆道，引起胆道痉挛急性发作。

9）食物温度适当，过冷、过热食物都不利于胆汁排出。

10）食物选择

（1）选择鱼、瘦肉、奶类、豆制品等含优质蛋白且胆固醇含量相对不太高的食物，控制动物肝、肾、脑或鱼子酱等食品的摄入。

（2）保证新鲜蔬菜、水果的供给。绿叶蔬菜可提供必要的维生素和适量纤维素，更应保证。酸奶、山楂、糙米等食物也对患者有利。

（3）减少动物性脂肪摄入，如肥肉及动物油脂，适量增加玉米油、葵花子油、花生油、豆油等植物油摄入比例。

（4）忌食辣椒、咖喱等具有强烈刺激性的食物，忌咖啡、浓茶。

十一、防控

1）有规律的进食（一日三餐）是预防结石的最好方法。

2）适度营养并适当限制饮食中脂肪和胆固醇的含量。

3）保证摄入足够量的蛋白质。

4）讲究卫生，防止肠道蛔虫的感染。切忌暴饮暴食，适当节制脂肪食物。因为吃带脂肪的食物以后，会反射性地使胆囊收缩，一旦收缩过于强烈便导致胆绞痛的急性发作。

5）积极治疗肠蛔虫病和胆道蛔虫病。有肠虫（主要为蛔虫）时，及时应用驱虫药物，用量要足，以防用药不足，蛔虫活跃易钻入胆道，造成阻塞，引起胆囊炎。

6）保持胆囊的收缩功能，防止胆汁长期淤滞。秋凉以后要注意保暖，尤其是睡觉时要盖好被，防止腹部受凉，因为肚子受凉以后会刺激迷走神经，使胆囊强烈收缩。已经证明有胆结石的人，要及时治疗，避免引起胆囊发炎。

7）要经常做一些体力活动，使全身代谢活跃起来，特别是脑力劳动和上班老是坐着不动的中年人，更要有意识地多做体力劳动，防止过度肥胖，因为肥胖是胆囊炎或胆结石的重要诱因。

8）保持大便通畅。

9）保持心情愉快。

10）控制细菌感染。当炎症出现时，及时应用有效的抗生素。

十二、预后

胆囊炎是比较常见的疾病，随着现代诊断和医疗水平的不断提高及进展，大多数患者预后良好，死亡率为 2% ~ 3%；但部分患者因治疗不彻底或年龄偏高，机体抵抗力降低，预后不佳。另外，少数长期慢性胆囊炎合并胆道结石阻塞的患者，有引起急性胰腺炎或胆汁性肝硬化发生的可能。

（唐彩虹）

第三节　食管癌

食管癌系指由食管鳞状上皮或腺上皮的异常增生所形成的恶性病变。其发展一般经过上皮不典型增生、原位癌、浸润癌等阶段。食管鳞状上皮不典型增生是食管癌的重要癌前病变，由不典型增生到癌变一般需要几年甚至十几年。

食管癌是常见的消化道肿瘤，全世界每年约有 30 万人死于食管癌。其发病率和死亡率各国差异很大。我国是世界上食管癌高发地区之一，每年平均病死约 15 万人。男多于女，发病年龄多在 40 岁以上。食管癌典型的症状为进行性吞咽困难，先是难咽干的食物，继而是半流质食物，最后水和唾液也不能咽下。

食管癌在中国有明显的地理聚集现象，高发病率及高病死率地区相当集中。其发病率在河北、河南、江苏、山西、陕西、安徽、湖北、四川等省的各种肿瘤中高居首位，其中河南省病死率最高，以下依次为江苏、山西、河北、陕西、福建、安徽、湖北等省。年平均病死率在 100/10 万以上的县市有 21 个，最高的是河北省邯郸市（303.37/10 万）。

一、流行病学

对流行地区分布的深入分析发现，同一省的不同地区可以存在迥然不同的发病情况，高、低水平地区相距很近，而病死率水平却可相差几十倍到二三百倍。高病死率水平到低病死率水平常形成明显梯度，呈不规则同心圆状分布。主要的高病死率水平地区分布在：河南、河北、山西三省交界（太行山）地区，四川北部地区，鄂豫皖交界（大别山）地区；闽南和广东东北部地区，江苏北部以及新疆哈萨克族聚居地区。在世界范围内同样存在高发区，古里耶夫、土库曼斯坦等地区发病率均超过 100/10 万。

二、病因

食管癌的确切病因尚未完全清楚，但某些理化因素的长期刺激和食物中致癌物质，尤其是硝酸盐类物质过多是食管癌的重要病因，同时食物中微量元素和无机盐的缺乏、酗酒、抽烟、基因突变、遗传因素等，也可能参与本病发生。

1. 亚硝胺类化合物和真菌毒素

现已知有近 30 种亚硝胺能诱发实验动物肿瘤，国内已成功地用多种硝酸盐代谢产物诱发了大鼠的食管癌；同时，我国学者通过降低我国食管癌高发区内食物和饮水中硝酸盐类物质的含量来降低高发区内食管癌的发病率。真菌霉素的致癌作用早为人们所注意。我国林州食管癌的研究结果证明，当地居民喜食的酸菜中含有大量白地霉和高浓度硝酸盐、亚硝酸盐和二级胺，其中包括亚硝胺，食用酸菜量与食管癌的发病率呈正相关。

2. 饮食习惯

流行病学调查发现，食物的物理性刺激如粗糙或过硬的食物、过热的食物或液体、食物酸菜、饮用浓茶、饮酒、咀嚼槟榔、吸烟等似与食管癌的发生有一定的关系。

3. 营养因素和微量元素

饮食中缺乏动物蛋白、脂肪、新鲜蔬菜和水果等，可引起必需营养成分（如维生素 A、B、C、E 等）的缺乏，与食管癌的发生有关。水及食物中的钼、钴、锰、铁、镍、锌、氟、铝、铜等缺乏，直接或间接地与食管癌的发病有关。

4. 霉菌及其毒素

已知食用被串珠镰刀霉、白地霉、圆弧青霉、黄曲霉、交链孢霉等污染的食物，可能与亚硝胺有协同的促癌作用。霉变食物的致癌作用已在动物实验中被证实。实验研究发现，黄曲霉毒素以及圆弧青霉、交链孢霉、串珠镰刀霉的代谢产物，可能与食管癌的发生有关。HPV 也可能是食管癌的病因。

5. 食管损伤、食管疾病及食物的刺激作用

在腐蚀性食管灼伤和狭窄、食管贲门失弛缓症、食管憩室或反流性食管炎患者中，食管癌的发病率较一般人群为高，这可能与食管黏膜上皮长期受炎症、溃疡及酸性、碱性反流物的刺激导致食管上皮增生及癌变有关。研究资料表明，反流性食管炎患者的食管下端鳞状上皮有时可被柱状上皮替代而形成 Barrett 食管，Barrett 食管的癌变危险平均为 0.01/年，其癌变率比同龄对照组高 30~125 倍。生活习惯与食管癌的发病也有关，如新加坡华裔居民中讲福建方言者有喝烫饮料的习惯，其食管癌的发病率比无此习惯、讲广东方言者要高得多；哈萨克人爱嚼刺激性很强的含烟叶的"那司"，这也与其食管癌的高发有关；酗酒与食管鳞癌的发病有关，烈性酒的危险要大于葡萄酒和啤酒。

6. 遗传因素

食管癌的发病有明显的家族聚集现象，这与人群的易感性与环境条件有关。在食管癌高发区，连续 3 代或 3 代以上出现食管癌患者的家族屡见不鲜。在我国山西、山东、河南等省的调查发现，有阳性家族史的食管癌患者占 1/4 ~ 1/2，高发区内阳性家族史的比例以父系最高，母系次之，旁系最低。

7. 食管癌基因

近研究发现癌基因（如 $c-myc$、$EGFR$、$cyclineD$、$int-2$、$hst-1$ 等）的激活和抑癌基因（如 $P53$、RB、APC、MCC、DCC 等）的失活可能在食管癌的发病机制中起重要作用。

三、分型

食管癌可发生在下咽部到食管—胃接合部之间的食管任何部位。我国统计资料显示，食管中段最多，为 52.69% ~ 63.33%，下段次之，为 24.95% ~ 38.92%；上段最少，为 2.80% ~ 14.10%。

（一）临床病理分期及分型

1. 临床病理分期

根据食管癌的组织学特点，可将其分为鳞癌、腺癌（包括腺棘癌）、未分化癌及癌肉瘤等四型。其中以鳞癌最多见，约占 90%，腺癌次之，占 7%，其他均少见。鳞癌又根据癌细胞分化程度分为以下 3 级：

Ⅰ级：癌细胞有明显角化或癌珠形成，癌细胞体积较大，胞质较多，呈多角形或圆形，多形性不明显，不典型核分裂不多见。

Ⅱ级：癌细胞角化或癌珠形成现象比较少，癌细胞多呈圆形、卵圆形或多角形，多形性比较明显，常见核分裂。癌细胞角化虽明显，但多形性比较明显的病例也属Ⅱ级。

Ⅲ级：癌细胞大部分呈梭形、长椭圆形或不规则形。体积较小，胞质较少，核分裂常见，而不见角化或癌珠形成，癌细胞的多形性明显，排列不规则。

2. 病理形态分型

1）早期食管癌的病理形态分型：早期食管癌按其形态分为隐伏型、糜烂型、斑块型和乳头型。其中以斑块型为最常见。占早期食管癌的 1/2 左右，此型癌细胞分化较好。糜烂型占 1/3 左右，癌细胞的分化较差。隐伏型病变最早，均为原位癌，但仅占早期食管癌的 1/10 左右。乳头型病变较晚，虽癌细胞一般分化较好，但手术所见属原位癌者较少见。

2）中、晚期食管癌的病理形态分型：可分为髓质型、蕈伞型、溃疡型、缩窄型、腔内型和未定型，其中髓质型恶性程度最高，占中、晚期食管癌的 1/2 以上，此型癌肿可侵犯食管壁的各层，并向腔内外扩展，食管周径的大部或全部，以及管周围结缔组织均可受累，癌细胞分化程度不一。蕈伞型占中、晚期食管癌的 1/6 ~ 1/5，癌瘤多呈圆形或卵圆形肿块，向腔内外呈蕈伞状突起，可累及食管壁的大部。溃疡型及缩窄型占中、晚期食管癌的 1/10 左右，溃疡型表面多有较深的溃疡，出血及转移较早，而发生梗阻较晚；缩窄型呈环行生长，且多累及食管全周，食管黏膜呈向心性收缩，故出现梗阻较早，而出血及发生转移较晚。腔内型和未定型比较少见。

3. 组织学分型

鳞癌最多见，约占90%；腺癌较少见，又可分为单纯腺癌、腺鳞癌、黏液表皮样癌和腺样囊性癌等4个亚型；未分化癌和癌肉瘤少见，但恶性程度较高。发生于食管上、中段绝大多数为鳞癌，而下段则多为腺癌。

4. 临床分期

对食管癌进行分期临床上采用的是最新版的食管癌 TNM 分期，T 是指原发肿瘤的分期、N 主要是淋巴结转移的问题、M 主要是指有无其他远处转移。根据 TNM 分期可将食管癌分为 0 期、Ⅰ期、Ⅱ期、Ⅲ期、Ⅳ期，其中，0 ~ Ⅰ期为早期食管癌，Ⅱ ~ Ⅲ期为中期食管癌，Ⅳ期为晚期食管癌。

0 期：为早期食管癌，此时在食管最内层可以发现异形细胞，可能会发展成为癌细胞。

Ⅰ期：为早期食管癌，此时的食管癌没有区域的淋巴结转移，也没有远处转移，肿瘤病变局限于黏膜和黏膜下层。

Ⅱ期：为中期食管癌，此时的食管癌指的是肿瘤的病变侵犯到了食管肌层，但没有远处转移，有区域淋巴结转移。

Ⅲ期：为中期食管癌，此时期的病变已经侵犯到食管外膜或食管外的周围组织，但还没有远处转移，有区域淋巴结转移。

Ⅳ期：为晚期食管癌，此时期已发生远处转移的食管癌病变，包括淋巴结和周围器官。

食管癌的分期对食管癌的治疗以及预后有一定的提示作用，分期越早提示手术治疗、化疗、放疗、预后效果越好，分期越晚则提示治疗效果以及预后越差。因此如果怀疑有食管癌，进行胃镜检查后，同时应进行 CT 检查，需要进行全面的分期。

四、临床表现

(一) 症状

吞咽困难是大多数患者的第一个症状，吞咽疼痛也可能会发生。液体和软性食物通常可接受，而较硬的固体食物（如面包或肉类）就会困难许多。体重下降可能同时是营养不足合并癌症活动的一个表现。常见症状为疼痛，特别是灼烧样痛，可为剧痛伴随吞咽加重，或为阵痛。

癌肿可能扰乱正常的胃蠕动，导致恶心、呕吐和食物逆流。由此还会导致咳嗽和发生窒息的危险。癌肿表面可能易破裂出血，临床表现为呕血。晚期食管癌因癌肿压迫局部组织，还可能引发上腔静脉综合征等症状。另一个并发症是食管和气管之间发生瘘管。异物经瘘管入肺导致的肺炎常表现为咳嗽、发热或肺吸入。

已经出现远端转移的食管癌还会在转移部位引起其他症状，例如肝脏转移导致黄疸、腹水，肺转移导致呼吸困难等。

1. 早、中期症状

1）咽下哽噎感最多见，可自行消失和复发，不影响进食。常在患者情绪波动时发生，故易被误认为功能性症状。

2）胸骨后和剑突下疼痛较多见。咽下食物时有胸骨后或剑突下痛，其性质可呈烧灼样、针刺样或牵拉样，以咽下粗糙、灼热或有刺激性食物为著。初时呈间歇性，当癌肿侵及附近组织或有穿透时，就可有剧烈而持续的疼痛。疼痛部位常不完全与食管内病变部位一致。疼痛多可被解痉剂暂时缓解。

3）食物滞留感染和异物感，咽下食物或饮水时，有食物下行缓慢并滞留的感觉，以及胸骨后紧缩感或食物黏附于食管壁等感觉，食毕消失。症状发生的部位多与食管内病变部位一致。

4）咽喉部干燥和紧缩感，咽下干燥粗糙食物尤为明显，此症状的发生也常与患者的情绪波动有关。

5）其他症状：少数患者可有胸骨后闷胀不适、心前区痛和嗳气等症状。

2. 晚期症状

1）咽下困难：进行性咽下困难是绝大多数患者就诊时的主要症状，但却是本病的较晚期表现。因为食管壁富有弹性和扩张能力，只有当约2/3的食管周径被癌肿浸润时，才出现咽下困难。因此，在上述早期症状出现后，在数月内病情逐渐加重，由不能咽下固体食物发展至液体食物亦不能咽下。如癌肿伴有食管壁炎症、水肿、痉挛等，可加重咽下困难。阻塞感的位置往往符合癌肿部位。

2）食物反流：常在咽下困难加重时出现，反流量不大，内含食物与黏液，也可含血液与脓液。

3）其他症状：当癌肿压迫喉返神经可致声音嘶哑；侵犯膈神经可引起呃逆或膈神经麻痹；压迫气管或支气管可出现气急和干咳；侵蚀主动脉则可产生致命性出血。并发食管—气管或食管—支气管瘘或癌肿位于食管上段时，吞咽液体时常可产生颈交感神经麻痹综合征。

（二）体征

早期体征不明显。晚期可出现呃逆、吞咽困难，并且由于患者进食困难可导致营养不良而出现消瘦、贫血、失水或恶病质等体征。当癌肿转移时，可触及肿大而坚硬的浅表淋巴结，或肿大而有结节的肝脏。还可出现黄疸、腹水等。其他少见的体征尚有皮肤、腹白线处结节，腹股沟淋巴结肿大。

（三）转移

1. 食管壁内扩散

食管癌旁上皮的底层细胞癌变是肿瘤的表面扩散方式之一。癌细胞还常沿食管固有膜或黏膜下层的淋巴管浸润。

2. 直接浸润临近器官

食管上段癌可侵入喉部、气管及颈部软组织，甚至侵入甲状腺；中段癌可侵入支气管，形成食管—支气管瘘，也可侵入胸导管、奇静脉、肺门及肺组织，部分可侵入肺动脉，形成食管—主动脉瘘，引起大出血致死；下段癌可累及心包。受累脏器的频度依次为肺和胸膜、气管和支气管、脊柱、心及心包、主动脉、甲状腺及喉等。

3. 淋巴转移

中段癌常转移至食管旁或肺门淋巴结；下段癌常转移至食管旁、贲门旁、胃左动脉及腹腔等淋巴结，偶可至上纵隔及颈部淋巴结。淋巴转移的频度依次为纵隔、腹部、气管及气管旁、肺门及支气管旁。

4. 血行转移

血行转移多见于晚期患者。常见的转移部位依次为肝、肺、骨、肾、肾上腺、胸膜、网膜、胰腺、心、甲状腺和脑等。

食管壁因缺少浆膜层，因此食管癌主要以直接浸润为主。另外，最近的资料显示，肿瘤一旦侵入黏膜下组织，56% 的患者已有血行转移，32% 的患者已有淋巴转移；还有资料显示，癌组织侵犯至黏膜固有层时已发现有 12% 的患者有血管内浸润，40% 的患者有淋巴结转移；癌组织一旦侵及黏膜下层时，73.3% 的患者血管内有浸润，31.7% 的患者有淋巴结转移。

五、辅助检查

（一）X 线检查

X 线检查方法简便，患者容易接受。由于早期食管癌的病变多局限于黏膜层，此种细微病变 X 线虽难查明，但仔细观察食管黏膜皱襞的改变和管腔的舒张度，对于确认早期食管癌具有重要意义；再辅以纤维食管镜或胃镜结合细胞学检查，对于提高早期食管癌的诊断率有帮助。早期食管癌中不易显示病变，检查时必须调好钡餐，令患者分次小口吞咽，多轴细致观察才不易漏诊。中晚期食管癌均可在食管 X 线钡餐检查时发现明显充盈缺损等典型的 X 线征象。

利用食管 X 线造影检查、X 线电视透视或录像可检查食管上端口咽部及食管下端贲门部的吞咽功能、食管腔内外病变、食管造影轴向变化，可用于良恶性肿瘤鉴别及食管癌切除可能的估计。为使造影对比清晰，可将钡剂与发泡剂混合在一起检查，利于观察食管黏膜及舒张度的改变、食管癌形态及合并的溃疡。在贲门癌中显示食管、贲门端的舒张度，胃底是否有软组织肿块。在 X 线透视下用呃气检查，令患者在钡造影时自己呃气，使钡与气体在管腔内混合达到双重造影的目的。

1. X 线钡餐检查

X 线钡餐检查常规在空腹时进行，多采取立位多轴透视，必要时取卧位。服钡剂后，通过 X 线详细观察食管的充盈、通过及排空的情况，重点注意黏膜的改变。在显示病变最佳的位置摄片，可摄充盈像及黏膜像。检查前应详细询问病史，若梗阻严重，可用稀薄钡剂，以免造成堵塞影响检查；若梗阻较轻，可用较稠钡剂以利观察，如疑有食管气管瘘，可用碘油或少量稀钡检查；如病变在颈部，为防止钡剂快速流过食管，可取头低脚高位，使钡剂在颈段食管停留时间延长。

1）早期食管癌影像：X 线钡餐检查在早期病例中的阳性率约 70%。早期食管癌的病变为局限于黏膜固有层或已侵入黏膜下层，但食管肌层完好。故 X 线所见为浅表癌的表现。

（1）乳头状充盈缺损：X 线显示食管乳头状或息肉状充盈缺损，肿块边界清楚，但不完整，肿块表面黏膜不整或消失，可有小龛影，但食管舒张度尚正常。

（2）局限浅在充盈缺损：食管壁可见小的充盈缺损或锯齿样改变。

（3）黏膜不整：食管黏膜皱襞不整、增粗、扭曲或中断、消失。在双对比造影片中见病变处有不规则的小斑片影或局部黏膜迂曲、增粗，或在不整的黏膜中见到小颗粒样、斑块样充盈缺损。

（4）小龛影及黏膜破坏：局部黏膜破坏、不整，有小龛影。

2）中晚期食管癌影像：因癌组织已侵入肌层，甚至穿透食管纤维膜，累及食管周围组织和器官而有不同的表现。

（1）髓质型：病变显示为不规则的充盈缺损，有不同程度的管腔狭窄，病变的上、下缘与正常食管交界处呈斜坡状，病变区黏膜消失或破坏，常有大小不等的龛影，常见软组织肿物阴影，钡剂通过有梗阻，病变上部食管多有较明显的扩张。

（2）蕈伞型：有明显的充盈缺损，其上下缘呈弧形，边缘锐利，与正常食管分界清楚，可有浅表溃疡，病变区黏膜破坏、紊乱，伴明显软组织阴影者少见。钡流部分受阻，上部食管有轻度至中度扩张。

（3）溃疡型：显示大小和形状明显不同的龛影，在切线位可见龛影深入食管壁内，甚至突出于管腔轮廓之外。溃疡边缘隆凸者，X 线显示半月征。钡剂通过无明显阻塞，或管腔仅呈轻度狭窄，上部食管亦多无扩张。

（4）腔内型：病变部位管腔明显增宽，呈梭形扩张。病变大多数呈大的息肉样充盈缺损。病变部位的食管边缘有缺损，不连贯。病变部位的黏膜不整齐，钡剂分布呈不规则斑片状，不均匀。少数病例有龛影。虽然多数病例肿块巨大，但管腔梗阻并不严重，故上部食管扩张不明显。

（5）缩窄型：病变为短的环状狭窄，通常累及全周，长度不超过 5 cm，表面糜烂，多无溃疡，缩窄上方高度扩张。

以上分型以髓质型最常见，蕈伞型次之，其他各型较少见。此外还有少数病例从 X 线上不能分型。

2. 腹部加压法

患者取仰卧位，用加压带紧压左上腹部，使患者感到不能耐受时为止。颈段食管采取仰卧头低位，胸段食管取平卧位，腹段食管可用立位。因腹部加压，服钡剂后食管可显示极度扩张，钡剂下行缓慢，利于透视检查。对于甚小的病变亦能清晰可见。

3. 纵隔充气造影

方法为在胸骨柄上气管旁注入氧气或空气 800~1 000 ml，视纵隔内压力而定。注气后以气管隆突为中心，拍正位及矢状面断层，断层间隔越密越好。根据肿瘤周围气体的分布来推测肿瘤周围有无粘连和粘连的轻重程度。本法对判断胸段食管癌能否手术切除有一定的帮助。

（二）生化检查

1. 食管脱落细胞学检查

食管脱落细胞学检查有确诊价值，方法简便，受检者痛苦小，假阳性率低。主要为拉网细胞学检查，检查者吞下双腔管带网气囊，当气囊通过病变后将空气注入气囊，逐步拉出气囊并使其表面细网与病变摩擦，直到距门齿 15 cm 刻度时抽尽空气取出网囊，去除网囊前端的黏液后将网囊表面的擦取物涂片并行巴氏染色细胞学检查。采用气囊拉网法采取脱落细胞标本直接涂片，用巴氏染色细胞学检查是普查时发现及诊断早期食管癌、贲门癌的重要方法，其诊断阳性率可在 95% 以上。为了避免发生误差，每例至少要获两次阳性才能确诊。若要确定肿瘤部位可行分段拉网。食管脱落细胞学检查结合 X 线钡餐检查可作为食管癌诊断依据，使大多数人免去食管镜检查。但全身状况较差，或有高血压、心脏病、晚期妊娠及出血倾向者不宜做此检查。若有食管狭窄不能通过脱落细胞采集器时，应行食管镜检查。

2. 肿瘤标志物

食管鳞癌尚未发现此种具有一定准确性的标记物。最敏感的免疫标记物 SCC 在良性食管瘤中常为阴性，而在食管癌患者血清阳性率为 40% ~ 52%，并随病变的进一步侵袭、淋巴结转移、病期变晚，以及肿瘤体积加大而增高，可惜在早期癌中很少出现阳性，且不论何期的低分化癌中也是阴性。另一免疫指标为 EGF 受体。用 ^{125}I EGF 结合测试发现高结合率者淋巴结转移多，预后差。其他肿瘤标记物如 CEA、CA50、CA19 – 9 等经过研究，无一能提供可靠的预后指标。

3. DNA 倍体

DNA 倍体与肿瘤的组织学关系密切，但与临床病期无关。在非整倍体患者中发现较高的淋巴结转移率及较多的食管外扩散，非整倍体与双倍体相比，在 12 个月内肿瘤复发率高达 83%（双倍体仅为 17%），中数生存较短，5 年生存率较低。但此种相关性仅适用于进展期病例。

（三）CT、MRI 检查

1. CT 检查

1）CT 检查方法：常规空腹检查。患者取仰卧位，连续扫描，在扫描时吞咽 1 ~ 2 口造影剂或空气，以便显示病变部位的食管腔。CT 检查前肌内注射解痉剂，有助于正常段的食管扩张及明确病变范围。再静脉注射造影剂行增强扫描，以显示纵隔血管及淋巴结。扫描范围从胸骨切迹到脐水平，以显示肝及腹部淋巴结。可照局部放大像以最好地显示食管和其周围组织。上段食管癌应自食管入口开始扫描，扫描间隔 1 cm。

2）食管癌 CT 影像：显示管壁呈环状或不规则增厚，可形成肿块突向腔内或腔外，管腔变小而不规则，或偏向一侧。CT 能发现气管、支气管、心包及主动脉有无受侵，CT 对判断纵隔器官受侵的灵敏度均很高，侵及主动脉检出率为 88%，气管支气管为 98%，心包为 100%。若管壁外轮廓不清，相邻组织脂肪层消失，表明肿瘤已蔓延到管壁之外；相邻的胸主动脉、气管或主支气管、肺静脉或心包与食管分界不清、变形，提示肿瘤广泛浸润。如 CT 见食管癌向腔外扩展，肿块与降主动脉、椎前软组织粘连在一起不能分开，或前壁与隆突及两侧主支气管后壁分界不清，则提示食管癌可能已侵及这些组织器官而不能手术切除。X 线钡餐造影怀疑不能手术切除的病例，可行 CT 检查以显示癌肿与周围的关系，对估计能否手术有一定帮助。

2. MRI 检查

食管癌表现为软组织肿块，在 T_1 加权图像上病变呈中等信号，T_2 加权图像上信号有增强，内信号不均。因可做横断、冠状及矢状三维成像，故显示肿物的大小、外侵的程度、是否侵及临近器官等十分清楚。能显示是否侵及气管、支气管、肺门、肺动脉、心包及降主动脉等。此外，显示纵隔淋巴结肿大较 CT 检查为优，因此 MRI 检查在食管癌的分期及估计癌瘤能否手术切除，以及随诊观察方面均很有用。但设备及检查费用昂贵，限制了它的使用。

（四）腔镜和 B 超检查

1. 胸腔镜检查

胸腔镜检查对于胸部淋巴结的评价有重要的作用，还可以观察癌肿有无穿透食管外膜或侵犯临近脏器。与腹腔镜联用可以得到比较准确的 TNM 分期。但对于胸膜粘连严重、凝血机制障碍及心肺功能不全者不宜行此项检查。

2. 腹腔镜检查

腹腔镜与胸腔镜联合使用可以得到比较准确的食管癌分期。腹腔镜能够直接观察肝脏、腹膜有无转移性病灶及检查胃周淋巴结。Bryan 在腹腔镜下进行腹腔灌洗用以判断患者的预后，方法是镜下用 200 ml 生理盐水冲洗腹腔，然后回吸 100 ml 行脱落细胞学检查，结果发现脱落细胞学检查阳性者平均存活时间为 122 天，而脱落细胞学检查阴性者平均存活时间为 378 天。Bryan 进一步指出，脱落细胞学检查阳性者只宜做姑息治疗而不宜手术切除。

3. 其他

B 超检查对食管癌的诊断无帮助，但腹部 B 超检查能发现腹膜后淋巴结转移、肝转移等。如有颈部淋巴结肿大的病例可行摘除做病理检查，以确定有无远处转移。气管镜虽对诊断食管癌帮助不大，但在食管上中段是否可行手术切除的估计方面有一定意义，气管正常的病例食管切除率达 93%，而气管受压或固定者的切除率仅为 21%。

六、诊断与鉴别诊断

（一）诊断

1. 食管功能的检查

1）食管运动功能试验：①食管压力测定，适用于疑有食管运动失常的患者；②酸清除试验，用于测定食管体部排除酸的蠕动效率。

2）胃食管反流测定：①食管的酸灌注试验；②24 小时食管 pH 值监测；③食管下括约肌测压试验。

2. 影像学诊断

1）X 线钡餐检查：X 线钡餐检查是诊断食管及贲门部肿瘤的重要手段之一，可为研究早期食管癌提供可靠资料，结合细胞学和食管内镜检查，可以提高食管癌诊断的准确性。食管癌 X 线钡餐检查不但要确定病灶部位、长度及梗阻程度，还需判断食管病灶有无外侵及外侵范围。

2）CT 检查：CT 检查可以清晰显示食管与临近纵隔器官的关系，但难以发现早期食管癌。将 CT 与 X 线检查相结合，有助于食管癌的诊断和分期水平的提高。

3. 食管脱落细胞学检查

食管脱落细胞学检查方法简便，操作方便、安全，患者痛苦小，准确率在 90% 以上，是食管癌大规模普查的重要方法。但对食管癌有出血及出血倾向者，或伴有食管静脉曲张者应禁忌行食管拉网细胞学检查；对食管癌 X 线片上见食管有深溃疡或合并高血压、心脏病及晚期妊娠者，应慎行食管拉网脱落细胞检查；对全身状况差，过于衰弱的患者应先改善患者一般状况后再行检查；合并上呼吸道及上消化道急性炎症者，应先控制感染再行检查。结合 X 线钡餐检查可作为食管癌的诊断依据，使大多数患者免受食管镜检查痛苦。但食管狭窄有梗阻时，不能使用此法，应进行食管镜检查。

4. 食管镜检查

食管镜检查已经广泛用于食管癌的诊断。食管镜检查可以直接观察肿瘤大小、形态和部位，为临床医生提供治疗的依据，同时也可在病变部位做活检或镜刷检查。食管镜检查与脱落细胞学检查相结合，是食管癌理想的诊断方法。

（二）鉴别诊断

1. 食管良性肿瘤

食管良性肿瘤最常见为平滑肌瘤，可发生于食管的各个部位，以下段多见。病程较长，无特异的临床症状与体征。X 线吞钡检查显示突向管腔内的光滑圆形的附壁性充盈缺损，表面无溃疡。局部管腔扩张度正常。其内镜表现常为一隆起型肿物，表面覆盖着光滑、完整的黏膜。偶尔在其中央由于没有充分的血供而有溃疡形成。触及肿物有滑动感。超声内镜检查术（EUS）的特征为有边界明确的均质低回声或弱回声，偶呈无回声病变，少数患者有不均质回声和小规则的边缘。表面为超声扫描正常表现的黏膜，其通常位于黏膜下固有肌层。平滑肌瘤可压迫，但不侵犯到周围组织。若伴有不均质回声、边缘不清晰或不规则的黏膜下肿瘤多考虑平滑肌肉瘤。CT 征象有突入腔内或腔外的软组织密度的圆形肿块，有时呈新月状，表面光滑，内部密度均匀，管壁局灶性增厚，体积较大的肿块可使周围组织受压、移位。MRI 多呈中等 T_1 和 T_2 的肌肉信号，边缘光整的肿块影。确诊需靠获得组织病理学证据。

2. 食管结核

食管结核比较少见，多为继发性，常位于食管中段。其缺乏特异性症状，临床表现主要取决于病理类型和侵犯的范围，可有不同程度的吞咽困难或疼痛、阻塞感、体重减轻等。病程进展慢，多见于青壮年，常有结核病史。X 线吞钡造影无特异性表现，可见病变部位缩窄僵硬、黏膜溃疡充盈缺损或破坏、瘘管、食管旁淋巴结肿大、食管移位等。内镜可见浅表、不规则、基底灰白色的溃疡，边缘黏膜有黄色结核小结节。增殖型见黏膜水肿、增厚、管腔狭窄。粟粒型见黏膜黄色粟粒样结节。活检标本发现结核性肉芽肿和抗酸杆菌可确诊。

3. 贲门失弛缓症

贲门失弛缓症病程较长，吞咽困难时轻时重，多呈间歇性发作，常伴胸骨后疼痛、反流症状，多在进餐后发作。服用硝酸甘油类、钙通道阻滞剂、解痉剂等常能使症状缓解。X 线吞钡检查典型的表现为食管下段呈光滑鸟嘴状或漏斗状狭窄，食管体部不同程度的扩张。食管腔内压力测定发现患者食管下括约肌压力升高，食管下括约肌长度大于正常，吞咽后食管下括约肌松弛障碍等。内镜可见食管腔呈同心圆狭窄，黏膜光滑，色泽正常或有充血、水肿、增厚，有时可见黏膜糜烂或浅小溃疡等。黏膜活检病理检查有助鉴别诊断。EUS 可发现胃食管连接处和远端食管壁同心增厚，尤其是固有肌层增厚，但更常见所有组织层均有受累。若是肿瘤浸润引起的假性失弛缓症时，EUS 表现为管壁偏心增厚，伴有不规则外缘与低回声不对称的病变，正常层次结构破坏，常侵犯临近组织。

4. 食管静脉曲张

食管静脉曲张患者常有肝硬化、门脉高压症的体征和症状，诉有吞咽困难。X 线吞钡检查可见食管下段黏膜皱襞增粗迂曲或呈串珠样充盈缺损、管壁柔软、管腔扩张不受限。内镜可见曲张的静脉，或呈直行、略迂曲，或呈蛇行迂曲、隆起于黏膜面，或呈串珠结节状隆起、部分阻塞管腔。EUS 表现为圆形无回声、蛇行盘旋状管样结构，可行于壁内或壁外，多位于黏膜下层。

5. Barrett 食管

Barrett 食管主要症状与反流性食管炎及其伴随病变有关。最常见的症状为吞咽不适、胸骨后疼痛、烧心、反胃等。X 线吞钡检查可见滑动性裂孔疝，食管下段局限性环状狭窄、溃疡、黏膜网格状或颗粒状微细结构改变等。内镜是最常用、最可靠的方法，可见食管贲门交界的齿状线上移，呈全周型、舌型、岛型；黏膜充血水肿、糜烂、狭窄或溃疡。确诊靠组织学检查。从内镜活检孔向可疑部位喷洒卢戈碘液，柱状上皮不着色，在此取活检有助于提高诊断率。EUS 可显示食管壁局灶性增厚。由于 EUS 可获得食管壁高分辨率的影像，因此可能是在 Barrett 食管患者中发现早癌的有用方法。

6. 食管良性狭窄

食管良性狭窄多有化学灼伤史（吞服强碱、强酸、某些药物等）。患者常于吞服后立即发生严重的灼伤及不同程度的胸痛、吞咽困难、作呕与流涎。由瘢痕狭窄所致咽下困难，多有明确的诱因。X 线吞钡检查可见食管狭窄、黏膜消失、管壁僵硬等。内镜能在直视下评估食管灼伤的部位、范围及严重程度，但操作务必慎重，避免食管穿孔。

七、治疗

（一）治疗原则

应强调早期发现、早期诊断及早期治疗，其治疗原则是以手术为主的综合性治疗。

主要治疗方法有手术、放疗、化疗、免疫治疗等。

（二）治疗方法

1. 手术治疗

1）大型手术治疗：外科手术是治疗早期食管癌的首选方法。食管癌患者一经确诊，身体条件允许即应采取手术治疗。根据病情可分姑息手术和根治手术两种。姑息手术主要对晚期不能根治或放疗后的患者，为解决进食困难而采用食管胃转流术、胃造瘘术、食管腔内置管术等。根治性手术根据病变部位和患者具体情况而定。原则上应切除食管大部分，食管切除范围至少应距肿瘤 5 cm。下段癌肿手术切除率在 90%，中段癌切除率在 50%，上段癌手术切除率在 56.3% ~92.9%。

手术的禁忌证为：①临床 X 线等检查证实食管病变广泛并累及临近器官，如气管、肺、纵隔、主动脉等。②有严重心肺或肝肾功能不全或恶病质不能耐受手术者。

2）小型手术治疗：一般临床建议晚期患者（几乎不能下咽的患者）放支架，这是一个小型手术，把一个很小的支架放入病灶部位，撑开，扩充食管（瞬间撑开会很疼），以达到能让患者可以进食，不过这个只能短期地延续生命，适合已经不能做手术切除的患者，这种方法能延长生命。

2. 放疗

食管癌放疗的适应证较宽，除了食管穿孔形成食管瘘，远处转移，明显恶病质，严重的心、肺、肝等疾病外，均可行放疗。

1）适应证：①患者一般情况在中等以上。②病变长度不超过 8 cm 为宜。③无锁骨上淋巴结转移，无声带麻痹，无远处转移。④可进半流质或普食。⑤无穿孔前征象，无显著胸背痛。⑥应有细胞学或病理学诊断，特别是表浅型食管癌。

食管癌穿孔前征象：①尖刺突出，病变处尖刺状突出，小者如毛刺，大者如楔形；②龛影形成，为一较大溃疡；③憩室样变，形成与一般食管憩室相似，多发生在放疗后；④扭曲成角，食管壁失去正常走行，似长骨骨折后错位一样；⑤纵隔炎，纵隔阴影加宽，患者体温升高，脉搏加快，胸背痛。穿孔后预后很差，大部患者于数月内死亡。

2）照射剂量及时间：通常照射肿瘤量为 60 ~70 Gy/6 ~7 周。

3）外照射的反应

食管反应：照射肿瘤量在 10 ~20 Gy/1 ~2 周时，食管黏膜水肿，可以加重咽下困难，一般可不作处理，照射量在 30 ~40 Gy/3 ~4 周，可产生咽下痛及胸骨后痛，宜对症处理。

气管反应：咳嗽，多为干咳，痰少。

4）并发症

出血：发生率约为 1%。应在选择患者时，对那些有明显溃疡，尤其是有毛刺状突出的较深溃疡者，应特别谨慎，减少每次照射剂量，延长总治疗时间，在放疗过程中，应经常 X 线钡餐观察。

穿孔：发生率约为 3%，可穿入气管，形成食管气管瘘或穿入纵隔，造成纵隔炎症。

放射性脊髓病：放射性脊髓病是头、颈、胸部恶性肿瘤放疗的严重并发症之一。潜伏期多在照射后 1~2 年。

3. 综合治疗

1）术前放疗：常规法 40~50 Gy/4~5 周，结束后 2~4 周手术。

2）术前放化疗：临床分期Ⅲ期有潜在可能切除肿瘤的患者。

4. 中医治疗

中医认为，食管癌病机的根本为阳气虚弱，机体功能下降，治疗宜温阳益气，扶助正气，提高机体功能，所以治疗主要体现这一中医治疗原则。关于食管癌的分证各有不同，立法用药亦随之而异。但治法总不离疏肝理气、活血化瘀、软坚散结、扶正培本、生津润燥、清热解毒、抗癌止痛、温阳益气等。

八、护理措施

（一）心理护理

患者有进行性吞咽困难，日益消瘦，对手术的耐受能力差，对治疗缺乏信心，同时对手术存在着一定程度的恐惧心理。因此，应针对患者的心理状态进行解释、安慰和鼓励，建立充分信赖的护患关系，使患者认识到手术是彻底的治疗方法，使其乐于接受手术。

加强情志护理，安慰患者，消除紧张、恐惧、抑郁、颓丧等心理，耐心做好治疗解释工作。如有脱发者，可配置发套，病情允许的情况下，可以组织患者散步及参加娱乐活动，尽量使患者在接受化疗过程中处于最佳身心状态。

（二）加强营养

尚能进食者，应给予高热量、高蛋白、高维生素的流质或半流质饮食。不能进食者，应静脉补充水分、电解质及热量。低白蛋白血症的患者，应输血或血浆白蛋白给予纠正。

（三）重视饮食调护

治疗期间应给予清淡、营养丰富、易于消化的食物，并应注重食物的色、香、味、形，以增进食欲，保证营养；治疗间歇阶段则宜多给具有补血、养血、补气作用的食品，以提高机体的抗病能力。

1）当患者出现哽噎感时，不要强行吞咽，否则会刺激局部癌组织出血、扩散、转移和疼痛。在哽噎严重时应进流质或半流质。

2）避免进食冷流质，放置较长时间的偏冷的面条、牛奶、蛋汤等也不能喝。因为食道狭窄的部位对冷食刺激十分明显，容易引起食管痉挛，发生恶心、呕吐，疼痛和胀麻等感觉。所以进食以温食为好。

3）不能吃辛、辣、臭、腥的刺激性食物，因为这些食物同样能引起食管痉挛，使患者产生不适。对于完全不能进食的食管癌患者，应采取静脉高营养的方法输入营养素以维持患者机体的需要。

（四）术后护理

食管癌术后并发症的处理在食管癌治疗中具有重要的意义，食管癌术后往往会伴有不同程度的并发症，除吻合口瘘外，患者还可出现腹泻、反流性食管炎、功能性胸胃排空障碍及呼吸道感染等，对于食管癌术后并发症的处理主要表现在以下几个方面：

1. 功能性胸胃排空障碍

食管癌切除术后，常易出现胃运动失常，引起功能性胸胃排空障碍而导致大量胃内容物潴留，这也是食管癌术后的并发症之一。

处理措施：根据具体情况积极予以倒置胃管引流、胃管胃肠减压、空肠造瘘或胃液回输等治疗，并给予肠内、肠外营养支持和药物调理胃肠道功能等处理，改善恶心、呕吐症状，促进患者胸胃功能的恢复，提高生活质量。

2. 反流性食管炎

是食管癌术后常见的并发症，主要表现为每餐后身体前屈或夜间卧床睡觉时有酸性液体或食物从胃食管反流至咽部或口腔，伴有胸骨后烧灼感或疼痛感、咽下困难等症状。

处理措施：食管癌术后患者饮食应取半卧位或坐位，可选用流质、半流质，宜少量多餐，吞咽动作要慢，更要忌烟酒、辛辣等刺激性较强的食物；避免餐后即平卧，卧时床头抬高 20～30 cm，裤带不宜束得过紧，避免各种引起腹压过高的行为。

3. 食管癌术后呼吸道感染

表现为咳嗽、胸闷、呼吸困难等症状，为食管癌术后最常见的并发症之一。

4. 严重腹泻

食管癌切除术后胃肠功能紊乱导致腹泻，目前临床多认为与迷走神经切断、胃泌素浓度增高有关。

九、防控

预防食管癌的发生无疑是控制食管癌的最根本措施，根据食管癌发生发展的多阶段性，即启动、促进、演进阶段，从病因学、发病学和临床医学演进的观点出发，预防食管癌的发生发展分为三级：

（一）一级预防

一级预防即病因学预防，是降低食管癌发病率的根本途径，与流行病学研究和病因学研究的进展密切相关，这是最理想的方法，但困难很大，目前还很难全面开展。

1. 改变喜食霉变食物的习惯

目前已有充分证据说明食用霉变食物特别是酸菜、霉窝窝头和鱼露是食管癌发病的重要因素之一，因此应大力宣传这类食品对人体健康的危害，使群众少吃或不吃，同时鼓励多吃蔬菜和水果，以补充维生素 C。霉变的食物，一方面产生霉菌毒素或代谢产物，一方面促进亚硝胺的内合成，是导致食管癌的主要病因，多吃新鲜蔬菜或补充维生素 C 可阻断体内亚硝胺的合成，可使胃内亚硝胺含量降低，从而降低了胃内亚硝胺的暴露水平。另外，林县的营养预防试验发现，补充核黄素和烟酸能降低食管癌的发病率。同时也应积极研究科学的酸菜制作和保存方法，以满足当地居民世代以来养成的传统饮食习惯。

改变不良饮食习惯，不吃霉变食物，少吃或不吃酸菜。改良水质，减少饮水中亚硝酸盐含量。推广微量元素肥料，纠正土壤缺钼等微量元素状况。应用中西药物和维生素 B_2 治疗食管上皮增生，以阻断癌变过程。积极治疗食管炎、食管白斑、贲门失弛缓症、食管憩室等与食管癌发生相关的疾病。易感人群监视，普及防癌知识，提高防癌意识。

2. 粮食的防霉

霉变的粮食含有多种致癌的毒素，因此，积极开展粮食的防霉去毒工作非常重要，特别是应宣传家庭储粮的防霉的重要性。一般粮食的含水量在 13% 以下可达到防霉的要求，一旦发现粮食已经霉变，应采取勤晒，食用时挑拣，多次清洗并加碱处理，可有效减少霉菌毒素的摄入。

3. 加强饮用水的卫生管理

现已发现食管癌高发区水中的亚硝胺含量明显高于低发区。因此，搞好环境卫生，防止水源污染十分重要，逐渐减少饮用沟塘水的地区，推广自来水。对食用的沟塘水也应进行漂白粉消毒，可明显降低水中亚硝胺含量和杀灭其他传染病菌。

4. 遗传致病因素的预防

食管癌具有较普遍的家族聚集现象，表明食管癌家族史的患癌易感性确实存在，应加强同代人群的监测工作。患者为男性，就加强男性监测，特别是 49 岁以上的人群；若患者是女性，应加强女性监测，特别是 50 ~ 69 岁的人群；并且应把 3 代人中发生过 2 例或 2 例以上食管癌死亡的家庭当作危险家庭，对这些家庭中 40 ~ 69 岁的成员当作风险人群，定期体检，提供预防性药物或维生素，劝导改变生活习惯等，对降低食管癌发病具有一定的积极意义。

（二）二级预防

对于食管癌，当前要完全做到一级预防是不可能的。由于食管癌的发生、发展时间较长，如能做到早期发现、早期诊断并予以及时治疗，特别是阻断癌前病变的继续发展，是当前现实可行的肿瘤预防方法。

1. 普查

将高发区年龄在 35 岁以上，有食管癌家族史，或存在食管上皮增生的患者定为高危人群，予以重点监测，并且对食管癌高发区 35 岁以上居民尽量予以普查。普查以食管拉网细胞学检查为主，发现可疑患者，应尽快进行内镜检查，以达到早期诊断的目的。对食管癌的早期表现，如"吞咽不适感"应使高发区广大人群所熟知，可使患者的就诊时间提前，以便早日诊断和治疗。

2. 癌前病变的药物预防

食管癌的癌前病变主要指食管上皮重度增生，用抗癌乙Ⅲ片〔山豆根、败酱草、白鲜皮、黄药子、夏枯草、草河车六味药组成的抗癌乙片内加 2 mg 5 - 氟尿嘧啶（5 -

FU）]、抗癌乙片和太洛龙治疗食管上皮重度增生，未治疗组癌变率为 7.4%；治疗组癌变率，抗癌乙Ⅲ片组为 2.5%，抗癌乙片组为 1.4%，太洛龙组为 2.3%，均较未治疗组有显著差异且恢复正常者亦多于未治疗组。

（李雪妮）

第四节 胃 癌

胃癌是我国常见的恶性肿瘤之一，在我国其发病率居各类肿瘤的首位。死亡率高，吸烟导致的肺癌占了很大的数量，在胃的恶性肿瘤中，腺癌占 95%，这也是最常见的消化道恶性肿瘤，乃至名列人类所有恶性肿瘤之前茅。早期胃癌多无症状或仅有轻微症状。当临床症状明显时，病变多已属晚期。

胃癌是消化系统最常见的恶性肿瘤之一。男性发病率为 10/22 万，女性为 10.4/10万，在男性肿瘤中，胃癌位于第三位，死亡率位于第二位。女性肿瘤中，胃癌位于第五位，死亡率位于第四位。胃癌可发生于任何年龄，但总的趋势是发病率随着年龄的增长而上升。青年人所患的胃癌，其恶性程度相对于中老年患者往往更为突出，应予以高度重视。由于胃癌在我国极为常见，危害性大，有关研究认为其发病原因与饮食习惯、遗传因素、胃部疾病等有关。

胃癌起源于胃壁最表层的黏膜上皮细胞，可发生于胃的各个部位（胃窦幽门区最多、胃底贲门区次之、胃体部略少），可侵犯胃壁的不同深度和广度。癌灶局限在黏膜内或黏膜下层的称为早期胃癌，侵犯肌层以深或有转移到胃以外区域者称为进展期胃癌。肉眼或胃镜观察胃癌有多种形态，如表浅型、肿块型、溃疡型、浸润型、溃疡型（为慢性胃溃疡癌变）。显微镜放大观察癌细胞有多种类型（组织学分类），如腺癌（占约 90%，包括乳头状腺癌、管状腺癌、黏液腺癌、印戒细胞癌）、腺鳞癌、鳞癌、未分化癌、类癌。更细微的癌细胞内部的分子结构也有很多差异，因此，虽都称为胃癌，即使肉眼和显微镜下所见类型是相同的，但个性仍有很大差异，目前并不知晓究竟有多少个性独特的胃癌。

一、流行病学

（一）流行趋势

中国的胃癌发病率以西北最高，东北及内蒙古次之，华东及沿海又次之，中南及西南最低，每年约有 17 万人死于胃癌，几乎接近全部恶性肿瘤死亡人数的 1/4，且每年还有 2 万以上新的胃癌患者产生，胃癌确实是一种严重威胁人民身体健康的疾病。胃癌可发生于任何年龄，但以 40～60 岁多见，男多于女约为 2:1。

中国胃癌死亡率为 25.2/10 万，占全部恶性肿瘤死亡的 23.2%，占恶性肿瘤死亡的第一位。中国胃癌的世界人口调整死亡率：男性为 40.8/10 万，女性为 18.6/10 万，分别是欧美发达国家的 4.2 ~ 7.9 倍和 3.8 ~ 8.0 倍。中国胃癌发病有明显的地区差异和城乡差别。全国抽样调查 263 个点，胃癌调整死亡率在 2.5 ~ 153.0 /10 万，城市地区和农村地区分别为 15.3/10 万和 24.4/10 万，后者约为前者的 1.6 倍。

（二）高危人群

1. 某些特殊职业者

长期暴露于硫酸尘雾、铅、石棉、除草剂者及金属行业工人胃癌风险明显升高。

2. 有胃癌或食管癌家族史者

患者家属中胃癌发病率比正常人群高 2 ~ 3 倍。

3. 长期心理状态不佳者

如压抑、忧愁、思念、孤独、抑郁、憎恨、厌恶、自卑、自责、罪恶感、人际关系紧张、精神崩溃、生闷气等，胃癌危险性明显升高。

4. 饮用地质、水质含有害物质者

地质为火山岩、高泥炭、有深大断层的地区，镍、硒和钴含量高。火山岩中含有较高含量的 3，4 - 苯并芘，泥炭中有机氮等亚硝胺前体含量较高，易损伤胃黏膜。硒和钴也可引起胃损害，镍可促进 3，4 - 苯并芘的致癌作用。

5. 饮食习惯不良者

如饮食不规律、吃饭快速、喜高盐/热烫食品，喜食致癌物质亚硝酸盐含量高的腌制、熏制、干海货、隔夜菜，喜食烧烤的红肉，常食用霉变食物，少食新鲜蔬菜等。

1）我们在每天进食的食物中，本来就含有一些致癌物质，而这些致癌物质进入体内不能吸收而是通过大便排出体外，但是恰恰乙醇却是这些致癌物质的良好溶剂，促进了某些致癌物质的吸收。

2）乙醇对于人体来说，并不是必须要有的物质，所以大量的乙醇进入体内可导致某些致癌物质的活化。

3）倘若我们在生活中经常长期大量饮酒，对胃黏膜就会有严重的刺激与损伤，造成各型胃炎，以致胃酸缺乏，细菌得以繁殖，促进了致癌物质亚硝胺类的合成。

4）在市场上销售的酒中，经常就有一些烈性酒的质量十分的不过关，含有大量的致癌物质或促进剂，如甲醇可转化为甲醛，除了直接对胃起毒害作用外，还有致癌作用。

5）经常饮酒，酒中的乙醇对人体免疫功能有抑制作用，造成对肿瘤的监督功能下降。

（6）一旦长期饮酒，就会导致人们身体的缺乏营养，造成营养不良，同时饮酒还与肝硬化、肝癌、食管癌、肠癌的发病有一定联系。

二、病因

目前认为下列因素与胃癌的发生有关：

（一）环境因素

不同国家与地区发病率的明显差别说明与环境因素有关，其中最主要的是饮食因素。摄入过多的食盐、高盐的盐渍食品、熏制鱼类、亚硝胺类化合物的食物是诱发胃癌的相关因素，另外还有发霉的食物含有较多的真菌毒素，大米加工后外面覆有滑石粉。此外，也有研究表明胃癌与营养素失去平衡有关。

（二）遗传因素

某些家庭中胃癌发病率较高。

（三）免疫因素

免疫功能低下的人胃癌发病率较高。

（四）癌前期变化

所谓癌前期变化是指某些具有较强的恶变倾向的病变，这种病变如不予以处理，有可能发展为胃癌。癌前期变化包括癌前状态与癌前病变。

1. 胃的癌前状态

1）慢性萎缩性胃炎：慢性萎缩性胃炎与胃癌的发生率呈显著的正相关。

2）恶性贫血：恶性贫血患者中 10% 发生胃癌，胃癌的发生率为正常人群的 5～10 倍。

3）胃息肉：腺瘤型或绒毛型息肉虽然占胃息肉中的比例不高，癌变率却为 15%～40%。直径大于 2 cm 者癌变率更高。增生性息肉多见，而癌变率仅 1%。

4）残胃：胃良性病变手术后残胃发生的癌瘤称残胃癌。胃手术后尤其在术后 10 年开始，发生率显著上升。

5）良性胃溃疡：胃溃疡本身并不是一个癌前状态。而溃疡边缘的黏膜则容易发生肠上皮化生与恶变。

6）巨大胃黏膜皱襞症（Menetrier 病）：血清蛋白经巨大胃黏膜皱襞漏失，临床上有低白蛋白血症与水肿，约 10% 可癌变。

2. 胃的癌前病变

1）异形增生与间变：前者亦称不典型增生，是由慢性炎症引起的可逆的病理细胞增生，少数情况不可发生癌变。胃间变则癌变机会多。

2）肠化生：有小肠型（完全型）与大肠型（不完全型）两种，小肠型具有小肠黏膜的特征，分化较好。大肠型与大肠黏膜相似，又可分为 2 个亚型：Ⅱa 型，能分泌非硫酸化黏蛋白；Ⅱb 型能分泌硫酸化黏蛋白，此型与胃癌发生关系密切。

三、发病机制

（一）机制

胃癌是原发生于胃部的一种常见的恶性肿瘤。本病主要是食用含有亚硝酸胺致癌食品如熏制食物、腌菜、霉变食物等所致。慢性萎缩性胃炎与胃癌的发生有密切关系，另外肠上皮化生与肠型胃癌，消化道溃疡与胃癌的前期病变有关。胃癌的扩散与转移有三种形式：

1）肿瘤直接扩散侵犯胃周围的组织，如肝、横膈、结肠、胰腺、大网膜等。

2）淋巴转移是胃癌最常见的转移方式，随着肿瘤侵犯的深度及广度的增加，各站淋巴结的转移率也逐渐增加，可沿胸导管转移达左锁骨上淋巴结，甚至两侧锁骨上淋巴结都可转移。

3）胃癌细胞常由门静脉进入肝内形成肝转移，此外可沿着血道引起肺、骨、脑、卵巢、脐周皮肤等的转移。癌细胞侵及胃浆膜后会脱落，播散于腹腔、盆腔，引起腹水，也会导致伤口周围的种植转移。

上腹部不适、疼痛，空腹时或饭后胃痛，食欲差，呕吐、恶心，时常伴有腹泻、黑便，体重减轻，对食品的喜恶忽然改变等，都是胃癌的早期常见症状。如果有了以下症状者，应及时到医院做进一步检查。

1）有一般上消化道症状，即使症状很轻微，如果持续或间歇发作3个月以上者。

2）曾有"胃病史"，近期内症状明显加重者。

3）已证实有慢性胃炎，或多发性胃息肉者。

4）典型溃疡病史的规律性有改变者。

5）长期出现大便潜血试验阳性者。

（二）中医致病机制

导致胃癌的病机归结为七种，即致癌病机七内伤（气滞、血瘀、食伤、湿聚、痰结、毒踞、正虚），这些病机在饮食不节、情志失调、过度劳伤或感受外来邪毒引起机体阴阳平衡失调、脏腑经络功能失司等内因外因作用下，机体逐渐出现一系列病理性改变，最终酿成各种类型的胃癌，这也是胃癌形成的主要病机。现就胃癌可能出现的主要病理病机分述如下：

1. 气滞

由于情志失调，肝气郁结，或感受外邪，以致气滞不行，日久而成血瘀，渐积为肿块；如《外科正宗·乳痈论》说："忧郁伤肝，思虑伤脾，积想在心，所愿不得志者，致经络痞涩，聚结成核。"此为气滞型胃癌的主要致病机制，此种胃癌极易转移至肝胆部位。

2. 血瘀

气为血帅，血随气行；气行则血行，气滞则血瘀；气滞血瘀，蕴结日久，便成肿块。《金匮钩玄》亦说："气不能作块成聚，块乃有形之物，痰与食积死血，此理晓然。"此为血瘀型胃癌的主要致病机制,此种胃癌极易转移至肠道部位。

3. 食伤

脾胃为后天之本,如果纵情口腹,饥饱无常,必致损伤脾胃;过食厚味则生湿热而为痰,偏食辛燥,嗜酒过度,可使胃肠积热,津液枯耗,气血亏损;形成气结痰凝,或痰瘀互结,发为肿瘤。酒米面炙煿,黏腻难化之物,滞于中宫,损伤肠胃,日久不治,渐成痞满吞酸,则为噎膈反胃。此为食伤型胃癌的主要致病机制,此种胃癌极易转移至结肠部位。

4. 湿聚

脾胃虚弱,运化不健,水饮失于正常布化,内聚蓄久而成湿毒;湿毒泛滥,浸淫生疮,湿毒下注,可成带下淋浊。此为湿聚型胃癌的主要致病机制,此种胃癌极易转移至肾、输尿管、膀胱等部位。

5. 痰结

脾肺功能失调,水湿不化,津液不布,若兼邪热熬灼,或因七情郁结,气机阻滞,则致痰浊凝结;痰则无所不到,在肺则咳喘吐痰,在胃则泛呕黏涎,流窜皮下可结成痰核;痰气交阻于食管,则痞塞不通。此为痰结型胃癌的主要致病机制,此种胃癌极易转移至肺、支气管等部位。

6. 毒踞

邪毒可从外感,也可因体内蓄有瘀热而引发;邪毒瘀热毒踞,多致肉腐血败,创面脓血不尽,每有腥秽气味。此为毒踞型胃癌的主要致病机制,此种胃癌极易转移至肝、肠道等部位。

7. 正虚

气血两亏,正气虚弱,瘤邪乘虚深入,耗损气血而至虚羸;若正气不复,每使疾病陷入恶性循环,预后必多险恶。积之成也,正气不足而后邪气踞之;正气与邪气,势不两立,一胜则一负,邪气日昌,正气日削,不攻去之,丧亡从及矣。此为正虚型胃癌的主要致病机制,此种胃癌极易转移至脑、肺等部位。

三、临床表现

(一)各期症状

1. 早期症状

早期胃癌70%以上无明显症状,随着病情的发展,可逐渐出现非特异性的、类同于胃炎或胃溃疡的症状,包括上腹部饱胀不适或隐痛、泛酸、嗳气、恶心,偶有呕吐、食欲减退、消化不良、黑便等。

2. 晚期症状

胃癌的中晚期症状常因肿瘤的生长部位、类型、大小,病程的早晚,有无并发症或转移病灶等条件不同而有所不同。多数患者在病程的早期可以毫无症状。

1)疼痛部位以心窝部为主,有时仅为上腹部不适或隐痛。较典型的疼痛是痛而无规律,进食也不缓解。

2）食欲减退食欲缺乏，伴体重减轻，逐渐消瘦，或食后饱胀嗳气，厌恶肉食等，是比较常见的症状。

3）恶心、呕吐由于大部分位于幽门窦部，故幽门梗阻症状颇为多见。不典型的早期梗阻可引起食后膨胀感，轻度恶心、反胃等，典型的机械性幽门梗阻则引起胃扩张、呕吐。呕吐物多为在胃内停留过久的宿食，故有腐败酸臭味。弥散性常无梗阻、呕吐症状。

4）可出现出血，常表现为柏油样便。晚期出血量大，若合并有幽门梗阻时，常在呕吐物中混杂咖啡色或黯红色的血液。大便隐血试验呈阳性反应。

5）其他症状有低热、水肿、全身衰竭。癌肿破溃，或引起胃壁穿孔时，可出现大出血等并发症。

6）因癌肿增殖而发生的能量消耗与代谢障碍，导致抵抗力低下、营养不良、维生素缺乏等，表现为乏力、食欲缺乏、恶心、消瘦、贫血、水肿、发热、便秘、皮肤干燥和毛发脱落等。

7）胃癌溃烂而引起上腹部疼痛、消化道出血、穿孔等。胃癌疼痛常为咬啮性，与进食无明确关系或进食后加重。有的像消化性溃疡的疼痛，进食或抗酸剂可缓解，这种情况可维持较长时间，以后疼痛逐渐加重而持续。癌肿出血时表现为大便隐血试验阳性、呕血或黑便，出现大出血，甚至有因出血或胃癌穿孔等急腹症而首次就医者。

8）胃癌的机械性作用引起的症状，如由于胃充盈不良而引起的饱胀感、沉重感，以及无味、厌食、疼痛、恶心、呕吐等。胃癌位于贲门附近可侵犯食管，引起打呃、咽下困难，位于幽门附近可引起幽门梗阻。

9）癌肿扩散转移引起的症状，如腹水、肝大、黄疸及肺、脑、心、前列腺、卵巢、骨髓等的转移而引起相应症状。

3. 晚期症状

1）消瘦和贫血：有关专家统计约有九成患者患有消瘦，往往消瘦 3 kg 以上才引起重视，随即进行性消瘦更加明显，有的可在 5 kg 以上。专家还发现约有一半的患者伴有贫血、四肢乏力等症状。

2）晚期胃癌患者多以上腹疼痛明显且持续时间较长，不易缓解为主要症状。也因患者的个体差异，疼痛程度也轻重不一，重者可有胀痛、水肿、钝痛、锐痛等表现，进食后不能缓解，且症状多有加重。有的患者还伴有食欲缺乏、恶心、呕吐、饱胀、吞咽困难等症状，这些症状并有逐渐加重的趋势。

3）晚期胃癌的转移概率比较大，一般可直接蔓延至临近的胰腺、肝脏、横结肠等，也可经淋巴转移至胃周围淋巴结及远处淋巴结，有的在左锁骨上可触及质硬不活动的淋巴结。还可通过血液循环转移至肝、肺、脑、骨骼、卵巢等处，从而出现腹水、黄疸、肝大等症状。癌肿本身的增大还可引起胃穿孔、出血、坏死、梗阻等并发症。晚期胃癌的症状还有呕血、黑便或大便隐血试验阳性。

（二）体征

绝大多数胃癌患者无明显体征，部分患者有上腹部轻度压痛。位于幽门窦或胃体的进展期胃癌有时可扪及肿块，肿块常呈结节状、质硬，当肿瘤向临近脏器或组织浸润时，肿块常固定而不能推动，女性患者在中下腹扪及肿块，常提示为库肯勃瘤可能。当胃癌发生肝转移时，可在肿大的肝脏触及结节状块物。当腹腔转移肿块压迫胆总管时可发生梗阻性黄疸。有幽门梗阻者上腹部可见扩张的胃型，并可闻及震水声，癌肿通过胸导管转移可出现左锁骨上淋巴结肿大。晚期胃癌有盆腔种植时，直肠指诊于直肠子宫陷凹内可扪及结节。有腹膜转移时可出现腹水。小肠或系膜转移使肠腔缩窄可导致部分或完全性肠梗阻。癌肿穿孔导致弥散性腹膜炎时出现腹肌板样僵硬、腹部压痛等腹膜刺激症状，亦可浸润临近腔道脏器而形成内瘘。

（三）蔓延与转移

1. 直接蔓延

肿瘤向胃壁四周或深部浸润，可直接浸入腹壁，临近器官或组织（肝、胰、大网膜、横结肠等）。癌细胞也可沿黏膜下层蔓延，向上侵犯食管下段，向下侵及十二指肠。

2. 淋巴转移

淋巴转移是最主要的转移方式，早期胃癌淋巴转移率可达10%，进展期胃癌淋巴结转移率可在70%左右，癌细胞侵入淋巴管后形成栓子，随淋巴液转移全身淋巴结。一般按淋巴引流顺序，即由近及远，由浅及深地发生淋巴转移。胃癌淋巴转移率与病期密切相关。在进展期胃癌中，胃周淋巴转移与预后显著相关。

3. 血行转移

血行转移多发生晚期，癌细胞通过血行播散到肝、肺、骨、脑等处。亦可经脐静脉转移到脐周围皮肤。

4. 腹腔种植转移

肿瘤侵及胃浆膜后，癌细胞脱落种植于腹腔和盆腔引起广泛性腹膜、肠系统膜的转移。可出现腹水，做肛门指检时，于直肠子宫陷凹处可触及转移结节。

四、分型及分期

（一）按具体形态分型

1. 早期胃癌

不论范围大小，早期病变仅限于黏膜及黏膜下层。可分隆起型（息肉型）、浅表型（胃炎型）和凹陷型（溃疡型）三型。Ⅱ型中又分Ⅱa（隆起浅表型），Ⅱb（平坦浅表型）及Ⅱc（凹陷浅表型）三个亚型。以上各型可有不同的组合。如Ⅱc＋Ⅱa，Ⅱc＋Ⅲ等。早期胃癌中直径在5～10 mm者称小胃癌，直径<5 mm称微小胃癌。

2. 中晚期胃癌

中晚期胃癌也称进展型胃癌，癌性病变侵及肌层或全层，常有转移。

1）蕈伞型（息肉型）：约占晚期胃癌的1/4，癌肿局限，主要向腔内生长，呈结节状、息肉状，表面粗糙如菜花，中央有糜烂、溃疡，亦称结节蕈伞型。癌肿呈盘状，边缘高起，中央有溃疡者称盘状蕈伞型。

胃窦小弯后壁有一肿物突出胃腔，略呈分叶状，表面不平呈颗粒状，并见有糜烂。肿物基部稍狭小，呈亚蒂型，周围黏膜未见明显浸润。

2）溃疡型：约占晚期胃癌的1/4。又分为局限溃疡型和浸润溃疡型，前者的特征为癌肿局限，呈盘状，中央坏死。常有较大而深的溃疡；溃疡底一般不平，边缘隆起呈堤状或火山口状，癌肿向深层浸润，常伴出血、穿孔。浸润溃疡型的特征为癌肿呈浸润性生长，常形成明显向周围及深部浸润的肿块，中央坏死形成溃疡，常较早侵及浆膜或发生淋巴转移。

3）浸润型：此型也分为两种，一种为局限浸润型，癌组织浸润胃壁各层，多限于胃窦部，浸润的胃壁增厚变硬，皱襞消失，多无明显溃疡和结节，浸润局限于胃的一部分。另一种是弥散浸润型，又称皮革胃，癌组织在黏膜下扩展，侵及各层，范围广，使胃腔变小，胃壁厚而僵硬，黏膜仍可存在，可有充血水肿而无溃疡。

4）混合型：同时并存上述类型的两种或两种以上病变者。

5）多发型：癌组织呈多灶性，互不相连。如在萎缩性胃炎基础上发生的胃癌即可能属于此型，且多在胃体上部。

（二）组织分型

1. 根据组织结构分

1）腺癌，包括乳头状腺癌、管状腺癌与黏液腺癌，根据其分化程度分为高分化、中分化与低分化3种。

2）未分化癌。

3）黏液癌，即印戒细胞癌。

4）特殊类型癌，包括腺鳞癌、鳞癌、类癌等。

2. 根据组织发生分

1）肠型：癌起源于肠腺化生的上皮，癌组织分化较好，具体形态多为蕈伞型。

2）胃型：癌起源于胃固有黏膜，包括未分化癌与黏液癌，癌组织分化较差，具体形态多为溃疡型和弥散浸润型。

3. TNM分期

1）原发肿瘤（T）

T_1：肿瘤侵及固有层、黏腹肌层或黏膜下层。

T_2：肿瘤侵及固有肌层。

T_3：肿瘤穿透浆膜下结缔组织而未侵犯脏腹膜或临近结构。

T_{4a}：肿瘤侵犯浆膜。

T_{4b}：肿瘤侵犯临近结构。

2）区域淋巴结（N）

N_0：无淋巴结转移。

N_1：1~2个区域淋巴结转移。

N_2：3~6个区域淋巴结转移。

N_3：7 个以上区域淋巴结转移。

3）远处转移（M）

M_0：无远处转移。

M_1：有远处转移。

4. TNM 分期与临床分期关系

ⅠA：$T_1N_0M_0$。

ⅠB：$T_{1\sim2}N_0M_0$。

ⅡA：$T_1N_2M_0$，$T_2N_1M_0$，$T_3N_0M_0$。

ⅡB：$T_1N_3M_0$，$T_2N_2M_0$，$T_3N_1M_0$，$T_{4a}N_0M_0$。

ⅢA：$T_2N_3M_0$，$T_3N_2M_0$，$T_{4a}N_1M_0$。

ⅢB：$T_3N_3M_0$，$T_{4a}N_2M_0$，$T_{4b}N_{0\sim1}M_0$。

ⅢC：$T_{4a}N_3M_0$，$T_{4b}N_{2\sim3}M_0$。

Ⅳ：任意 T，任意 N，M_1。

五、辅助检查

（一）胃肠 X 线检查

X 线检查为胃癌的主要检查方法，包括不同充盈度的投照以显示黏膜纹，如加压投照力双重对比等方法，尤其是钡剂、空气双重对比方法，对于检出胃壁微小病变很有价值。

1. 早期胃癌的 X 线表现

在适当加压或双重对比下，隆起型常显示小的充盈缺损，表面多不光整，基部稍宽，附近黏膜增粗、紊乱，可与良性息肉鉴别。

1）浅表型：黏膜平坦，表面可见颗粒状增生或轻微盘状隆起。部分患者可见小片钡剂积聚，或于充盈相对呈微小的突出。病变部位一般蠕动仍存在，但胃壁较正常略僵。

2）凹陷型：可见浅龛影，底部大多毛糙不齐，胃壁可较正常略僵，但蠕动及收缩仍存在。加压或双重对比时，可见凹陷区有钡剂积聚，影较淡，形态不规则，临近的黏膜纹常呈杵状中断。

2. 中晚期胃癌的 X 线表现

1）蕈伞型：为突出于胃腔内的充盈缺损，一般较大，轮廓不规则或呈分叶状，基底广阔，表面常因溃疡而在充盈缺损中有不规则龛影。充盈缺损周围的胃黏膜纹中断或消失。胃壁稍僵硬。

2）溃疡型：主要表现为龛影，溃疡口不规则，有指压迹征与环堤征，周围皱襞呈结节状增生，有时至环堤处突然中断。混合型者常见以溃疡为主，伴有增生、浸润性改变。

3）浸润型：局限性者表现为黏膜纹异常增粗或消失，局限性胃壁僵硬，胃腔固定狭窄，在同一位置不同时期摄片，胃壁可出现双重阴影，说明正常蠕动的胃壁和僵硬胃壁轮廓相重。广泛浸润型的黏膜皱襞平坦或消失，胃腔明显缩小，整个胃壁僵硬，无蠕动波可见。

（二）内镜检查

内镜可直接观察胃内各部位，对胃癌，尤其对早期胃癌的诊断价值很大。

1. 早期胃癌

隆起型主要表现为局部黏膜隆起，突向胃腔，有蒂或广基，表面粗糙，有的呈乳头状或结节状，表面可有糜烂。浅表型表现为边界不整齐，界限不明显的局部黏膜粗糙，略为隆起或凹陷，表面颜色变淡或发红，可有糜烂，此类病变最易遗漏。凹陷型有较为明显的溃疡，凹陷多超过黏膜层。上述各型可合并存在而形成混合型早期胃癌。

2. 中晚期胃癌

中晚期胃癌常具有胃癌典型表现，内镜诊断不难。隆起型的病变直径较大，形态不规则，呈菜花或菊花状。

（三）胃液检查

约半数胃癌患者胃酸缺乏。基础胃酸中乳酸含量可超过正常（100 μg/ ml）。但胃液分析对胃癌的诊断意义不大。

（四）生物学与生物化学检查

生物学与生物化学检查包括癌的免疫学反应、本内特殊化学成分的测定及酶反应等。血如血清胃蛋白酶原Ⅰ及胃蛋白酶原Ⅰ/Ⅱ之比；CEA，CA19－9，CA125 等抗原及单克隆抗体的检测等，但这些检查假阳性与假阴性均较高，特异性不强。

（五）大便隐血试验

持续性大便隐血试验阳性，对胃癌的诊断有参考价值，可以为发现胃癌提供线索，大便隐血试验在早期浅表型胃癌的阳性率可达 20%，随着病程的进展，其阳性率可在 80% 以上，其中以胃体癌的阳性率最高，贲门癌次之。

（六）CT、MRI

CT、MRI 检查可以清楚地显示淋巴结及腹腔脏器受侵或转移情况，对早期胃癌诊断无价值。螺旋 CT 对于分期的准确率较高。

六、诊断与鉴别诊断

（一）诊断

1. 实验室检查

早期可疑胃癌，游离胃酸低度或缺，如血细胞比容、血红蛋白、红细胞下降，大便隐血阳性。血红蛋白低，白/球倒置等。水、电解质紊乱及酸碱失衡等化验异常。

2. X 线检查

气钡双重造影可清楚显示胃轮廓、蠕动情况、黏膜形态、排空时间，有无充盈缺损、龛影等。检查准确率近 80%。

3. 纤维内镜检查

纤维内镜检查是诊断胃癌最直接、准确、有效的诊断方法。

4. 脱落细胞学检查

有的学者主张临床和 X 线检查可疑胃癌时行此检查。

5. B 超检查

B 超检查可了解周围实质性脏器有无转移。

6. CT 检查

CT 检查了解胃肿瘤侵犯情况，与周围脏器关系，有无切除可能。

（二）鉴别诊断

胃癌须与胃溃疡、胃内单纯性息肉、良性肿瘤、肉瘤、胃内慢性炎症相鉴别。有时尚需与胃皱襞肥厚、巨大皱襞症、胃黏膜脱垂症、幽门肌肌肥厚和严重胃底静脉曲张等相鉴别。鉴别诊断主要依靠 X 线钡餐检查、内镜检查和活检。

1. 胃原发性恶性淋巴瘤

胃原发性恶性淋巴瘤占胃恶性肿瘤 0.5%～8%，多见于青壮年，好发胃窦部，临床表现与胃癌相似，30%～50% 的霍奇金淋巴瘤患者呈持续性或间歇性发热，X 线钡餐检查病灶的发现率可为 93%～100%，但能诊断为胃恶性淋巴瘤仅占 10%。X 线征为弥散胃黏膜皱襞不规则增厚，有不规则地图形多发性溃疡，溃疡边缘黏膜形成大皱襞，单个或多发的圆形充盈缺损，呈"鹅蛋石样"改变。胃镜见到巨大的胃黏膜皱襞，单个或多发息肉样结节，表面溃疡或糜烂时应首先考虑为胃淋巴瘤。

2. 胃平滑肌肉瘤

胃平滑肌肉瘤占胃恶性肿瘤的 0.25%～3%，占胃肉瘤的 20%，多见于老年人，好发胃底胃体部，肿瘤常 >10 cm，呈球形或半球形，可因缺血出现大溃疡。按部位可分为：①胃内型（黏膜下型），肿瘤突入胃腔内；②胃外型（浆膜下型），肿瘤向胃外生长；③胃壁型（哑铃型），肿瘤同时向胃内外生长。

3. 胃癌的自我诊断

早期胃癌多数无明显症状，仅有上腹不适及食后腹胀、食欲减退。这些症状常与普通的消化不良、胃炎或胃溃疡相似，但有一些早期隐痛者亦可出现出血与黑便。若反复出现上腹部隐痛不适、食后饱胀、食欲减退，按普通胃病治疗无效并且有进行性加重、消瘦、贫血等症状。

另外，原有溃疡病及胃炎病史，但症状反复发作，治疗无效，并且日益加重，有时呕吐宿食或有呕血及黑便倾向（包括大便隐血试验阳性），均应想到胃癌的可能。一般来说，若肿瘤长在胃的入口处（贲门部）时，有下咽困难，吞咽食物时胸骨后有疼痛、食物摩擦感、停滞感；若肿瘤长在胃的出口处（幽门部）时，可引起饭后上腹胀满不适，朝食暮吐、暮食朝吐，出现梗阻症状。

七、治疗

胃癌是我国最常见的恶性肿瘤，发生于胃的任何部位，半数以上发生于胃窦部、胃小弯及前后壁，其次在贲门部，胃体区相对较少。胃癌的治疗主要有手术、放疗、化疗和中医药治疗。

胃癌治疗至今仍以手术为主，术后根据不同的病理检查结果，辅以药物治疗。胃癌的治疗原则是：

1）Ⅰ、Ⅱ期胃癌根治性手术后，病理检查癌细胞分化良好，可以免化疗，Ⅱ期患者术后应做化疗。

2）Ⅲ期胃癌根治性手术后应该化疗、必要时辅以放疗。

3）Ⅳ期胃癌，只要原发病灶允许，患者一般情况能承受麻醉和手术，应争取做姑息性切除术，以提高患者的生活质量，术后辅以中药或化疗。

（一）手术治疗

由于胃癌诊断和治疗水平的提高，手术适应证较前相应扩大。目前除了原发灶巨大，固定，腹内脏器广泛转移，伴血性腹水呈恶病质者外，只要患者全身情况许可，即使锁骨上淋巴结转移，肝脏有转移结节等，均应争取剖腹探查，切除原发病灶，减轻症状。根据国内 11 734 例胃癌手术的统计，手术率为 81.8%，总切除率为 49.7%。近年来癌肿切除率已提高至 75% 左右，主要是Ⅱ、Ⅲ期胃癌切除率的提高。术后服用中药可以提高治愈率。胃癌手术种类有：

1. 根治性切除术

根治性切除手术有根治性切除和扩大根治性切除两种术式。

1）根治性切除范围应包括原发病灶，连同胃远端的 2/3 或 4/5，全部大、小网膜，十二指肠第一部分和区域淋巴结以及局部受浸润的脏器整块切除，胃或十二指肠断端无癌细胞残癌。

2）扩大根治性切除范围除了上述内容外，还要切除全胃或临近受侵犯的横结肠、肝左叶、脾脏，胰体尾和贲门左、脾脉管旁的淋巴结等。

以上两种手术方式的选择直至目前尚无统一意见，主要分歧点是胃切除范围和淋巴结清除的范围。

为了提高胃癌治愈率，应根据具体病情来选择手术式，术后辅以真情散治疗，不能硬性规定。如癌瘤位于胃窦部及远端小弯侧，行根治性胃切除为宜；当病期晚伴有深部淋巴结转移或胃体部癌、弥散浸润性癌时应考虑行扩大根治术。扩大根治性手术虽然能提高一定的疗效，但手术死亡率，术后并发症仍较根治术为高。此术式不能取代根治术。

区域淋巴结清除：日本胃癌研究会提出的胃淋巴结分组，分站较为适用。该会将胃周围淋巴分为 16 组。根据原发肿瘤位于胃的上、中、下 3 个不同部位将淋巴结分出 3 个站，N_1，N_2，N_3 亦随其相应而异，手术清除每站淋巴结的范围以 "R" 表示，清除第 1 站淋巴结的手术称为 R_1（根 1）手术，清除第 2 站淋巴结者称为 R_2（根 2）手术，清除第 3 站淋巴结者称为 R_3（根 3）手术。例如胃窦部癌，清除第 1 站的 3、4、5、6 组淋巴结时，所行的胃切除术定为 R_1 式手术，若同时切除第 2 站的 1、7、8、9 组淋巴结则为 R_2 式手术。若同时切除 2、10、11、12、13、14、15、16 组淋巴结则定为 R_3 式手术，又称扩大根治术。其他部位的胃癌清除淋巴结范围以此类推。一般临床工作者认为 R_2 式手术是胃癌根治术最常用的术式，R_3 式手术为多器官联合切除，应慎用。

2. 姑息性切除术

凡胃癌已有腹膜或淋巴结广泛转移时，而原发肿瘤可以切除，患者一般情况能耐受手术者，可以行姑息性胃切除术。这种手术可以减轻患者中毒症状，消除因癌肿引起的梗阻、出血或穿孔等并发症。术后再辅以化疗、中药治疗，可以延长患者的生存期。

3. 短路手术

适用于晚期胃癌不能手术切除，同时伴有梗阻的患者。如幽门窦部癌合并幽门梗阻者可行结肠前或结肠后胃空肠吻合术。胃贲门癌伴有梗阻时可行空肠食管侧侧吻合术，后者常需开胸才能完成手术，手术适应证应严于前者。一般捷径手术不能提高疗效，但能减轻患者痛苦，提高其生活质量。

手术固然能切除癌肿，但还有残癌或区域淋巴结转移或血管中癌栓存在等，复发转移概率非常高。运用中药术后长期治疗，可以防止复发和转移。

（二）放疗

放疗并发症较多，甚至引起部分功能丧失；对于晚期肿瘤患者，放疗效果并不完好。同时体质较差，年龄偏大的患者，继续放疗只能导致虚弱的生命更加垂危，加速了患者死亡，一般采取中药进行治疗。胃腺癌放疗敏感性低，单独放疗或与化疗综合治疗后肿瘤缩小 50% 以上的只占 60%，肿瘤完全消失者仅 10%，因此，胃癌不能单独用放疗来根治，放疗在胃癌治疗中的作用主要是辅助性的或姑息性的。多用于综合治疗，放疗的主要形式有术前放疗、术中放疗、术后放疗和姑息性放疗等四种。据文献报道术前放疗可使根治手术切除率提高 20% 左右，使中晚期胃癌 5 年生存率提高 10%~25%。

（三）化疗

胃癌切除术后除少数患者外，大多需行术后化疗。其原因系术后可能残存有癌细胞，或者有的胃癌手术难以完全清除，或者通过淋巴或血液系统存在转移病灶。实践证明胃癌术后配合化疗与单纯性手术比较，前者生存期要长，术后复发较少。

晚期胃癌不能手术切除，或仅有一部分可以行姑息性切除术，因此，化疗已成为晚期胃癌的主要治疗方法，临床多采用联合化疗方案。

（四）中医治疗

中晚期胃癌手术的可能性不大，即便能够手术也仅为姑息性的局部切除，临床上，中晚期胃癌的治疗多采用放化疗联合中医药治疗的综合手段，以充分结合各治疗方法的优势。放化疗对癌细胞均有较为直接的抑制作用，但二者也会对人体免疫系统造成损伤，多数患者在进行一段时期的放疗或化疗后，会出现白细胞减少、骨髓抑制、脱发、乏力等一系列症状，身体功能严重下降，对治疗的顺利进行不利。因此，中晚期胃癌患者应结合中药进行治疗，其治疗胃癌的优势在于一方面可以增强放化疗的治疗效果，提高其敏感性，一方面能减轻放化疗对人体功能的损伤，使得治疗得以顺利进行，效果比单纯西医治疗为好，患者生活质量更高，生存时间也更长。配合服用人参皂苷 Rh2，人参皂苷 Rh2 对癌细胞起到控制、抑制生长，诱导凋亡和分化作用。人参皂苷 Rh2 又是从人参精华中提取出的具有抗肿瘤和提高免疫力功效的物质，也是目前临床上治疗胃癌常用的辅助治疗药物，临床反馈效果很好。人参皂苷 Rh2 属于中药范畴，无不良反应，可坚持服用，以达到预防胃癌发病的作用。

抓住关键病机——中医分子靶向免疫治疗体系"虚""瘀""毒"，统筹兼顾，采取"扶正""疏通""祛毒"三大对策，有的放矢，重点用药，扶正补虚，理气活瘀，化痰散结，攻毒排毒，从而达到调节人体阴阳、气血、脏腑生理功能平衡，最终使人体达到自然状态下的根本康复。

1. 肝胃不和型

胃脘胀痛，串及两胁，嗳气陈腐或呕吐反胃，饮食减少，进行性消瘦，口苦心烦，大便干结。舌质暗红，苔薄黄，脉弦细。

治法：舒肝和胃，降逆止呕。

2. 痰食瘀阻型

胃脘胀痛，固定不移，或有肿块，按之坚硬，厌恶肉食，频频嗳腐，呕吐痰食，精神疲惫，形体羸瘦，大便干涩，或有呕血便血。舌质暗红或见瘀点，苔白，脉弦。

治法：化痰消食，祛瘀散结。

（五）细胞治疗

机体内具有杀伤作用的淋巴细胞有自然杀伤细胞、杀伤性 T 细胞等，它们本身就能够对抗胃癌细胞的产生。根据实验观察，一个胃癌细胞需要上百个淋巴细胞对付它。而 1 m³ 大小的癌块中约有 10 亿个癌细胞。因此，如果有大量的淋巴细胞，就能够有效的消灭胃癌细胞，对抗胃癌细胞的生成，这就是细胞免疫疗法的基本理念。

当前，以细胞免疫疗法为首的细胞生物治疗已经初露锋芒，成为胃癌生物治疗中重要的发展方向。细胞免疫疗法，其全称为过继性免疫细胞疗法（AIT），是指向胃癌患者转输具有抗胃癌活性的免疫细胞（特异性和非特异性的），直接杀伤胃癌或激发机体的免疫应答杀伤胃癌细胞。临床上是指将体外激活的自体或异体免疫效应细胞输注给患者，以杀伤患者体内的胃癌细胞的一种治疗方式。

近年来，细胞免疫疗法一直是胃癌生物治疗中最活跃的领域。细胞免疫疗法对细胞免疫功能低下的患者，如大剂量化疗、放疗后、骨髓移植后、病毒感染损伤免疫细胞数量及功能的患者，尤其是血液/免疫系统胃癌的患者更为适合。

在各种癌症免疫治疗方法中，细胞免疫疗法因具有以下的优点而受到人们的重视，为近十多年癌症免疫治疗中十分活跃的研究领域：

1）免疫细胞在体外处理，可绕过体内癌症免疫障碍的种种机制，从而选择性地发挥抗癌症免疫反应。如新鲜分离的癌症浸润性淋巴细胞（TIL）往往缺乏抗癌症效应，而在体外一定条件下培养一段时间后可恢复特异性抗癌症作用；在体外培养条件下，癌症抗原特异性耐受的免疫细胞可被逆转。

2）免疫细胞的活化及效应过程往往由一些细胞因子介导，而目前基因工程可大量克隆不同的细胞因子，也可大量克隆癌症抗原或多肽，这使体外活化扩增大量的抗癌症免疫细胞更为可行、方便。

3）免疫细胞的体外活化扩增可避免一些制剂体内大量应用带来的严重不良反应，如 IL－2、TNF－α、IL－4、IL－7、IL－12 等具有抗癌症作用，抗 CD3 单克隆抗体的体内应用可激活 T 细胞，但这些制剂由于其复杂的多种作用，在体内大量应用可导致严重的甚至致死性不良反应，这也是这些因子难以被批准临床使用的重要原因，而在体外操作可避免这些不良反应。

4）目前已能在体外大量扩增自体或异基因的抗癌症免疫细胞，其数量大于癌症疫苗在体内激活的效应细胞数，一些体外培养的免疫细胞已进入临床治疗。实验显示癌症疫苗在体内应用可增加体内的癌症特异性细胞毒性 T 细胞（CTL）数量，但到一定时候，体内的 CTL 到达平台期而不再增加，这主要由体内存在的特异性及非特异性免疫调节网络限制了 CTL 克隆的扩增。而在体外培养可突破此调节网络，大量扩增免疫效应细胞。

八、护理措施

（一）一般护理

1. 心理护理

对胃癌患者，在护理工作中要注意发现患者的情绪变化，护士要注意根据患者的需要程度和接受能力提供信息；要尽可能采用非技术性语言使患者能听得懂，帮助分析治疗中的有利条件和进步，使患者看到希望，消除患者的顾虑和消极心理，增强对治疗的信心，能够积极配合治疗和护理。

2. 营养护理

胃癌患者要加强营养护理，纠正负氮平衡，提高手术耐受力和术后恢复的效果。能进食者给予高热量、高蛋白、高维生素饮食，食物应新鲜易消化。对于不能进食或禁食患者，应从静脉补给足够热量、氨基酸类、电解质和维生素，必要时可实施全胃肠外营养（TPN）。对化疗的患者应适当减少脂肪、蛋白含量高的食物，多食绿色蔬菜和水果，以利于消化和吸收。

（二）治疗与护理

外科治疗是目前治疗胃癌的主要方法。根治性切除为彻底切除原发灶、转移淋巴结和受累临近器官，依据肿瘤原发部位不同分别采用根治性全胃切除或根治性次全胃切除。姑息性切除主要用于肿瘤已有不能清除的淋巴结转移或累及重要脏器及血管，原发肿瘤在解剖上尚能行胃大部切除；短路手术为原发肿瘤已无法切除，肿瘤造成幽门梗阻或可引起幽门梗阻，可行胃空肠吻合术，起到解决梗阻，缓解症状，提高生活质量的目的。术前辅助化疗、放疗可抑制细胞活性，提高手术切除率。也可采用术中放疗，清除不能切除或肉眼看不见的癌灶，可提高手术疗效。

1. 术前注意患者的营养与进食情况

按病情给予高蛋白、高热量、高维生素少渣软食、半流食或流质饮食。纠正水、电解质紊乱，准确记录出入量，对重度营养不良、血浆蛋白低、贫血者，术前补蛋白质或输血。有幽门梗阻者，术前 3 天每晚用温盐水洗胃，消除胃内积存物，减轻胃黏膜水肿。严重幽门梗阻者，应于术前 1~3 天做胃肠减压，使胃体积缩小。予术日晨放置胃管，抽尽胃液后留置胃管。

2. 术后严密观察生命体征

硬膜外麻醉 4~6 小时或全麻清醒血压、脉搏平稳后半坐卧位。注意保持卧位正确，以利呼吸和腹腔引流。鼓励深呼吸、咳痰、翻身及早期活动，预防肺部感染及其他并发症。注意口腔卫生，预防腮腺炎。

3. 腹腔引流

腹腔引流管接无菌瓶，每 3 天更换 1 次，以防逆行感染。必须严密观察引流液的颜色、性质、量，并准确记录。一般在 24 小时内量多，为血浆样渗出液，以后逐渐减少。如引流液为鲜红色，且超过 500 ml，应考虑有出血。要勤巡视，随时观察引流管是否通畅以及有无扭曲、脱落。

4. 持续胃肠减压

保持胃管通畅，以减少胃内容物对吻合口的刺激，预防吻合口水肿和吻合口瘘。每 2 小时用生理盐水冲洗胃管 1 次，每次量不超过 20 ml 并相应吸出，避免压力过大，冲洗液过多而引起出血。注意引流液的性质及量，并准确记录引流量。如有鲜血抽出，必须及时报告医生处理。胃管应妥善固定，不可随意移动，并注意有无脱落或侧孔吸胃壁，使胃肠减压停止。

5. 术后饮食

术后 3 天禁食、禁水，静脉补液，每日 3 000 ml 左右。在停止胃肠减压后，可饮少量水。次全胃切除术和全胃切除术的术后饮食要求有一定的区别。

（三）饮食护理

简单来说，对于早期胃癌患者应给予易消化的食物，含蛋白质、脂肪较丰富的烹调较烂的食物，尽量减少食物中粗纤维的含量。必须注意：不易消化的粗糙食物可以加重患者的病情。

对于胃窦癌，尤其是溃疡型的一定要给予软质或半流质饮食，食物不易过冷过热，温度的变化容易引起胃黏膜血管的变化而造成出血。必须禁忌烟酒和辛辣刺激性食物，这些可能刺激胃部蠕动和痉挛，增加患者的疼痛和不适感等。一旦确诊后应尽快治胃，或是选择理中散结消癌汤进行治疗。

研究发现，以下一些食物对胃癌患者来说是有利于其康复的。

1. 芦笋

含有丰富的组织蛋白核酸叶酸、微量元素硒和游离态存在的天门冬酰胺，对各种癌症患者都有预防和治疗功效，尤其对膀胱癌、肺癌、皮肤癌有特殊疗效。

2. 茄子

富含维生素 P，茄科蔬菜含有重要的植化物，研究显示可以阻止癌细胞的形成。茄子抗癌作用有三：散血止痛、消肿、宽肠。一些接受化疗的消化道癌症患者，出现发热时，也可用茄子作辅助治疗食物。

3. 红薯

含有丰富的糖、蛋白质、纤维素和多种维生素，其中胡萝卜素、维生素 E 和维生素 C 尤多。红薯还含有丰富的赖氨酸。食用红薯一定要蒸熟蒸透，最好同时食用牛奶。

4. 胡萝卜

含有丰富的胡萝卜素，且在高温下也很少被破坏，并容易被人体吸收，进而转变成维甲类。长期吸烟的人，每天如能饮半杯胡萝卜汁，对肺部也有很好的作用。研究证实每天吃胡萝卜有利于防癌。临床研究发现，癌症患者接受化疗时，如能多吃些胡萝卜，可减轻化疗反应。

5. 大蒜

含有大蒜素，能从多个方面阻断致癌物质亚硝胺的合成。对于预防食管癌、胃癌及多种癌症均有一定的作用，以生食效果较好。阴虚火旺者不宜多食。

6. 洋葱

含有大蒜中的一些抗癌物质，同时还含有谷胱甘肽，后者能与致癌物质结合，有解毒作用。也应以生食为妙。

7. 人参

癌症患者能不能吃人参，这是一个颇具争议的话题。大部分的人认为人参是大补的，有助于癌细胞的增长。其实人参的种类繁多，含有的化学成分亦很复杂。千百年来，人参都是作为补益健脾、大补元气、强身延年的功效在使用，癌症患者一样可以选用。人参汁有抑制杀灭癌细胞的作用，人参皂苷可诱生干扰素，增强天然杀伤癌细胞的作用。野山参功效最佳，用量最少。人工培养的人参叫原参，作用较弱，如生晒参，用于气阴不足。白参功能同生晒参，红参性偏温，适用于气弱阳虚者。高丽参又叫直参，作用较强，西洋参适用于癌症患者气阴两虚所致的心烦口渴、气短乏力、咽喉干燥、手足心热等。

（四）精神护理

所谓"三忌一勤"的自我养生方法，也是病情好转稳定的重要原因。

1. 忌丧志

即对疾病要充满信心，不要乱投医乱服药，在饮食上不必过多忌口，只要想吃，吃后无不适，都可让其适量地吃，让患者把自己当正常人看待，解除精神上的抑郁，过多的忌嘴，会造成精神上的负担。

2. 忌疲劳、忌烦恼

过度的疲劳和烦恼是刺激与诱发癌症复发与转移的重要原因，疲劳使正气受损，烦恼使气血不畅，都将影响机体的抵抗力。勤就医，即任何局部的不适与障碍，久而会影响整体的改变。因此，即使是与癌症部位无关的症状，也应尽早就医，及时消除病痛，不要拖延或硬挺。这几点养生之道不仅对癌症患者，也同样适用于其他慢性病者。自我保健与养生也是康复见效的重要保证。

3. 勤就医

即任何不适久之会影响整体的改变，因此，应尽早就医，及时消除病痛，不要拖延或硬挺。

九、防控

胃癌治疗效果的好坏，取决于能否早期诊断，如能在尚未发生转移前进行根治手术，则疗效较好，尤其是癌组织尚未侵入肌层、浆膜层时，5 年生存率最高。故凡临床确诊或高度疑诊为胃癌，除已有远处转移或一般情况较差不能耐受手术者外，均应剖腹探查。对于进展期癌，除了癌肿已有广泛扩散的病例，只要全身情况和技术条件许可，即使不能行根治性切除，也应力争切除全部或大部原发灶，以缓解症状。对癌肿已不能切除，而伴幽门梗阻者可行短路手术——胃空肠吻合术或胃造瘘术，以缓解症状。以下措施有助于胃癌的预防、早期发现和及时治疗。

1）注意饮食卫生，少食烟熏、盐、油炸食物，戒烟酒，宜多吃维生素 E 丰富的水果蔬菜等，食物要储好，加工和烹饪要得当。

2）对慢性萎缩性胃炎，特别是有肠化生和不典型增生、胃溃疡、恶性贫血、胃息肉等患者要积极治疗和定期追踪进行胃镜检查及时发现癌变加以治疗。

胃癌的预防重点在饮食方面，避免高盐、腌制食品及粗糙食物和食品添加剂的摄入，戒烟酒，多吃新鲜蔬菜和水果，多饮牛奶，改进饮食习惯和方式，要按时进食，进食定量，避免暴饮暴食，食物不宜过烫，进食不宜过快。对患有胃炎、胃溃疡、胃息肉、恶性贫血者应给予积极治疗，并定期复查，对完全不愈合的胃溃疡应该做活检进行病理诊断，以便早期发现癌前病变。

（一）饮食方面

相关人群在平时的饮食方面应注意以新鲜的瓜果蔬菜、粗粮为主食，肉类少吃，做到饮食搭配合理，防止体液偏酸，摄入的饮食应该做到"二酸八碱"使体液达到弱碱性。食品中的许多食物对癌细胞都有抑制的作用，如食物中 Ca^{2+} 及含巯基的蒜、葱及绿茶有明确的保护作用，其中大蒜的保护作用颇受重视。改变饮食结构：多食蔬菜、水果，适当增加豆类食物和牛奶，减少食盐摄入量，少食或不食熏腌食品，减少亚硝胺前身物质的摄入。食品保藏以冰箱冷藏为好。提倡食用大蒜、绿茶。对于癌症的高发人群可以适当地服用一些抗癌防癌的产品，如人参皂苷、香菇多糖等。

改变不良饮食习惯：避免暴饮暴食，三餐不定；进食不宜过快、过烫、过硬。

（二）不良嗜好

吸烟、饮酒等不良的嗜好要改变。

（三）心理方面因素

现在社会人们在日常生活中的压力过大，当这种压力过大又得不到释放的时候，便会对生体造成伤害。

（四）其他注意

1）认真做好粮食的防霉去霉工作，保护食用水的卫生。
2）积极治疗癌前病变，有慢性胃病的患者要及时治疗，定期观察。
3）积极保护环境，减少环境污染。
4）对高发区及高危人群进行胃癌及癌前病变的普查普治。

十、预后

胃癌的预后取决于癌肿的部位与范围、组织类型、浸润胃壁的深度、转移情况、宿主反应、手术方式等。胃癌发生发展是一个漫长而复杂的生物学过程，影响胃癌患者手术后预后的因素除治疗因素外，还有许多与治疗无关的因素。

（一）与胃壁的浸润程度相关

1）早期胃癌预后佳，若只侵及黏膜层，术后5年生存率可在95%以上。
2）侵及浅肌层者，术后5年生存率为50%，深肌层者为25%。
3）侵犯浆膜者，术后5年生存率仅为10%。

（二）与胃癌的淋巴转移相关

淋巴转移为胃癌转移的主要途径，它是影响胃癌患者预后的一个重要因素。胃周淋巴结癌转移与生存率有显著相关，5年生存率为：
1）无淋巴转移41.1%。
2）第1站转移13.3%。
3）第2站转移10.1%，有的资料报道，第2站远淋巴结有转移者其5年生存率为0。

（三）与肿瘤的生长方式相关

胃癌的生长方式为胃癌生物学行为的一种主要表现，近年来受到病理学界的高度重视，根据癌组织的浸润生长方式分为三型：
1）团块生长，预后最好。
2）巢状生长，介于二者之间。
3）弥散性生长，预后最差。

（尹洁）

第五节 肝 癌

肝癌即肝脏恶性肿瘤，是死亡率仅次于胃癌、食管癌的第三大常见恶性肿瘤，初期症状并不明显，晚期主要表现为肝痛、乏力、消瘦、黄疸、腹水等症状。临床上一般采取西医的手术、放化疗与中药结合疗法，但晚期患者因癌细胞扩散而治愈率较低，因此要做到肝癌的早期发现、早期诊断、早期治疗。

肝癌可分为原发性和继发性两大类。原发性肝癌起源于肝细胞或肝内胆管上皮细胞，是我国高发的、危害极大的恶性肿瘤，原发性肝癌根据组织学分类可以分为肝细胞型、胆管细胞型和混合型。继发性或称转移性肝癌系指全身多个器官起源的恶性肿瘤侵犯至肝脏。一般多见于胃、胆道、胰腺、结直肠、卵巢、子宫、肺、乳腺等器官恶性肿瘤的肝转移。

一、流行病学

(一) 流行趋势

中国每年死于肝癌者约 11 万人，占全世界肝癌死亡人数的 45%。由于依靠血清甲胎蛋白（AFP）检测结合超声显像对高危人群的监测，使肝癌在亚临床阶段即可做出诊断，早期切除的远期效果尤为显著。加之积极综合治疗，已使肝癌的 5 年生存率有了显著提高。

流行学调查表现，中国肝癌发病率以东南沿海最高，其中江苏启东市年均发病率高达 55.63/10 万人，死亡率为 47.93/10 万人。广西扶绥、广东顺德、湖南、四川等地肝癌死亡率亦居恶性肿瘤死因的首位。我国肝癌的地区分布为沿海岛屿和江河海口地区比沿海其他地区高，沿海地区高于内地，东南部高于西南、西北和华北地区，其地理分布呈现出明显的规律性。全国肝癌高死亡水平的省市和自治区是上海、江苏、浙江、福建、广东和广西。

世界各地肝癌发病率以非洲撒哈拉沙漠以南和亚洲沿海地区发病率较高，欧、美则较低。大于 5/10 万人者有莫桑比克、南非、尼日利亚、新加坡、乌干达在 3.1/10 万～5/10 万人者有日本、丹麦；小于 3/10 万人者有欧、美、澳、印度北部等地区。该病可发生于 2 个月婴儿至 80 岁老人，最多发病年龄为 40 ～ 49 岁，一般为 35 岁以上的人。调查资料表明肝癌发病率高的地区，青壮年的肝癌发病率较高，而肝癌发病率低的地区，60 岁以上年龄的老人发病率较高，即高发区肝癌多发生于青壮年，低发区肝癌多发生于中老年。男性多发，男女之比为（2～6）:1，肝癌高发区男女患者比例高于 7:1。

（二）高危人群

1. 摄入过多亚硝胺类化合物的人

从肝癌高发区南非居民的食物中已分离出二甲基亚硝胺。此类化合物也可引起其他处肿瘤，如食管癌。所以也将亚硝胺类化合物归为肝癌的病因之一。

2. 有肝癌家族史的人

一方面许多损害肝脏的遗传性疾病，如色素沉着病、糖原贮积症等都会发展为肝硬化，肝癌的发生率也很高；另一方面，大家认为肝癌的家族性聚集主要由 HBV 聚集所造成。目前没有证据表明肝癌会遗传。

3. 食用受黄曲霉污染的食物的人

多年前，英国有一农场用黄曲霉致霉变的花生饼粕喂饲火鸡，致使 10 万只幼雏很快死亡。而流行病学研究证明，我国肝癌的地域分布与黄曲霉污染分布基本相一致。

4. 长期酗酒的人

长期酗酒，可明显损伤肝细胞，以及导致营养不良，肝脏易发生肝硬化，在肝硬化的基础上可发展成肝癌。当然，除了上述饮食因素外，乙肝、肝脏内的寄生虫病（如华支睾吸虫）、遗传易感性也与肝癌的发生，有密切的关系。

5. 生活在肝癌高发区的人

中国的肝癌高发区主要在东南沿海，平均每 10 万人中，至少有 30 人死于肝癌。另外，肝癌发病率沿海高于内地，东南、东北高于西南、西北地区。

6. 肝炎后肝硬化患者

肝炎后肝硬化患者发生癌变多为病情反复、肝脏功能改善不良、经常出现腹水等并发症的患者。

以上便是肝癌高发的 6 大人群，这 6 类人群一定要注意养成良好的生活习惯，做好预防肝癌的措施，此外要定期检查，及时发现肝病，降低肝癌发生的概率。

二、病因

肝癌的病因及确切分子机制尚不完全清楚，目前认为其发病是多因素、多步骤的复杂过程，受环境和因此双重因素影响。流行病学及实验研究资料表明，HBV 和 HCV 感染、黄曲霉毒素、饮水污染、乙醇、肝硬化、性激素、亚硝胺类物质、微量元素等都与肝癌发病相关。继发性肝癌可通过不同途径，如随血液、淋巴液转移或直接浸润肝脏而形成疾病，研究表明，肝癌与下述因素有关：

（一）病毒性肝炎

如乙肝、丙肝、丁肝。首先，人群中乙肝表面抗原的携带率与肝癌的发病率呈正相关。其次，从医学检验情况看，肝癌患者的血清中能检到 HBV 感染标志的占 95%。从病理资料看，肝癌大多合并大结节性肝硬化。在我国这种肝硬化多由 HBV 感染所致。近年的分子生物学研究证实在肝癌细胞的 DNA 中整合有乙肝病毒 DNA 的片段。这些证据表明，HBV 感染与肝癌的关系密切。在我国，慢性病毒性肝炎是原发性肝癌诸多致病因素中最主要病因。

（二）肝硬化

在我国，原发性肝癌主要在病毒性肝炎后肝硬化基础上发生的；在欧美国家，肝癌常在乙醇性肝硬化的基础上发生的。

（三）铁质沉积症

铁质沉积症与肝癌发病有关。

（四）黄曲霉毒素

动物实验证明黄曲霉毒素为很强的致癌物质。广西扶绥的调查表明，食物（玉米、花生等）霉变污染的黄曲霉毒素与肝癌的发生呈正相关。

（五）饮用水污染

大量的流行病学调查证明饮水的污染是独立于肝炎病毒和黄曲霉毒素以外的另一个肝癌危险因素。另外有调查发现肝癌高发区土壤中缺硒，肝癌患者体内亦有缺硒的迹象。

（六）遗传因素

经研究表明，遗传因素与肝癌密切相关。

（七）其他

亚硝胺、有机氯杀虫剂、偶氮芥类等均为值得重视的致癌因素。中华分支睾吸虫刺激胆管上皮也可产生胆管细胞癌。目前一般认为，慢性 HBV 持续感染是肝癌发生的促进因素，使之对黄曲霉毒素等致癌物质敏感，在小剂量刺激下导致癌变。

（八）生鱼和烈酒

许多人都有吃生鱼的爱好，且多数鱼都是河塘鱼，未煮熟时带有肝寄生虫，这些寄生虫进入身体后可以引起肝脏损伤，长此以往可以引起癌变。有人认为喝烈酒能够杀毒，其实这更加剧了癌变的可能。此外，饮酒可以引起乙醇肝、肝炎等肝脏疾病，这些疾病都有癌变的可能，因此乙醇是肝癌发生的一大诱因。

（九）基因突变

近年来，还有人认为环境中的突变原和病毒作用激发肝细胞分裂反应途径的活化，引起细胞的点突变和基因易位，是加速癌细胞增殖的可能因素。

经研究表明，我国肝癌的发生主要与 HBV 和 HCV 感染、黄曲霉毒素、饮水污染等有关，一些农药、肝吸虫、遗传等也可能与肝癌的发病有关。

三、发病机制

原发性肝癌是指肝细胞或肝胆管上皮细胞发生的癌，是恶性程度及转移率很高的肿瘤之一。近年来，随着分子生物学技术的不断进步，对原发性肝癌发病机制的研究愈发深入。

（一）抑癌基因与原发性肝癌

原发性肝癌的生成涉及许多基因的变化，基因变化的积累引起控制细胞生长和分化机制的紊乱，而生长分化间的平衡受控于两类基因：癌基因和抑癌基因。抑癌基因参与细胞增殖、凋亡和 DNA 复制等过程，其表达的失控导致原发性肝癌的发生发展。

1. *WWOX* 基因

位于染色体 16q23、3q24，其编码蛋白具有两个 WW 结构域，以及一个短链脱氢酶/还原酶结构（SRD）。它能够与 *TNF*、*p53*、*p73* 基因及 AP2γ、cJun 及 E2F1 转录因子等相互作用，通过转录抑制及促进细胞凋亡来达到抑癌的目的，而其中促细胞凋亡的功能显得尤为重要。*WWOX* 基因的抑癌机制为：①将转录因子 AP2γ 隔离于细胞质之内并抑制其转录活性；②触发 *p73* 重分布并抑制其转录活性，激活细胞凋亡；③上调 P53 并下调 Bcl2 和 BclXL，促进细胞凋亡。

WWOX 基因的缺失突变或移码突变导致其不同结构域的部分或完全丧失，形成不同形式转录产物。WWOX 的多种错义突变及单核苷酸多态性（SNP）在多种肿瘤细胞中被确定，黄曲霉毒素 B_1 所致的原发性肝癌中可见位于 16 号染色体内脆弱性部位 FRA16D 的杂合性丢失。*WWOX* 基因的表达增强能够抑制成纤维细胞生长因子（FGF - 2）介导的细胞增生，并增强 cJun 氨基端激酶抑制剂 SP600129 所诱导的细胞凋亡。

2. *Parkin* 基因

位于染色体脆性位点 FRA6 区域，此区域也是突变重排的热点。*Parkin* 基因属于 RBR 蛋白家族，与泛素相关蛋白分解途径有关。*Parkin* 的抑癌机制为：①*Parkin* 基因的缺失抑制细胞凋亡蛋白 caspase 的活化，并以卵泡抑素依赖性的方式使肝细胞抵抗凋亡，促进肝肿瘤的发生；②由于 FRA6E 的普通脆弱性部位不稳定性导致的 *Parkin* 基因表达缺失，将引起细胞快速增殖及细胞对凋亡的敏感性的减弱。

Parkin 基因缺失导致肝细胞增生及肉眼可见的原发性肝癌。微阵列分析显示 *Parkin* 基因的缺失导致肝脏基因表达的改变。Wang 等证实原发性肝癌组织中 *Parkin* 基因的表达比正常肝组织低，将 *Parkin* 基因转染到 Hep3B 细胞中，可以增加其对凋亡的敏感性，且对其生长具有负性调节作用。因此推测 *Parkin* 基因的缺失将促进肝癌的发展。

3. *RB* 基因

RB 基因作为转录因子 E2F/DP 家族抑制物，调节细胞增殖中的基因表达，它的失活将导致细胞周期的异常转变。*RB* 基因的抑癌机制为：①通过维持染色体的稳定性来抑制肿瘤的发生；②与转录因子 *E2F* 结合从而影响其转录活性，抑制细胞增生。

总的来说，*RB* 基因的失活在肿瘤发生的早期起到促进细胞增生的作用。然而，细胞培养模型显示，*RB* 基因的失活导致细胞适度的增生，而 *RB* 基因缺陷则使 DNA 复制与细胞周期解偶联，导致基因组的不稳定。以上机制尚不清楚，可能与 *RB* 基因的目标信号途径有关。在小鼠的肝癌模型中，*RB* 基因丢失并不会刺激细胞增生，但却使 DNA 的复制周期出错，导致异常的染色体倍数。以 DNA 损伤剂二乙基亚硝胺作为肿瘤促发物制作老鼠肝癌模型，发现 *RB* 基因的丧失将大大增加肿瘤的易感性，这是由于对 DNA 损伤的不适当应答加速了基因组稳定性的丧失。

4. 第 10 染色体同源丢失性磷酸酶张力蛋白基因（*PTEN* 基因）

位于染色体 10q23.3，是细胞内三磷酸磷脂酰肌醇（PIP_3）水平的负调节因子。*PTEN* 基因的抑癌机制为：①抑制局部黏着斑激酶（FAK）和 SH2 包含蛋白磷酸化及 RAS 介导的促分裂原活化蛋白（MAP）激酶的活化，抑制细胞生长分化；②使 PIP3 去磷酸化，抑制 PI3K/ PKB/ AKT 信号通路，阻止细胞生长及促进细胞凋亡。

原发性肝癌与哺乳动物雷帕霉素靶蛋白（mTOR）通路的抑制有关。Sieghart 等发现，47% 的原发性肝癌中 *PTEN* 基因的减少或缺失与 mTOR 通路中磷酸化蛋白的表达负相关。另外，*PTEN* 基因的启动子活性丧失造成其表达减少，但 Wang 等证实 *PTEN* 基因的失活并不仅仅是因为突变或启动子甲基化，可能还与其后续调节有关。*PTEN* 基因表达的减少意味着原发性肝癌的进展及预后不良，这可能与血管内皮生长因子（VEGF）呈负相关的表达有关。不饱和脂肪酸通过激活 mTOR 与核因子 NFkappaB 形成的信号复合物来抑制 *PTEN* 基因在肝癌细胞 HepG2 中的表达。表达下调的 *PTEN* 基因通过对细胞中脂肪酸的输入、酯化及输出作用诱发肝细胞脂肪变。由此证明，肝脂肪变是由于暴露于高水平的不饱和脂肪酸的肝细胞中 *PTEN* 基因表达的改变所介导的。*PTEN* 基因表达的下调及 *P53* 基因的过度表达参与了原发性肝癌的发病机制。它们与增殖细胞核抗原（PCNA）的高表达，原发性肝癌的去分化及原发性肝癌的早期阶段有关。

非酒精性脂肪性肝炎的患者可以逐渐进展为肝硬化甚至肝癌。在 *PTEN* 基因缺失型小鼠中已观察到能产生肝大及脂肪性肝炎，并逐渐发展为肝纤维化及肝癌，类似于人类非酒精性脂肪性肝炎。据此认为，*PTEN* 基因的缺失导致了这一系列的变化。

（二）癌基因与原发性肝癌

1. 陷阱受体 3（DcR3）

DcR3 是一种 TNF 受体超家族的成员，在肿瘤组织中特异性表达。它与肿瘤细胞的凋亡有关，可能在肿瘤的发生及进展中起到关键的作用。DcR3 致癌机制为：①抑制 FasL 及 LT 样诱导蛋白（LIGHT）介导的细胞凋亡；②DcR3 不仅帮助肿瘤细胞逃避免疫监视，而且可以通过阻滞 TNF 样细胞因子 1A（TL1A）的功能来诱导血管生成；③通过上调黏附分子及炎性趋化因子的表达来增强单核细胞对内皮细胞的黏附。表达 DcR3 的原发性肝癌细胞的凋亡指数较对照组明显降低，在肿瘤转移 20 个月以内的原发性肝癌中检出率为 100%，且与血清 AFP 及门静脉肿瘤栓塞的发生率呈正相关。另外，它不仅作为陷阱受体中和免疫系统对肿瘤的攻击，而且在炎症、先天免疫与肿瘤形成的联系中起到关键作用。

2. 垂体瘤转化蛋白 1（PTTG1）

PTTG1 表达细胞周期调节蛋白 Securin，它能够抑制姐妹染色单体的分离，参与细胞转化和肿瘤形成。PTTG1 与 DNA 的修复及反式激活 $C-myc$、bax 和 $p53$ 基因参与的不同的细胞信号通路有关。PTTG1 的致癌机制为：①通过 Securin 与 $p53$ 基因相互作用，阻碍 $p53$ 与 DNA 的结合并抑制其转录活性；②抑制 $p53$ 基因的功能，促进细胞凋亡；③刺激细胞过度表达 FGF-2、VEGF 和 IL-8，促进细胞生长和血管形成。$p53$ 基因在应激条件下对基因表达的调节起到至关重要的作用。Securin 是 $p53$ 转录活性的负调节因子。PTTG1/Securin 的丧失将导致 $p53$ 蛋白的半衰期的改变。另外，PTTG1 介导的FGF-2 的上调与肿瘤内的微血管密度有关。研究发现，PTTG1 在原发性肝癌中表达明显增加，可作为术后生存率的预测指标。

（三）生长因子与原发性肝癌

1. 肝细胞生长因子（HGF）

HGF 通过刺激细胞的运动性及血管生成效应来促进肿瘤的生长，还能通过转录因子 Egr1 促进肝细胞癌中 5α 还原酶 1 的转录来调节类固醇的代谢，可能成为女性肝癌发生的高风险因素。

2. 转化生长因子（TGF）

TGF 在调节细胞生长与分化、血管形成、细胞外基质形成、免疫抑制及肿瘤发生中起到重要作用。肝癌细胞中 TGF-β 表达的异常与原发性肝癌的分化程度及 HBV 复制有关，但与肿瘤的大小及数量无关。TGF-β 能够上调 Rac 依赖性还原型烟酰胺腺嘌呤二核苷酸磷酸 NADPH 氧化酶（Nox4），通过氧化应激方式诱导肝细胞凋亡。去除 Nox4后，会引起 TGF-β 诱导的凋亡受损，引起原发性肝癌凋亡抵抗。

3. 血小板源性生长因子（PDGF）

TGF-β 能够通过上调血小板源性生长因子 A（PDGFA）及 PDGF 受体来诱导PDGF 的分泌。PDGF 在肿瘤的形成过程中为肿瘤提供黏附及转移的性质并刺激其增生。

（四）病毒相关基因与原发性肝癌

HBV 及 HCV 被公认为是原发性肝癌的重要发病因素之一，其导致肝细胞转化的机制仍然未明，至今仍未发现与 HBV 及 HCV 特异性相关的人类基因的存在。目前认为肝细胞损伤后的复制修复导致了与肝癌发生相关的随机突变的积累。

1）HBVHBx 基因与肝细胞癌的发生发展密切相关。HBx 基因是一种反式激活因子，能够通过蛋白间的相互作用间接激活多种细胞与病毒的启动子。HBx 基因的构象多变性也许可以解释其功能的复杂性，即它能够与一系列信号蛋白、转录调节因子及核酸发生作用。在具有恶性表型的原发性肝癌中常可见细胞周期蛋白 D1（Cyclin D1）的过度表达，而 HBx 通过 NFκB2（p52）/Bcl3 复合物的介导上调 Cyclin D1 的表达。

许多与 HBx 基因表达有关的细胞信号转导活动及其激发的病毒复制与酪氨酸激酶Pyk2 和 Src 参与的 Ca^{2+} 信号通路有关。HBx 基因可以激活 FAK 及 Pyk2/FAK 激酶家族的其他成员。而 FAK 的激活对 HBx 基因的功能起到非常重要的作用。FAK 的抑制将阻碍 HBx 基因对 Src 及下游信号转导的激活，以及对 NFκB 和 AP1 依赖性转录的激活，并阻碍 HBV DNA 的复制。HBx 基因激活的 FAK 可能成为 HBV 相关性肝癌的潜在辅助因子。

2）HCV 感染导致肝癌的发病机制仍未完全明了。病毒蛋白与宿主细胞间的相互作用可能在原发性肝癌的发生中起到重要的作用，并且独立于肝硬化所致的肝癌。

3）HCV 核心蛋白（Core）：Core 能够干扰和转变细胞生长周期的各个阶段，导致有丝分裂的异常。Core 能够与双链 RNA 依赖蛋白激酶（PKR）相互作用，而 PKR 参与细胞生长的许多过程，如凋亡。PKR 能够被 IFN 激活，并磷酸化真核翻译起始因子 2A（eIF2A）来抑制细胞蛋白的合成，从而抑制细胞生长。Core 诱导 PKR 的 Thr446 位磷酸化，这将改变 PKR 对各种底物的活性，包括阻止细胞凋亡。

细胞生长周期各个不同阶段的检查点的破坏是肿瘤形成的一个重要方面。Core 能通过加强 *P53* 基因与其 DNA 结合位点的亲和力或增强其转录激活的活性而并不增加 *P53* 基因的表达来增强 *P53* 基因的功能。虽然在细胞核中找到少量的 Core，但其主要分布在细胞质内，而 *P53* 基因则定位于细胞核内。因此，*P53* 基因功能的加强并不能完全由以上机制来解释。虽然研究证实了 Core 的以上功能，但具体机制仍然未明。事实上，信号通路的复杂性及肝细胞癌变过程的多阶段性显示了肝癌的发生是一个基因上调与下调的序贯组合。这些基因受到影响并不意味着它们都参与了癌变的发生。但要强调的是，Core 确实能够改变细胞信号传导途径。

4）HCV 非结构基因——*NS5A* 基因能够通过 PKR 通路来激活 NFkappaB 因子导致炎症，还能够直接抑制 PKR 通路。*NS5A* 中的重要序列 ISDR 能够与 PKR 结合，阻止其形成二聚物，导致其功能的丧失，并阻止 eIF2A 的磷酸化。然而有研究证实，在表达 *NS5A* 基因的细胞系中，*NS5A* 基因对 PKR 似乎并没有明显的影响。由于 PKR 遍布于细胞质内，而 HCV 的其他蛋白的共同表达使得 *NS5A* 基因定位于细胞器质膜表面，从而减少 *NS5A* 基因与 PKR 结合的可能性。另外，*NS5A* 基因还能与 *P53* 基因的结合导致 *P21* 基因的下调并促使细胞生长。

四、临床表现

（一）症状及体征

1. 肝区疼痛

最常见的是间歇持续性钝痛或胀痛，由癌迅速生长使肝包膜绷紧所致肿瘤侵犯膈肌疼痛，可放射至右肩或右背；向右后生长的肿瘤可致右腰疼痛；突然发生剧烈腹痛和腹膜刺激征提示癌结节包膜下出血或向腹腔破溃。

2. 消化道症状

胃纳减退、消化不良、恶心、呕吐和腹泻等因缺乏性特异性而易被忽视。

3. 恶病质

乏力，消瘦，全身衰弱，晚期少数患者可呈恶病质状。

4. 发热

一般为低热，偶在 39℃ 以上，呈持续发热或午后低热或弛张型高热。发热与癌肿坏死产物吸收有关。癌肿压迫或侵犯胆管可并发胆道感染。

5. 转移灶症状

肿瘤转移之处有相应症状，有时成为发现肝癌的初现症状。如转移至肺可引起咳嗽，咯血；胸膜转移可引起胸痛和血性胸腔积液；癌栓栓塞肺动脉或发枝可引起肺梗死，可突然发生严重呼吸困难和胸痛；癌栓阻塞下腔静脉可出现下肢严重水肿，甚至血压下降；阻塞肝静脉可出现 Budd – Chiari 综合征，亦可出现下肢水肿；转移至骨可引起局部疼痛或病理性骨折；转移到脊柱或压迫脊髓神经可引起局部疼痛和截瘫等；颅内转移可出现相应的定位症状和体征，如颅内高压可导致脑疝而突然死亡。

6. 其他全身症状

癌肿本身代谢异常或癌组织对机体产生的各种影响引起的内分泌或代谢方面的症候群称之为伴癌综合征，有时可先于肝癌本身的症状。常见的有：

1）自发性低血糖症：10%～30%患者可出现系因肝细胞能异位分泌胰岛素或胰岛素样物质，或肿瘤抑制胰岛素酶，或分泌一种胰岛 β 细胞刺激因子，或糖原储存过多；亦可因肝癌组织过多消耗葡萄糖所致此症。严重者可致昏迷、休克，甚至导致死亡，正确判断和及时对症处理可挽救患者，避免死亡。

2）红细胞增多症：2%～10%患者可发生，可能系循环中红细胞生成素增加引起的相关症状。

3）其他：罕见的尚有高脂血症、高钙血症、类癌综合征、性早熟和促性腺激素分泌综合征、皮肤卟啉症和异常纤维蛋白原血症等，可能与肝癌组织的异常蛋白合成异位内分泌及卟啉代谢紊乱有关。

7. 伴癌综合征

由于肿瘤本身代谢异常，进而影响机体而致内分泌或代谢异常方面的症候群，称之为伴癌综合征。以低血糖症、红细胞增多症较常见，其他还有少见的高血脂、高血钙、性早熟、促性腺激素分泌综合征、类癌综合征等。

8. 肝癌体征——黄疸

黄疸是中晚期肝癌的常见体征，弥散性肝癌及胆管细胞癌最易出现黄疸。黄疸多因胆管受压或癌肿侵入胆管致胆管阻塞，亦可因肝门转移淋巴结肿大压迫胆管所致。少数病例患者因肝癌组织向胆管内生长，肿块将胆管堵塞，引起阻塞性黄疸。

肝细胞癌侵犯胆管可能有以下途径：癌肿直接浸润进入肝内胆管；癌细胞侵入静脉或淋巴管，逆行侵入肝管；癌细胞沿神经末梢的间隙侵入肝管。癌细胞进入肝内胆管后，继续生长阻塞胆总管或是脱落的肿块进入肝外胆管造成填塞。当癌肿阻塞一侧肝出现黄疸时，可伴有皮肤痒、大便间歇呈陶土色、食欲下降，少数患者可表现为右上腹绞痛、畏寒、发热、黄疸，极个别人出现重症胆管炎的症状。肝癌患者伴发阻塞性黄疸临床并不少见，但其临床表现并无特殊之处，因此临床上误诊率较高，可高达75%。慢性肝病患者出现阻塞性黄疸时，要想到肝癌的可能性。部分患者的黄疸也可因肝功能损害所致，此种黄疸经保肝治后，黄疸可得到部分缓解，而癌肿所致的黄疸，保肝治疗消退黄疸无效。

9. 肝硬化征象

伴有肝硬化门静脉高压者可有脾大、腹水、静脉侧支循环形成等表现。腹水很快增多，一般为漏出液。可有血性腹水，多因癌肿侵犯肝包膜或向腹腔内破溃引起。

10. 呼吸困难

呼吸困难是肝癌晚期患者比较难以处理的症状，严重的呼吸困难易造成恐惧，而恐惧本身又加重呼吸困难，若没有及时处理易造成休克死亡。中医中药治疗可减轻患者的症状和痛苦，提高生活质量，延长生命，降低肝癌的死亡率。

11. 肝性昏迷

常为肝癌终末期的表现，消化道出血、继发感染、大量利尿剂、电解质紊乱等常可诱发肝性昏迷，因而在肝癌晚期应特别注意。

12. 恶性腔内积液

恶性腔内积液是恶性肿瘤的重要并发病，肝癌晚期发生恶性腔内积液的部位有胸腹腔、腹膜腔、心包腔等，若处理不当可致迅速恶化导致死亡。

（二）肿瘤转移

1. 血行转移

肝内血行转移发生最早，也最常见，可侵犯门静脉并形成瘤栓。瘤栓脱落在肝内可引起多发性转移病灶，门静脉主干癌栓阻塞可引起门静脉高压和顽固性腹水，肝癌细胞侵犯肝静脉后即可进入体循环，发生肝外转移，以肺转移率最高，还可经血行转移至全身各部，以肾上腺、骨、肾、脑等器官较为常见。肝细胞型肝癌以血行转移多见。

2. 淋巴转移

局部转移到肝门淋巴结最常见，也可转移至锁骨上、主动脉旁、胰、脾等处淋巴结，胆管细胞型肝癌转移以淋巴转移居多。淋巴转移仅占转移总数的12.6%。

3. 种植转移

偶尔发生，如种植于腹膜后形成血性腹水，女性尚可有卵巢转移癌。

4. 直接浸润

肝癌一般较少发生临近脏器的直接浸润，但偶尔也可直接蔓延、浸润至临近组织器官，如膈、胃、结肠、网膜等。

五、分类、分型及分期

（一）肝癌分类及分型

1. 形态及分类

肝癌结节外观多数呈球状，边界不甚规则，肿瘤周围可出现"卫星结节"。肝脏周边部靠近包膜的癌结节一般凸出表面但无中心凹陷。癌结节切面多呈灰白色，部分可因脂肪变性或坏死而呈黄色，亦可因含较多胆汁而显绿色，或因出血而呈红褐色。出血坏死多见于大结节的中央部。癌结节质地与组织学类型有关，实体型癌切面呈均质、光滑且柔软；梁状型癌切面则干燥呈颗粒状；胆管细胞癌因富含胶原纤维而质地致密。肝癌体积明显增大，重量可为 2 000 ~ 3 000 g，不伴肝硬化的巨块型肝癌体积更大，重量可在 7 000 g 以上。多数肝癌伴大结节性或混合性肝硬化，部分门静脉、肝静脉腔内可见癌栓形成。

2. 病理学分型

1）块状型：直径在 5 cm 以上。

2）巨块型：直径在 10 cm 以上，可呈单块、多块和合块状。

3）结节型：癌结节直径在 5 cm 以下，可有多个结节。

4）弥散型：癌结节弥散分布。

5）小癌型：指单结节小于 3 cm 者。

3. 组织学分型

1）肝细胞癌：癌细胞起源于肝实质细胞。分化较好者，癌细胞类似肝细胞，分化差者，癌细胞异型性明显，呈多边形，胞质丰富，呈颗粒状，明显嗜酸性染色，有时可见胆汁小滴，胞核大深染，可见多核分裂，癌细胞排列呈条索状或巢状，其间血窦丰富，无其他间质。此型最常见，占肝癌的 80% ~ 90% 。

2）胆管细胞癌：癌细胞起源于肝内胆管上皮。其组织结构多为腺癌或单纯癌。癌细胞较小，胞质清晰透明，胞质中无胆汁，形成大小不一的腺腔，间质多而血窦少。此型比较少见。

3）混合型肝癌：癌组织中既有肝细胞癌又有胆管细胞癌结构。此型最少见。此外，近年来还发现有些少见类型肝癌，如透明细胞型、巨细胞型、硬化型、纤维板状层型。这些类型肝癌预后均较好。

4）肝母细胞瘤。

5）纤维板层型肝癌 。

4. 肉眼分型

1）巨块型：癌组织呈大块状，可呈单块也可呈多块，或由多数癌结节融合的块状；肿块直径在 5 cm 以上，如大于 10 cm 则属巨块型。癌块质地较软，中心部常有出血坏死，癌组织周边常有散在的卫星状癌结节。本型以右肝叶多见，占肝癌23% 以上，适合做肝动脉栓塞化疗，尚未出现卫星病灶的早期肝癌可考虑手术切除。

2）结节型：可见多数癌结节分散于肝右叶和肝左叶，直径由数毫米至数厘米不等，以 3 ~ 5 cm 为多。结节与周围界限不甚明确，被膜下的癌结节向表面隆起至肝表面凹凸不平。此型最为常见，约占全部肝癌病例的 64% ，由于结节较多，手术不易根除，宜做肝动脉栓塞化疗。

3）弥散型：为多数从米粒至黄豆大小结节弥散分布于全肝脏，呈灰白色，质硬，肉眼难将其与增生的假小叶区分。此型约占12.4% ，亦不适合手术化疗，可考虑肝动脉栓塞化疗等。

（二）肝癌的分期

1. 我国分期法

我国将肝癌分为三期。

1）Ⅰ期：无明显的肝癌症状与体征者。

2）Ⅱ期：介于Ⅰ期与Ⅲ期之间者。

3）Ⅲ期：有黄疸、腹水、远处转移或恶病质之一者。

2. 国际抗癌联盟推荐的 TNM 分期法

1）原发肿瘤（T）

T_x：原发肿瘤不明。

T_0：无原发肿瘤的证据。

T_{1a}：孤立的肿瘤，最大直径 ≤2 cm，不论有无血管侵犯。

T_{1b}：孤立的肿瘤，最大直径 >2 cm，无血管侵犯。

T_2：孤立的肿瘤，最大直径 >2 cm，但伴血管侵犯；或多发的肿瘤，无最大直径 >5 cm 的肿瘤。

T_3：多发的肿瘤，至少有 1 个最大直径 >5 cm。

T_4：多发肿瘤超过一叶；或肿瘤侵犯门静脉及肝静脉的主要分支。

2）区域淋巴结（N）

N_x：区域淋巴结不明。

N_0：无区域淋巴结转移。

N_1：区域淋巴结转移。

3）远处转移（M）

M_x：远处转移不明。

M_0：无远处转移。

M_1：有远处转移。

六、并发症

并发症是肝癌在治疗过程中，由于病情的发展或者攻伐性治疗（如手术、放疗、化疗等）带来的脏器的创伤，在治疗过程中出现并发症，可通过中药治疗得到缓解。许多患者的死亡为并发症所致，并非死于肝癌。

（一）肝癌破裂出血

原发性肝癌破裂出血是肝癌患者的一种严重而致命的常见并发症，发生率为 5.46% ~19.8%，也是肝癌患者的主要死亡原因之一，占肝癌死因的 9% ~10%，在肝癌死亡原因中占第 4 位。由于该病发病突然、急剧，且常伴休克。故其治疗困难，预后较差，如不积极救治，多数患者迅速死亡。

（二）肝性脑病

肝性脑病又称肝昏迷，或肝脑综合征，是肝癌终末期的常见并发症。以中枢神经系统功能失调和代谢紊乱为特点，以智力减退、意识障碍、神经系统体征及肝脏损害为主要临床表现，也是肝癌常见的死亡原因之一，导致 30% 左右的患者死亡。

（三）腹水

腹水是局限性水肿的一种，是指过多的液体在腹腔内积聚。正常情况下，腹腔内有少量液体，约 200 ml，起润滑作用，当液体量超过 200 ml 时即可称为腹水，当腹腔内液体超过 150 ml 时，体格检查时可发现移动性浊音阳性。腹水的产生机制较复杂，与体内外液体交换失衡及血管内外液体交换失衡有关。多种恶性肿瘤均可出现腹水，在肿瘤基础上出现的腹水称为恶性腹水。无论是原发性肝癌还是继发性肝癌均常伴发腹水，这与肝癌患者常伴有肝硬化、门静脉高压关系密切。

（四）感染及癌性发热

肝癌并发症可由肝癌本身或常合并的肝硬化所致，也可由抗肿瘤治疗手段引起，常出现于肝癌中晚期，是肝癌患者的主要死亡原因之一。

（五）黄疸

黄疸是中晚期肝癌患者常见的并发症之一，并发率为 29.6% ~ 37.5%。黄疸是胆红素代谢障碍时血浆胆红素浓度增高引起的巩膜、皮肤、黏膜、体液等黄染的一种临床表现。胆红素来自体内衰老的红细胞，其生成、代谢及排泄与肝脏关系密切，任何一个环节发生障碍均可导致血中胆红素浓度升高引起黄疸。根据病因黄疸可分为溶血性黄疸、肝细胞性黄疸及阻塞性黄疸三种。

七、辅助检查

（一）X 线检查

腹部透视或平片可见肝脏阴影扩大。肝右叶的癌肿常可见右侧膈肌升高，活动受限或呈局限性隆起，位于肝左叶或巨大的肝癌，X 线钡餐检查可见胃和横结肠被推压现象。

（二）生化检查

1. AFP 测定

AFP 测定是用免疫方法测定产生的胚胎性抗原，为目前诊断肝细胞癌特异性最高的方法之一，对诊断肝细胞肝癌具有相对专一性。对无肝癌其他证据，AFP 对流免疫电泳法阳性或定量 >400 ng/ml 持续 1 个月以上，并能排除妊娠、活动性肝病、生殖腺胚胎源性肿瘤等即可诊断为肝细胞癌。

2. 血液酶学检查

肝癌患者血清中 γ - GT，碱性磷酸酶和乳酸脱氢酶的同工酶等可高于正常，但由于缺乏特异性，多作为辅助诊断。

（三）超声、CT 等检查

1. B 超检查

B 超检查可显示肿瘤的大小、形态、所在部位以及肝静脉或门静脉内有无癌栓等，其诊断符合率可达 84%，能发现直径 2 cm 或更小的病变，是目前较好、有定位价值的非侵入性检查方法。

2. CT 检查

分辨率高，可检出直径约 1 cm 的早期肝癌，应用增强扫描有助于与血管瘤鉴别。对于肝癌的诊断符合率高达 90%。

3. 放射性核素肝扫描

应用 ^{198}Au（金）、^{99m}Tc（锝）、^{131}I（碘）、^{113m}In（铟）等进行肝扫描，常可见肝脏肿大，失去正常的形态，占位病变处常为放射性稀疏或放射性缺损区，对肝癌诊断的阳性符合率为 85%~90%，但直径小于 3 cm 的肿瘤不易在扫描图上表现出来。

4. 选择性腹腔动脉或肝动脉造影检查

对血管丰富的癌肿，有时可显示直径为 0.5~1 cm 的占位病变，其诊断正确率高达 90%。可确定病变的部位、大小和分布，特别是对小肝癌的定位诊断是目前各种检查方法中最优者。

八、诊断与鉴别诊断

（一）诊断

1. 病理诊断

1）肝组织学检查证实为原发性肝癌者。

2）肝外组织的组织学检查证实为肝细胞癌。

2. 临床诊断

1）如无其他肝癌证据，AFP 对流法阳性或放射免疫分析法 AFP >400 ng/ml 持续 4 周以上并能排除妊娠活动性肝病、生殖腺胚胎源性肿瘤及转移性肝癌者。

2）B 超可显示直径 2 cm 以上的肿瘤，对早期定位检查有较大的价值；CT 可显示直径 1 cm 以上的肿瘤；放射性核素扫描能显示直径 3 cm 以上的肿瘤；其他 X 线肝血管造影、MRI 对肝癌诊断有一定价值。

3）影像学检查有明确肝内实质性占位病变，能排除肝血管瘤和转移性肝癌并具有下列条件之一者：①AFP >200 ng/ml；②典型的原发性肝癌影像学表现；③无黄疸而碱性磷酸酶或 γ-GT 明显增高；④远处有明确的转移性病灶或有血性腹水或在腹水中找到癌细胞；⑤明确的乙肝标志物阳性的肝硬化。

（二）鉴别诊断

1. 继发性肝癌

继发性肝癌与原发性肝癌相比病情发展缓慢，症状较轻，其中以继发于胃癌的最多，其次为肺、结肠、胰腺、乳腺等的癌灶常转移至肝。常表现为多个结节型病灶，AFP 测定除少数原发癌在消化系统的病例可阳性外，一般多为阴性。

2. 肝硬化

肝癌多发生在肝硬化的基础上，两者鉴别常有困难。鉴别在于详细病史、体格检查联系实验室检查。肝硬化病情发展较慢有反复，肝功能损害较显著，血清 AFP 阳性多提示癌变。

3. 活动性肝病

AFP 和 ALT 有助于肝癌与活动性肝病（急慢性肝炎）的鉴别，但必须同时检测。

4. 肝脓肿

有发热、肝区疼痛、有炎症感染症状表现，白细胞常升高，肝区叩击痛和触痛明显，左上腹肌紧张，周围胸腔壁常有水肿。

5. 肝海绵状血管瘤

该病为肝内良性占位性病变，常在查体、B 超或核素扫描等时偶然发现。该病我国多见。鉴别诊断主要依靠 AFP 测定、B 超及肝血管造影检查。

6. 肝包虫病

患者有肝脏进行性肿大，质地坚硬和结节感，晚期肝脏大部分被破坏，临床表现极似原发性肝癌。

7. 临近肝区的肝外肿瘤

如胃癌、上腹部高位腹膜后肿瘤，来自肾、肾上腺、结肠、胰腺癌及腹膜后肿瘤等易与原发性肝癌相混淆。除 AFP 多为阴性可助区别外，病史、临床表现不同，超声、CT、MRI、胃肠道 X 线检查等影像学检查均可做出鉴别诊断。

九、治疗

根据肝癌的不同阶段酌情进行个体化综合治疗是提高疗效的关键。治疗方法包括手术、肝动脉结扎、肝动脉化疗栓塞、射频消融、冷冻、激光、微波治疗以及化疗和放疗等方法。生物治疗，中医中药治疗肝癌也多有应用。肝癌治疗总的原则是早期发现和早期诊断，强调实施规范化的综合治疗。

（一）化疗

对肝癌较为有效的药物以顺铂（CDDP）为首选，常用的还有 5 - FU、阿霉素（ADM）及其衍生物、丝裂霉素（MMC）、依托泊苷（VP - 16）和氨甲蝶呤等。一般认为单个药物静脉给药疗效较差。采用肝动脉给药和（或）栓塞，以及配合内、外放疗应用较多，效果较明显。对某些中晚期肝癌无手术指征，且门静脉主干癌栓阻塞不宜行肝动脉介入治疗者和某些姑息性手术后患者可采用联合或序贯化疗，常用联合方案为CDDP 20 mg + 5 - FU 750 ~ 1 000 mg 静脉滴注共 5 天，每月 1 次，3 ~ 4 次为 1 个疗程。阿霉素 40 ~ 60 mg 第一天，继以 5 - FU 500 ~ 750 mg 静脉滴注连续 5 天，每月 1 次连续3 ~ 4 次为 1 个疗程，上述方案效果评价不一。

（二）多模式的综合治疗

近年对中期大肝癌积极有效的治疗方法，有时使不能切除的大肝癌转变为可切除的较小肝癌。其方法有多种，一般多以肝动脉结扎加肝动脉插管化疗的二联方式为基础，加外放疗为三联，如合并免疫治疗四联。以三联以上效果最佳。经多模式综合治疗患者肿瘤缩小率达31%，因肿瘤明显缩小，获二步切除，二步切除率达38.1%。上海医科大学肝癌研究所亦曾研究超分割放疗及导向治疗，超分割外放射和肝动脉插管化疗联合治疗的方法是：第一周肝动脉导管内化疗 CDDP 每天 20 mg，连续 3 天。第二周肝肿瘤区局部外放射上、下午各 2.5 Gy，连续 3 天；二周为 1 个疗程，如此隔周交替可重复 3～4 个疗程。导向治疗，以^{131}I－抗肝癌铁蛋白抗体或抗肝癌单克隆抗体或^{131}I－lipiodol（碘化油）肝动脉导管内注射，每隔 1～2 月 1 次，治疗间期动脉内化疗 CDDP 20 mg 每天 1 次，连续 3～5 天。若上述治疗同时加免疫治疗如干扰素、IL－2 等则更佳。

（三）手术治疗

肝癌的治疗仍以手术切除为首选，早期切除是提高生存率的关键，肿瘤越小，5 年生存率越高。手术适应证为：①诊断明确，估计病变局限于一叶或半肝者；②无明显黄疸、腹水或远处转移者；③肝功能代偿尚好，凝血酶时间不低于 50% 者；④心、肝、肾功能耐受者。在肝功能正常者肝切除量不超过 70%；中度肝硬化者不超过 50%，或仅能行左半肝切除；严重肝硬化者不能行肝叶切除。手术和病理证实 80% 以上肝癌合并肝硬化，公认以局部切除代替规则性肝叶切除效果相同，而术后肝功能紊乱减轻，手术死亡率亦降低。由于根治切除仍有相当高的复发率，故术后宜定期复查 AFP 及超声检查以监察复发。

由于根治切除术后随访密切，故常检测到"亚临床期"复发的小肝癌，乃以再手术为首选，第二次手术后 5 年生存率仍可达 38.7%。肝移植术虽不失为治疗肝癌的一种方法，国外报道较多，但在治疗肝癌中的地位长期未得到证实，术后长期免疫抑制剂的应用，患者常死于复发。对发展中国家而言，由于供体来源及费用问题近年仍难以推广。

（四）肝动脉栓塞化疗

这是 20 世纪 80 年代发展的一种非手术的肿瘤治疗方法，对肝癌有很好疗效，甚至被推荐为非手术疗法中的首选方案。多采用 lipiodol 混合化疗法或^{131}I 或^{125}I－lipiodol、或^{90}Y（钇）微球栓塞肿瘤远端血供，再用吸收性明胶海绵栓塞肿瘤近端肝动脉，使之难以建立侧支循环，致使肿瘤病灶缺血坏死。化疗药常用 CDDP 80～100 mg 加 5－FU 1 000 mg 加 MMC10 mg（或 ADM 40～60 mg），先行动脉内灌注，再混合 MMC 10 mg 于超声乳化的 lipiodol 内行远端肝动脉栓塞。肝动脉栓塞化疗应反复多次进行，效果较好。根据有关资料报道的 345 例不能手术切除的较大肝癌，单纯肝动脉灌注化疗 1 年生存率仅为 11.1%，合并肝动脉栓塞治疗 1 年生存率提高到 65.2%，随访生存最长 52 月，30 例肿瘤缩小获手术切除机会。对肝功能严重失代偿者此法属禁忌，门脉主干癌栓阻塞者亦不相宜。

（五）无水乙醇瘤内注射

超声导下经皮肝穿于肿瘤内注入无水乙醇治疗肝癌。以肿瘤直径≤3 cm，结节数在 3 个以内者伴有肝硬化而不能手术的肝癌为首选。对小肝癌有可能治愈，对用肿瘤直径≥5 cm 者效果差。

（六）放疗

由于放射源、放射设备和技术的进步，各种影像学检查的准确定位使放疗在肝癌治疗中地位有所提高，疗效亦有所改善。放疗适于肿瘤仍局限不能切除的肝癌，通常如能耐受较大剂量，其疗效也较好，外放疗经历全肝放射、局部放射、全肝移动条放射、局部超分割放射、立体放射总量超过用质子做肝癌放疗者。有报道放射总量超过 40 Gy 合并应用理气健脾中药使 1 年生存率达 72.7%，5 年生存率达 10%，与手术、化疗的综合治疗可起杀灭残癌的作用，化疗亦可辅助放疗起增敏作用。肝动脉内注射^{90}Y 微球、^{131}I – lipiodol 或核素标记的单克隆抗体等可起内放疗作用。

（七）导向治疗

应用特异性抗体和单克隆抗体或亲肿瘤的化学药物为载体，标记核素或与化疗药物或免疫毒素交联进行特异性导向治疗，是有希望的疗法之一。临床已采用的抗体有抗人肝癌蛋白抗体、抗人肝癌单克隆抗体、抗 AFP 单克隆抗体等。"弹头"除^{131}I、^{125}I 外已试用^{90}Y，此外毒蛋白和化疗药物与抗体的交联人源单抗或基因工程抗体等正在研究中。

（八）生物免疫治疗

生物治疗不仅起配合手术、化疗、放疗以减轻对免疫的抑制，消灭残余肿瘤细胞的作用。近年来，由于基因重组技术的发展，使获得大量免疫活性因子或细胞因子成为可能。应用重组淋巴因子和细胞因子等生物反应调节因子对肿瘤生物治疗已引起医学界普遍关注，已被认为是第四种抗肿瘤治疗，临床已普遍应用 IFN – α 和 IFN – γ 干扰素进行治疗，天然和重组 IL – 2、TNF 也已问世，此外，淋巴因子激活的杀伤细胞——LAK 细胞、肿瘤浸润淋巴细胞（TIL）等已开始试用。

（九）姑息性外科治疗

适于较大肿瘤或散在分布或靠近大血管区，或合并肝硬化限制而无法切除者，方法有肝动脉结扎和（或）肝动脉插管化疗、冷冻治疗、激光治疗、微波治疗，术中肝动脉栓塞治疗或无水乙醇瘤内注射等，有时可使肿瘤缩小，血清 AFP 下降，为二步切除提供机会。

（十）中医治疗

中药中医认为癌是正气不足、气滞、痰凝、血瘀日久而引起的，中医认为治疗恶性肿瘤要以"软坚散结"为原则，可延长生命、减轻痛苦、防止复发转移，最终实现"长期带瘤生存"。肝癌在中医临床中多属于"肝积""痞气""臌胀""黄疸"等范畴。中医学认为情志抑郁；气机不畅，肝失疏泄，故见上腹胀痛，胃纳减退，苔腻，脉弦细；气滞血瘀，血行受阻，日积月累，故见肋下有积，胀痛不适，倦怠乏力，面色黧黑，消瘦，苔腻，舌质紫暗，脉细涩；脾虚生湿，湿郁化热，热毒内蕴，故见黄疸，发热，齿出血；臌胀，苔黄腻而感，脉弦数。探索中医治疗肝癌之路一直是全世界医药界关注的重点，也是肝癌治疗取得突破的希望之一。

十、护理措施

（一）一般护理

1. 医院护理

1）呼吸道护理：由于手术创伤大，膈肌抬高，呼吸运动受限，患者如出现咳嗽、咳痰困难，可给予雾化吸入，每次雾化吸入后及时给予翻身，轻叩背部，指导患者双手按压切口，深呼吸咳嗽。鼓励将痰咳出。

2）饮食护理：一般禁食3天，肠蠕动恢复后，给予流质饮食—半流饮食—普食。由于肝功能减退，食欲缺乏，营养状况较差，应给予营养支持，患者能进食时，指导患者选择一些高热量、适量优质蛋白、高维生素、低脂、低钠、易消化食物。少食多餐为基本原则，避免生冷及硬性食物，定时测量患者体重，以了解营养状况。

3）清洁护理：因引流管、保留导尿、营养不良及痰液过多可以成为感染的潜在危险，应加强皮肤护理，每天用温水擦洗全身数次，保持口腔及会阴部清洁，保持床铺清洁干燥，每天更换床单及病号服1次。禁食期间加强口腔护理。患者及家属不可随意揭开纱布及用手触摸切口，以防污染。更换各引流管时，一定要用稀碘酊棉签消毒，合理使用抗生素，预防和控制感染发生，密切观察术后5天内体征：有无出血点、发绀及黄疸，观察伤口渗液、渗血情况，监测患者尿糖、尿比重、尿量。合理安排输液顺序，为患者诊疗提供可靠的依据。

4）康复护理：患者因肝叶切除，应密切观察意识状态、有无精神错乱、有无性格及行为异常，饮食禁用高蛋白饮食，给予糖类为主的食物，保证水、电解质和其他营养的平衡。卧床休息、避免剧烈运动，术前清洁肠道可以减少血氨的来源，消除术后可能发生肝性脑病的部分因素，术后间歇给氧3~4天，以保护肝细胞。使SaO_2维持在95%以上。

2. 家庭护理

肝癌患者治疗复杂，治疗中需要休息一段时间，无须住院，患者回家调养，可减少经济花费，又可提高病床周转率。家庭护理是护理的一个组成部分，是对患者实施非住院护理的方法。家庭护理与临床护理从形式上和护理质量上有一定的差异，从患者的角度看，患者会产生亲切和信任感，产生相互支持、相互依赖的情感，提高患者的生活质量。

1）从心理上给患者安慰，肝癌患者急躁易怒，家属应谅解忍让。

2）居住环境保持清洁舒适，房间对流通风。

3）基础护理应做到"六洁"（口腔、脸、头发、手足皮肤、会阴、床单位清洁）、"五防"（防压疮、防直立性低血压、防呼吸系统感染、防交叉感染、防泌尿系感染）、"三无"（无粪、无坠床、无烫伤）、"一管理"（膳食管理）。

4）用药要安全，遵医嘱按时、按量用药，做好药品保管。

5）健康教育，指导患者自我护理，纠正不良的生活习惯，不吸烟，不喝酒，提高自我护理能力，避免有害的应激源造成的不良影响，协助其维持心身平衡。

6）鼓励患者参与正常人的生活，参加轻松的工作，适量的学习，在工作和学习中重新确立自己的生存价值。

7）压疮预防。肝癌患者长期卧床，消瘦，全身乏力，易导致压疮的发生。

造成压疮发生的原因有：①局部的压力摩擦及测移；②局部组织缺血坏死；③局部潮湿，受排泄物刺激；④摄入营养不足。压疮的出现按时间先后主要表现为淤血红润、红疹、水疱、破溃、局部组织坏死，甚至溃烂，最后侵袭肌膜、肌肉、骨骼等深层组织。一旦发生压疮，不仅给患者增加痛苦，加重病情，延长病程，严重时可因继发感染引起败血症而危及生命。因此，必须加强基础护理，杜绝压疮的发生。压疮的有无是判断护理质量好坏的重要标准之一。

（二）饮食护理

1. 减少脂肪摄取

由于肝癌患者对脂肪的消化和吸收有障碍。所以尤其在肝癌晚期饮食安排上注意不宜进食太多的脂肪。如肥肉、油炸食品、干果类、香肠等食物应禁忌食用。低脂肪的饮食不仅可以减轻肝癌患者的消化道症状，如恶心、呕吐、腹胀等，而且饮食中脂肪少，还可以在一定程度上减轻肝区疼痛的程度。

2. 食物要容易消化

在肝癌晚期饮食安排上要特别注意给予容易消化的食物。食物中必须有一定量的主食，如小麦粉、玉米、红薯、小米等；蔬菜、水果，如西红柿、油菜、莴笋、菜花、猕猴桃、橘子、草莓等；肉类、豆制品，以及牛奶及奶制品。

3. 适当进补

中医讲求"药食同源"，在恶性肿瘤治疗上也提出了"人瘤共存"的新理念。一些中药用于食疗也能起到改善食欲增进体力的效果。目前已有多味中药在恶性肿瘤治疗中应用，效果较好的有冬虫夏草、人参皂苷 Rh2、铁皮石斛等。其中人参皂苷 Rh2 的研究文献较多。因此，适当选用一些中药是肝癌晚期患者饮食护理中必要的。

4. 保持平衡膳食

患者应多食新鲜蔬菜，少吃鸡、鸭、鱼、肉等食物，维生素 A、维生素 C、维生素 E、维生素 K 等都有一定的辅助抗肿瘤作用，小白菜、油菜、菠菜、香菜、青蒜、雪里蕻、韭菜、葡萄、山楂、猕猴桃这些蔬菜和水果中同样富含大量的维生素 A 和维生素 C，可以供肝癌患者食用。饮食上应严格限制钠的摄取量，不食用各种酱菜、腐乳等含盐多的食品，要定时、定量、少食多餐以减少胃肠道的负担。经常放腹水或长期使用利尿剂的患者，应选用含钾丰富的食物，如香蕉、苦瓜、白萝卜、青椒、菠菜、空心菜等，以补充丢失的钾。

5. 适宜食用低脂肪食物

高脂肪食物会加重肝脏负担，对病情不利，而低脂肪饮食可以缓解肝癌患者恶心、呕吐、腹胀症状，所以肝癌患者适宜食用低脂肪食物。

6. 适宜食用富含植物蛋白质的食物

为保证肝癌患者的膳食平衡，肝癌患者应多食用些富含植物蛋白质的食物，尤其是富含优质植物蛋白质的食物，如大豆以及豆制品的食物。

7. 适宜食用富含矿物质的食物

营养学家指出硒、铁等矿物质都具有抗癌的作用，所以肝癌患者适宜食用些富含矿物质的食物，如菠菜、蘑菇、鸡蛋等。

（三）心理护理

1. 认可心理

患者经过一段时间后，开始接受肝癌心理治疗，心情渐平稳，愿意接受治疗，并寄希望于治疗。作为医务人员应及时应用"暗示"疗法，宣传治疗的意义，排除对治疗的不利因素，如社会因素、家庭因素等。

2. 怀疑心理

患者一旦得知自己得了肝癌，可能会坐立不安，多方求证，心情紧张，猜疑不定。因此，医务人员应言行谨慎，要探明患者的询问的目的，进行肝癌心理治疗，科学而委婉地回答患者的所提问题，不可直言，减轻患者的受打击的程度，以免患者对治疗失去信心。

3. 悲观心理

患者证实自己患肝癌时，会产生悲观、失望情绪，表现为失望多于期待，闷闷不乐，落落寡欢。此时医务人员应给予关怀，说明疾病正在得到治疗，同时强调心情舒畅有利于疾病康复。

4. 恐惧心理

患者确切知道自己患有肝癌时，经常表现为害怕、绝望，失去生存的希望，牵挂亲人。护士应同情患者，给予安慰，鼓励患者积极接受治疗，以免耽误病情，并强调心理对病情的作用，鼓励患者以积极的心态接受治疗。

5. 失望或乐观心理

在言语上，医务人员应亲切耐心，关怀和体谅，语气温和，交谈时要认真倾听，不随意打断，并注意观察病情，了解其思想，接受合理建议。在交谈过程中，要注意保护性语言，对患者的诊断、治疗及预后，要严谨，要有科学依据，切不可主观武断，胡乱猜想。因为各人的体质和各人的适应程度不一样，治疗效果也不尽相同，有的患者病情得到控制，善于调适自己的心情，同时生活在和谐感情的环境中，患者长期处于一种乐观状态。有的患者病情逐渐恶化，治疗反应大，经济负担重，体力难支，精神萎靡，消极地等待死亡。医务人员对消极的患者要分析原因，做好心理安慰，及时调整患者的心态，做好生活指导；对于乐观的患者，要做好康复指导，观察其心理变化，以便及时发现问题，及时解决。另外，医务人员也要有娴熟的护理技术和良好的心理品质，使患者感到心理满足，情绪愉快。

十一、防控

积极防治病毒性肝炎，对降低肝癌发病率有重要意义。HBV 灭活疫苗预防注射不仅对肝炎防治有效果，对肝癌预防也必将起一定作用。避免不必要的输血和应用血制品。预防粮食霉变、改进饮水水质，戒除饮酒嗜好亦是预防肝癌的重要措施。在肝癌的一级预防尚未完善之际，肝癌的早期发现、早期诊断、早期治疗在肿瘤学上被称为"二级预防"则显得十分重要。自实施肝癌筛查以来，原发性肝癌的诊断进入了亚临床水平，早期肝癌比例不断增高，5 年生存率亦明显提高。20 世纪 80 年代以来对肝癌的高危对象（35 岁以上有慢性肝炎史或 HBsAg 阳性者）采用检测 AFP 与超声进行筛查，检出了许多早期肝癌，经过早期诊断、早期治疗，有效地降低了肝癌的病死率。

（一）人群预防

肝癌是我国最常见的恶性肿瘤之一，每年新发病例约 11 万例，占全世界病例 40% 左右。控制肝癌的发病率、降低死亡率，目前肝癌防治已列入我国预防重点。肝癌的人群预防以一级预防和人口普查或筛检为重点。

（二）个人预防

1. 一级预防

个人一级预防应在人群预防的基础上进行，除了自觉接受人群预防的各项措施外，还应针对致病因素采取适当的措施。

2. 二级预防

肝癌的二级预防就是早期发现、早期诊断、早期治疗，即预防肝癌的临床发作。对于肝癌高危人群应定期行 AFP 与 B 超检查，至少每半年 1 次，这样可使许多肝癌患者得到早期诊断。早期诊断的目的在于早期治疗，早期肝癌应尽量争取行手术切除，以求根治。有学者指出肝癌二级预防的目的在于抢救患者的生命，而不应满足于诊断后生存期延长，因为这种生存期的延长包括了在临床症状出现前就因早期发现而带来的一段生存期。

3. 三级预防

除了早期发现以行根治性手术外，由于肝癌外科临床的进步，复发性肝癌的二次手术以及"大肝癌变为小肝癌"后二期手术，使大批患者获得根治。对于根治性手术后的患者，仍应定期密切随访，每 1～3 个月复查 1 次 AFP 和 B 超，早期发现复发性肝癌，同时可服用保肝及提高机体免疫力的药物，预防肝癌复发，对于姑息性治疗后的患者，应采用肝动脉插管栓塞化疗、局部乙醇注射、放疗、免疫治疗、中医中药治疗等一系列综合措施以延缓患者生命，提高生活质量，对肝癌晚期出现的症状予以对症处理，减轻患者的痛苦。

十二、预后

肝癌进展很快，早期肝癌如不能被及时发现，很快就会发展到中晚期肝癌，而中晚期肝癌患者如不治疗，一般平均生存时间只有 3 个月左右。

据统计，虽然肝癌根治切除 1 年生存率由过去的39.3%提高到87.0%，但手术后 5 年生存率仍为15% ~40%，两年内有62% ~82%的患者复发。

（孟帆）

第七章　泌尿系统疾病

第一节　慢性肾炎

慢性肾炎是慢性肾小球肾炎的简称，是指因变态反应而使两侧肾脏弥漫性肾小球损害的一种慢性肾脏疾病。本病发展较慢，常伴有水肿、高血压及不同程度的肾功能减退，最后可导致肾衰竭。

中医没有慢性肾小球肾炎、慢性肾炎的病名，但根据其临床表现，属中医"水肿""腰痛"等证。《素问·水热穴论篇》说："勇而劳甚则肾汗出，肾汗出逢于风，内不得入于脏腑，外不得越于皮肤，客于玄府，行于皮里，传为胕肿，本之于肾，名曰风水。"《金匮要略·水气病脉证并治》说："风水，其脉自浮，外证骨节疼痛，恶风。皮水，其脉亦浮，外证胕肿，按之没指，不恶风，其腹如鼓，不渴，当发其汗。正水，其脉沉迟，外证自喘。石水，其脉自沉，外证腹满不喘。"指出了水肿的发病机制、临床脉证及部分治法。

慢性肾炎是一种链球菌感染的变态反应性疾病，起病方式各有不同，病情迁延，病变缓慢进展，可有不同程度的肾功能减退，具有肾功能恶化倾向和最终发展为慢性肾衰竭的一组肾小球病。慢性肾炎发病少数为急性肾炎迁延不愈所致，绝大多数起病即为慢性。有些慢性肾炎患者过去有急性肾炎史，肾炎症状已消失多年，误认为已经痊愈，其实其患肾炎后肾脏受到损伤一直在继续缓慢进行，经若干年后，肾病受损伤程度越来越重，肾功能逐步下降，其肾炎的症状又复出现而成为慢性肾炎。而多数人的肾脏炎症从开始即为隐匿性，患者无明显急性肾炎的表现，但炎症呈缓慢发展，经若干年后变成慢性肾炎。由于本组疾病的病理类型及病期不同，主要临床表现可各不相同。疾病表现呈多样化。慢性肾炎一般采用西药治疗，蛋白尿、潜血易在短时间内得到控制，但也易在感冒、感染下复发，病情则在不断反复中发展到后期，出现贫血、严重高血压、恶心、呕吐等症状，最终发展为尿毒症。

一、流行病学

慢性肾炎可发生于任何年龄，但以青、中年男性为主。

二、病因及发病机制

主要致病原因有：

（一）细菌或病毒感染

这是最常见的原因，特别是普通感冒、无症状性菌尿、流感、咽喉炎、气管支气管炎等都可以使慢性肾炎症状加重。

（二）过度劳累

包括参加重体力劳动和剧烈运动、开夜车甚至房劳等，均可使慢性肾炎病情加重。

（三）使用肾毒性药物

氨基糖苷类药物、庆大霉素、卡那霉素及链霉素等。

（四）应激状态

所谓应激状态，是指机体对外来的超负荷的各种原因，如突然发生消化道出血、严重胃肠炎、恶心、呕吐、腹泻、低血压、过敏性休克等，超过了机体所能承受的应激能力，主要是指肾上腺皮质为了应付突然到来的刺激，紧急地调整肾上腺皮质激素的分泌等。各种应激状态都可以使慢性肾炎的病情急性加重。

（五）其他

如水、电解质紊乱及酸碱失衡等，可引起慢性肾炎急性发作。

通常是在上述种种原因的作用下，当天或数天内出现类似急性肾炎的临床表现，如蛋白尿、血尿加重，水肿、高血压、少尿，甚至出现肾功能不全。如能及时去除加重因素并给予正确的治疗，肾功能是可以恢复正常的，所以临床上必须重视处理慢性肾炎急性加重的各种原因。

肾小球疾病的病因和发病机制很复杂，有许多因素参与，其中免疫损伤是多数肾小球疾病发生过程中的共同环节，几乎所有的肾小球疾病的大多过程都有免疫机制参与。

肾脏对免疫介导的损伤高度敏感，机体对病原体、种植于肾小球的外来抗原或正常的自身组织成分产生过度的或不恰当的免疫应答，均会导致肾组织的免疫损伤。可由于免疫复合物在肾小球基底膜内皮下、系膜区、上皮侧的沉积，活化补体，导致免疫损伤，也可能是一些种植在肾组织的抗原在原位与抗体形成免疫复合物。

肾组织的免疫应答效应，一方面会导致 T 细胞、单核细胞等炎症细胞在肾组织浸润，这些细胞本身能分泌很多细胞因子，亦可介导肾组织损伤；另一方面，这些炎症细胞及其分泌的细胞因子又可刺激和激活肾脏固有细胞，使其表达各种趋化因子、细胞因子、生长因子、黏附分子和细胞外基质成分，直接或间接加重肾组织的损伤。

慢性肾炎可由急性肾炎迁延而来，其发病机制从中医角度讲，有相同之处，但又有不同之处。如慢性肾炎急性发作，其临床表现类似于急性肾炎，但其又有正虚一面。一般来讲，风邪、湿毒、过劳、久病本虚等在发病上均占一定地位。

风邪外袭，内舍于肺，肺失宣降，水道不通，以致风遏水阻，风水相搏，流溢肌肤，发为水肿。

肌肤因痈疡疮毒，未能消解消透，疮毒内归肺脾，导致水液代谢失常，溢于肌肤，成为水肿。

饮食及劳倦，损伤脾胃，脾气亏虚，水湿运化失司，水湿停聚，溢于肌肤而成水肿。

久病体虚，或久病损及脾肾，使脾肾功能低下，脾虚则水津不布，肾虚则固摄无权，气化不利，轻则水肿，重则精气外溢，久不得愈。所以慢性肾炎治疗中脾肾功能强健与否是治疗成败的关键。

本病的发生虽与肺脾肾三脏有关，相互关联，相互影响，但就慢性肾炎来说与脾肾关系更为密切。肾虚水泛，逆于肺，则肺气不降，失其通调水逆之职，使肾气更虚而加重水肿。若脾虚不能制水，水湿壅盛，必损其阳，久则导致肾亦衰；反之，肾阳衰不能温养脾土，脾肾俱虚，亦可使病情加重。在慢性肾炎中主要表现为蛋白尿久不消失，其病机与脾肾功能有关，脾则升清，脾的功能减弱则精气不能散布周身而下溢。肾主固摄，主气化，温煦脾阳，肾虚则精气不因外下溢，其气化、温煦作用减弱，则使脾虚更甚，可使脾肾两虚，临床见蛋白尿更难控制。

三、临床表现

本病的临床表现呈多样化，早期患者可无明显症状，也可仅表现为尿蛋白增加，尿沉渣红细胞增多，可见管型。有时伴乏力、倦怠、腰酸、食欲缺乏，水肿时有时无，多为眼睑水肿和（或）下肢凹陷性水肿，一般无体腔积液。肾小球滤过功能及肾小管浓缩稀释功能正常或轻度受损。部分患者可突出表现为持续性中等程度以上的高血压，可出现眼底出血、渗出，甚至视盘水肿。有的患者可表现为大量蛋白尿（尿蛋白 > 3.5 g/24 h），甚至呈肾病综合征表现。在非特异性病毒和细菌感染后病情可出现急剧恶化，慢性肾炎患者急性发作时，可出现大量蛋白尿，甚至肉眼血尿，管型增加，水肿加重，高血压和肾功能恶化。经适当处理病情可恢复至原有水平，但部分患者出现疾病进展，进入尿毒症阶段。

慢性肾炎可因病损的性质不同，病程经过有显著差异。从首次发现尿异常到发展至慢性肾衰竭，可历时数年，甚至数十年。高血压、感染、饮食不当、应用肾毒性药物及持续蛋白尿等，均能加速慢性肾炎进入慢性肾衰竭期。

四、分型及分类

（一）分型

1. 临床分型

1) 普通型

普通型为最常见的一型。患者可有无力，疲倦，腰部酸痛，食欲缺乏。水肿时有时无，一般不甚严重。常伴轻度到中度高血压。面部虚黄、苍白，眼底动脉变细，有动静脉交叉压迫现象。尿检可见中等量尿蛋白（少于 3.0 g/d），尿沉渣有红细胞和各种管型。肌酐清除率降低，酚红排泄量减少，尿浓缩功能减退及血肌酐和尿素氮增高，出现氮质血症。可有不同程度的贫血、血沉增快，血浆白蛋白稍低，胆固醇稍高。此型病程缓慢进展，最终可因肾衰竭死亡。

2) 肾病型

肾病型为慢性肾炎常见的一型。突出表现为大量蛋白尿（无选择性蛋白尿）。每天排出尿蛋白超过 3.5 g。高度水肿和血浆白蛋白降低，出现高胆固醇血症。尿沉渣检查可有红细胞及各种管型。血压正常或中等度持续性增高。肾功能正常或进行性损害，血肌酐和血尿素氮升高，肌酐清除率降低和酚红排泄量减少。患者可有贫血，血沉明显加快。此型肾炎经适当治疗，病情可以缓解。

3）高血压型

除上述一般慢性肾炎共有的表现外，突出表现为持续性中等以上程度的高血压，而且对一般降压药物不敏感。常引起严重的眼底出血或絮状渗出，甚至视盘水肿，视力下降，并伴有肾脏损害的表现，尿检有不同程度的蛋白尿及尿沉渣明显异常，此型肾功能恶化较快，预后不良。

上述临床分型不是绝对的，各型之间有交叉和相互转变。有的患者兼有肾病型与高血压型的表现，可为混合型。

2. 病理分型

系膜增生性肾炎、膜性肾病、局灶节段性肾小球硬化、膜增生性肾炎和增生硬化性肾炎等。

（二）分类

根据发病原因的不同，慢性肾炎又可分为间质性肾炎、糖尿病性肾炎等。

1. 间质性肾炎

间质性肾炎占慢性肾衰竭发病率的第二位。肾小管萎缩、纤维化、瘢痕化导致肾小球血液供应减少和肾功能减退。镇痛药引起的肾病、痛风性肾病和抗生素及其他肾毒性药物引起的肾病都属于间质性肾炎。

2. 糖尿病性肾炎

病程长的糖尿病患者，一部分人可出现肾脏并发症，特别是青年型或 1 型糖尿病患者可出现蛋白尿，这常常是肾脏受累的第一个指征。出现肾脏病的糖尿病患者，大约一半在 5 年后发生肾炎，而糖尿病的其他并发症，如网状内皮系统、血管系统和神经系统并发症也可同时出现。

3. 下尿路梗阻性肾炎

下尿路引流不畅，如前列腺良性肥大，或者某种解剖上的缺陷引起尿液反流，引起肾盂、肾盏扩张，压迫正常肾组织，引起肾炎。

五、并发症

（一）感染

长期蛋白尿导致蛋白质大量丢失、营养不良、免疫功能紊乱易并发各种感染。如呼吸道、泌尿道及皮肤感染等，感染作为恶性刺激因素，常诱发慢性肾炎急性发作，使病情进行性加重。尽管目前已有多种抗生素可供选择，但若治疗不及时或不彻底，感染仍是导致慢性肾炎急性发作的主要原因，应予以高度重视。

（二）肾性贫血

慢性肾炎晚期出现肾实质损害，可并发血液系统多种异常，如贫血、血小板功能异常、淋巴细胞功能异常和凝血机制障碍等。其中贫血是最为常见的并发症。贫血的主要原因有：

1）红细胞生成减少。

2）红细胞破坏增多：肾衰竭时，尿毒症毒素在体内蓄积，红细胞代谢发生障碍而易于破坏，发生溶血，导致贫血。

3）失血：大约25%的晚期肾衰竭患者可出现明显的出血，加重贫血。

（三）心血管并发症

高血压慢性肾炎肾功能不全期常出现严重的心血管并发症，如高血压、动脉粥样硬化、心肌病、心包炎及肾功能不全等，其原因主要是慢性肾炎肾功能不全期本身发展过程代谢异常引起的。

六、辅助检查

1. 尿常规

尿比重偏低，多在1.02以下，疾病晚期常固定在1.01。尿蛋白微量＋～＋＋＋＋不等。尿中常有红细胞及管型（颗粒管型、透明管型）。急性发作期有明显血尿或肉眼血尿。

2. 血液检查

常有轻、中度正色素性贫血，红细胞及血红蛋白成比例下降，血沉增快，可有低蛋白血症，一般血清电解质无明显异常。

3. 肾功能检查

肾小球滤过率、内生肌酐清除率降低，血尿素氮及肌酐升高，肾功能分期多属代偿期或失代偿期，酚红排泄量减少、尿浓缩稀释功能减退。

七、诊断与鉴别诊断

（一）诊断

1）起病缓慢，病情迁延，时轻时重，肾功能逐步减退，后期可出现贫血，电解质紊乱，血尿素氮、血肌酐升高等情况。

2）有不同程度的水肿、蛋白尿、血尿及高血压等表现。

3）病程中可因呼吸道感染等原因诱发急性发作，出现类似急性肾炎的表现。也有部分病例可有自动缓解期。

4）根据临床表现可进一步区分为：

（1）普通型：有肾炎的各种症状，但无突出表现。

（2）高血压型：除一般肾炎症状外，有高血压的突出表现。

（3）急性发作型：在慢性过程中出现急性肾炎综合征表现。

（二）鉴别诊断

1. 慢性肾盂肾炎

慢性肾盂肾炎的临床表现可类似于慢性肾炎，有时鉴别比较困难，以下几点可供参考。有泌尿道感染病史，如尿频、尿急、尿痛、腰痛等症状（尤其是女性）。尿检查示尿白细胞增多明显，甚至有白细胞管型，尿细菌培养阳性，有助于慢性肾盂肾炎的诊断。而慢性肾炎以尿中反复出现蛋白、红细胞为主。静脉肾盂造影如发现肾盂有瘢痕变形，呈杵状扩张，或肾影两侧不对称，放射性核素肾图检查示双侧肾功能损害差别较大，均提示慢性肾盂肾炎。当慢性肾炎合并尿路感染时，用抗生素治疗后尿改变和氮质血症可能会有好转，但慢性肾炎的症状仍然存在，而慢性肾盂肾炎则症状一般会消失，可做鉴别。

2. 继发性肾小球肾炎

如狼疮肾炎、过敏性紫癜肾炎等，依据相应的系统表现及特异性实验室检查可以鉴别。

3. 遗传性肾炎（Alport 综合征）

常起病于青少年，患者有眼（球形晶状体）、耳（神经性耳聋）、肾异常，并有阳性家族史（多为性连锁显性遗传）。

4. 其他原发性肾小球病

1）隐匿型肾小球肾炎：主要表现为无症状性血尿和（或）蛋白尿，无水肿、高血压和肾功能减退。

2）感染后急性肾炎：有前驱感染并以急性发作起病，慢性肾炎需与此病相鉴别。二者的潜伏期不同，血清 C3 的动态变化有助鉴别；疾病的转归不同，慢性肾炎无自愈倾向，呈慢性进展。

5. 结缔组织疾病

系统性红斑狼疮、结节性多动脉炎等结缔组织病中常伴有肾脏的损害，其临床表现可与慢性肾炎相似，但此类疾病大都同时伴有全身或其他系统症状，如发热、皮疹、关节痛、肝脾大等，化验检查可以发现特征性指标异常（如狼疮性肾炎血液化验可见抗核抗体阳性，血液细胞学检查可以发现狼疮细胞等）。

6. 原发性高血压继发肾损害

原发性高血压继发肾损害和肾性高血压临床上很难区别，应详细询问病史。如高血压出现在尿改变之前，尿蛋白不严重而肾小管功能损害较明显；心、脑血管及视网膜血管硬化性改变明显；发病年龄在 40 岁以后，有助于原发性高血压继发肾损害的诊断。反之，如果患者为青壮年，血尿、蛋白尿先出现而后出现高血压则支持肾性高血压。对病史叙述不清的患者应做肾脏穿刺活检以明确诊断。

八、治疗

本病治疗以防止或延缓肾功能进行性损害、改善或缓解临床症状及防治严重并发症为主，而不是以消除蛋白尿、血尿为目的。一般采取综合治疗措施，强调休息，避免剧烈运动，限制饮食，预防感染。

（一）限制高蛋白饮食

对肾功能不全患者应及早采用低蛋白饮食。低蛋白饮食可减轻尿蛋白排泄量，从而减轻肾小球的高滤过及肾小管高代谢状态，并减少近曲小管氨的生成，从而减轻氨通过旁路途径激活补体而造成肾小管间质炎症损伤，延缓肾衰竭进展。蛋白质摄入量限制在 $0.6 \sim 0.8$ g/(kg·d)，一般提供优质蛋白如蛋、奶、瘦肉等，并加用必需氨基酸疗法，复方 α - 酮酸片提供 α - 酮酸，肾必氨注射液提供体内必需氨基酸。同时适当增加碳水化合物，以达到机体基本需要，防止负氮平衡。对仅有大量蛋白尿而肾功能正常者，蛋白质摄入量可适当放宽至 $0.8 \sim 1.0$ g/(kg·d)。在低蛋白饮食同时，应注意限制磷的摄入，补充钙剂注意纠正高磷、低钙状态，减轻继发性甲状腺功能亢进。另外，应给予低嘌呤饮食，以减少尿酸的生成和排泄，减轻高尿酸血症。

（二）控制高血压

治疗原则：

1）力争达到目标值，如尿蛋白 <1 g/d 的患者的血压应该控制在 130/80 mmHg 以下；如蛋白尿≥1 g/d，无心脑血管合并症者，血压应控制在 125/75 mmHg 以下。

2）降压不能过低过快，保持降压平稳。

3）一种药物小剂量开始调整，必要时联合用药，直至血压控制满意。

4）优选具有肾保护作用、能延缓肾功能恶化的降压药物。

慢性肾炎进展过程中，健存肾单位处于代偿性高血流动力学状态，全身性高血压可进一步加重病变，导致肾小球进行性损伤。积极地控制高血压可防止肾功能损伤加重。对明显水钠潴留者，利尿剂可作为首选。若肾功能好者可加噻嗪类药物；对于肾功能差者（肾小球滤过率 <25 ml/min）应改用袢利尿剂，注意预防电解质紊乱，以防加重高脂血症及高凝状态。

临床常用的降压药物有：

1）血管紧张素转换酶抑制剂：血管紧张素转换酶抑制剂具有较好的肾保护作用，该药在降低高血压的同时，还可降低肾小球内压，减轻肾小球高血流动力学，降低尿蛋白，减轻肾小球硬化，从而延缓肾衰竭进展，临床常用血管紧张素转换酶抑制剂有：

（1）卡托普利：一般剂量每次 $25 \sim 50$ mg，3 次/天，饭前服用，每天最大剂量不超过 450 mg。儿童开始每天 1 mg/kg，最大剂量 6 mg/kg，分 3 次口服。

（2）依那普利：该药为不含巯基的血管紧张素转换酶抑制剂，其用药剂量小，作用强，作用时间长，不良反应小。常用剂量为 $5 \sim 10$ mg，1 次/天。

（3）贝那普利：10 mg，1 次/天。

（4）培哚普利：4 mg，1 次/天。

（5）西拉普利：2.5 mg，1 次/天。

应用过程中应注意不良反应，如高血钾、贫血、皮疹、瘙痒、干咳、味觉减退，少数患者有粒细胞减少，部分学者报道血管紧张素转换酶抑制剂可引起间质性肾炎、一过性血肌酐增高。此类药物应慎用，特别是有肾功能不全者，如血肌酐 > 188 μmol/L，应禁用。

2）钙通道阻滞剂：在治疗高血压和延缓肾功能恶化方面有较为肯定的疗效，血管紧张素转换酶抑制剂和钙通道阻滞剂这两类药物现已作为一线降压药物。钙通道阻滞剂具有抑制 Ca^{2+} 内流作用，能直接松弛血管平滑肌，扩张周围小动脉，降低外周血管阻力，从而使全身血压下降，此外，钙通道阻滞剂还能减少氧消耗和抗血小板聚集，以达到减轻肾脏损伤及稳定肾功能作用。常选用的钙通道阻滞剂：

（1）氨氯地平：5 ~ 10 mg，1 ~ 2 次/天。

（2）硝苯地平：30 ~ 60 mg，1 次/天。

（3）尼卡地平40 mg，1 ~ 2 次/天。

（4）尼群地平20 mg，1 ~ 2 次/天。

应注意二氢吡啶类，如硝苯地平使用过程中可能出现的不良反应，有人认为此类药物可加重肾小球高滤过状态，增加心血管危险性因素等。

3）β受体阻滞剂：对肾素依赖性高血压有较好的疗效。可降低肾素作用，该药降低心排血量而不影响肾血流量和肾小球滤过率。应注意某些 β 受体阻滞剂可能出现的不良反应。

（三）糖皮质激素和细胞毒药物

由于慢性肾炎是包括多种疾病在内的临床综合征，其病因、病理类型及其程度、临床表现和肾功能等差异较大，故是否应用糖皮质激素和细胞毒药物应根据病因及病理类型确定。

（四）中医治疗

1. 辨证施治

慢性肾炎在急性发作时与急性肾炎有类似之处，一般以阳水治疗，在慢性持续不稳定的情况下，一般以阴水治疗；在慢性稳定期一般以补益脾肾、固摄等法治疗，有瘀血者可适当加入活血化瘀药物。但在慢性肾炎整个治疗过程中，应注意脾肾功能，即提高脾肾固摄功能，控制蛋白尿。

1）风水泛滥型

眼睑浮肿，继则四肢及全身皆肿，来势迅速，多有恶寒，发热，肢节酸楚，小便不利。偏于风热者，伴咽喉红肿疼痛，舌质红，脉浮滑数。偏于风寒者，兼恶寒、咳喘，舌质薄白，脉浮滑或紧。

治法：散风清热，宣肺行水。

方药：越婢加术汤加味。

麻黄12 g，生石膏20 g，白术15 g，甘草10 g，生姜4 片，大枣5 枚，黄芪15 g，防己12 g，桂枝10 g，花椒10 g，白茅根30 g。

2）湿毒浸淫型

眼睑水肿，延及全身，小便不利，身发疮痍，甚者溃烂，恶心发热，舌质红，苔薄黄，脉浮数或滑数。

治法：宣肺清热，利湿消肿。

方药：麻黄连翘赤小豆汤合五味消毒饮加减。

生麻黄 10 g，连翘 15 g，赤小豆 30 g，白茅根 30 g，杏仁 10 g，桑白皮 15 g，银花 15 g，野菊花 12 g，蒲公英 15 g，丹皮 10 g，赤芍 10 g。

3）肺肾气虚型

面浮肢肿，面色㿠白，少气无力，腰膝酸痛，易感冒。舌淡，苔白润，舌胖有齿印，脉细弱。

治法：益肺补肾。

方药：经验方。

黄芪、党参各 15～30 g，山萸肉 15 g，猫爪草 15 g，山药 15 g，玉竹 15 g，仙茅 10 g，金樱子 10 g，白果 10 g，蝉蜕 10 g，桑白皮 10 g，沙参 12 g，百合 12 g，冬虫夏草 3 g。

4）脾肾阳虚型

浮肿明显，面色㿠白，畏寒肢冷，腰脊酸痛，或胫酸腿软；足跟痛，神疲，纳呆或便溏，性功能减退，舌嫩淡胖，有齿印，脉沉细或沉迟无力。

治法：健脾益肾。

方药：经验方。

仙灵脾 15 g，茯苓 12 g，芡实 10 g，仙茅 10 g，白术 15 g，金樱子 15 g，蝉蜕 20 g，黄芪 25 g，党参 15 g，白茅根 30 g，桂枝 10 g，花椒 10 g。

5）肝肾阴虚型

目干涩或视物模糊，头晕，耳鸣，五心烦热，口干咽燥，腰脊酸痛或梦遗或月经失调。舌红少苔，脉弦数或细数。

治法：滋养肝肾。

方药：经验方。

生地黄 15 g，玄参 15 g，山药 12 g，丹皮 10 g，赤芍 10 g，茯苓 10 g，泽泻 10 g，仙茅 10 g，金樱子 15 g，芡实 10 g，旱莲草 30 g，黄柏 15 g，黄芪 30 g，党参 15 g，桂枝 10 g，白茅根 30 g，花椒 10 g。

6）气阴两虚型

面色无华，少气乏力或易感冒，多以腰以下浮肿为主，午后低热，或手足心热，口干咽燥，舌质偏红，脉弦细或细数。

治法：益气养阴利水。

方药：经验方。

沙参 15 g，麦冬 15 g，生地黄 12 g，枸杞 15 g，女贞子 12 g，金樱子 15 g，芡实 10 g，黄芪 20 g，党参 12 g，白术 15 g，茯苓 12 g，桂枝 10 g，花椒 10 g，白茅根 30 g。

2. 中成药

1）六味地黄丸：每次 8 粒，每日 3 次。用于慢性肾炎一般阴虚型。可长期服用，有较稳定的疗效。

2）知柏地黄丸：每次 8 粒，每日 3 次。用于慢性肾炎阴虚有火者。

3）金匮肾气丸：每次 8 粒，每日 3 次。用于慢性肾炎阳虚肢冷腰酸者。

4）补中益气丸：每次 1 丸，每日 2 次。用于慢性肾炎蛋白尿，只要没有明显的阴虚火旺症状，可长期服用。

3. 验方

1）黄芪 60 g，补骨脂 15 g，金樱子、菟丝子、山药、白花蛇舌草、菌灵芝、山萸肉、芡实、桑螵蛸各 30 g。每日 1 剂，水煎服，对慢性肾炎有极好的疗效。

2）萱草根、马鞭草、乌桕叶各 60 g，葱白 7 根，生姜 6 片。共捣烂如泥状，和匀，分做两饼。每日 2 次软敷腰部，包扎固定，局部热敷 30 分钟。如复发，再按上法用之。治疗水肿，疗效颇佳。

3）白茅根、生薏苡仁、猪苓各 30 g。水煎代茶饮用，治疗水肿和血尿。

4）黄芪 60 g，茯苓 30 g，猪苓 20 g。水煎服，有利尿消肿、消除蛋白尿作用。

5）玉米须 20 g，决明子 10 g，菊花 6 g。开水冲茶饮用。可治疗慢性肾炎血压升高者。

6）刺猬皮研粉，每次 3 g，每日 3 次。对慢性肾炎蛋白尿有较好控制作用。

4. 饮食疗法

1）黑鱼 1 条去内脏，冬瓜皮 100 g，不加盐煮汤服用。连用 7 日，可消水肿。

2）麦芽 95 g，赤小豆 60 g。煮成粥状，分食之，有利尿消肿作用。

3）黄豆煮熟伴白糖，老陈醋一匙一起吃，可治疗水肿。

4）霜打茄子 5 个，白糖 15 g，水煎服。可治疗慢性肾炎血尿。

5）大冬瓜 1 个，将一头切开，纳入大蒜 120 g，红小豆 60 g，放锅中蒸熟，取汁饮用。可治疗慢性肾炎水肿。

6）新鲜牛奶，每日可用 500～1 000 ml，有消除蛋白尿作用。

7）黑芝麻、核桃仁各 500 g，研粉，每次 20 g，以温开水送服，服后嚼服大枣 7 枚，每日 3 次，药尽为 1 个疗程。一般 1 个疗程后蛋白尿消失。

8）鲜芹菜 500 g，捣烂取汁，开水冲服，每日 1 剂；或芹菜根 60 g，水煎服。适用于慢性肾炎高血压型。

9）新鲜车前草 30～90 g，葱白 1 根，粳米 50～100 g，煮粥食用，有利尿止血作用。

10）白木耳或黑木耳 3 g，清水泡 1 夜，洗净后煎 1 小时，加白糖适量，于睡前服用，用于慢性肾炎高血压型。

5. 针灸治疗

取穴：足三里、脾俞、肾俞、三阴交、中渚。配穴：伴有发热、恶风、头痛、肢节酸痛者加肺俞、列缺，兼有肢体困倦、食欲缺乏、胸闷、泛恶者加三焦俞、阴陵泉，伴有精神困倦、肢冷畏寒、面色㿠白者加关元、腰阳关、水分。针灸是治疗慢性肾炎的一种有效疗法。据报道，针灸不仅能缓解慢性肾炎患者的临床症状，而且不同程度地降低患者尿蛋白含量。

6. 耳针疗法

取穴：肾、交感、肾上腺、肺、脾、内分泌、膀胱。方法：针刺法或埋压法。每日3~5穴。

7. 穴位敷药法

选穴：神阙或涌泉。方法：用独头蒜5枚，田螺4个，车前子10 g。车前子研细末，与大蒜、田螺共捣一起，敷神阙穴。或用蓖麻子50粒，薤白3~5个，共捣烂敷涌泉，每日1次，连敷数日。

九、护理措施

（一）一般护理

1. 常规护理措施

1）患者一旦确诊为慢性肾炎，在开始阶段，不论症状轻重，都应以休息为主，积极治疗，定期随访观察病情变化。如病情好转，水肿消退，血压恢复正常或接近正常，尿蛋白、红细胞及各种管型微量，肾功能稳定，则1个月后可开始从事轻工作，避免较强体力劳动，预防呼吸道及尿路感染的发生。活动量应缓慢地逐渐增加，以促进体力恢复。凡存在血尿、大量蛋白尿、明显水肿或高血压者，或有进行性肾功能减退者，均应卧床休息和积极治疗。

2）慢性肾炎急性发作时，应卧床休息，待肉眼血尿消失、水肿消退、血压恢复正常后，才可逐渐下床活动。

3）应限盐或忌盐，每日摄入氯化钠量应少于2 g，另外应给予低蛋白、高糖饮食。

4）水肿明显时，可适当给予利尿剂。

5）高血压患者若经限盐、限水、利尿后仍高者，可选用降压药物，如利血平0.25 mg，每日3次；或肼屈嗪20 mg，肌内注射等。

6）可试用抗凝剂及血小板聚集药物，如双嘧达莫75~100 mg，每日3次，4周为1个疗程，间隔7~10日，可重复使用，总疗程为3~6个月。

7）并发心力衰竭时，先行紧急处理后，立即送往医院抢救。

2. 中医调护

在药物治疗的同时，中医护理对慢性肾炎起到辨证施护的作用。

1）辨体质，审虚实，辨证施护：慢性肾炎在护理过程中，运用中医理论，审察患者体质和病性，辨别阴阳、虚实极为重要。

一般而言，水肿明显者，本虚标实。体质强盛者，多实多热。体质虚弱者，多虚多寒。两者除必须按时测体温、脉搏、血压、24小时出入水量外，还需观察有无出血倾向及呕吐、水肿等情况。如果出现少尿、神疲嗜睡、口有尿味，多为湿浊之邪蓄积体内，毒邪内渍，内陷心包，转为关格，最为危险。应及时报告医生，做好抢救准备。

临床上，阳虚水肿，水毒内踞，刺激皮肤引起瘙痒，应做好皮肤护理，防止感染。

阴虚阳亢，水不涵木，多见头痛、失眠、血压偏高，需观察有无呕吐、抽搐。头痛者可针刺百会、太阳、合谷等穴。抽搐、呕吐者，应及时报告医生，配合医生抢救。

2）察病情，避外感，指导服药：应细心观察病情，告诫患者慎起居，避风邪，注意不可劳累，保暖防寒。因为慢性肾炎往往因为感染而出现急性发作，致原有病情加重。病室应阳光充足，气温得当，通风良好。

临床上的护理，指导患者按时服药。中药汤剂宜温服。恶心、呕吐者，宜少量多次进服。服药前滴少量生姜汁于舌上，对防止呕吐有效。中药灌肠者须注意药液的温度适中，注入的速度要慢，肛管插入的深度要适当，一般以 30 cm 为宜。这样才能保证药液的充分吸收，提高疗效。

（3）行气活血，助强肾固本：按摩肩胛部，缓解颈、肩、胸肌的紧张，增强呼吸系统、循环系统功能。按摩腰骶部，可以缓解腰肌劳损的症状，增强消化系统及泌尿系统、生殖系统功能。对脊背部的经络穴位或反射敏感点施加适当的刺激，或者对某一脊髓节段所支配的皮肤区域施加刺激，可通过脊髓的节段反射影响相关联的内脏器官或上肢、下肢；同时上行传入高级中枢，引起更广泛的反应。

（二）饮食护理

慢性肾炎是一种常见的肾脏疾病，其病因尚未明确。本病起病缓慢，病程较长，初期表现为少量血尿或经尿检发现红细胞、管型尿，继之出现水肿、高血压、蛋白尿，最后出现贫血和其他营养不良，并可发展为慢性肾功能不全。但合理调配饮食，可使疾病症状减轻，是预防肾衰竭有效的重要措施。其饮食原则是：

1）限制蛋白质入量。根据肾功能的状况给予优质蛋白 $[0.6 \sim 1.0 \, g/(kg \cdot d)]$。多选用生理价值高的蛋白质，如鱼、牛肉、鸡及少量瘦猪肉等。牛奶及其制成品（酸牛奶、奶渣）是肾脏疾病患者良好的食品，牛奶中含有的营养素易被吸收，几乎不含核蛋白，可减轻肾脏排泄尿酸的负担。另外，牛奶含钾盐较高，有利尿作用。

2）脂肪需要量以 60 ~ 70 g 为宜。

3）糖类应适合生理需要量，即以每日 300 ~ 400 g 为宜。

4）多进食含铁丰富的食物。慢性肾炎患者可伴贫血，多进吃绿叶蔬菜及适量猪肝，对贫血有帮助。

5）饮食中应富有维生素，尤其是维生素 C、B_1、B_2 和 A，对维持肾脏的健康均有一定的作用，所以肾脏疾病患者宜多进食新鲜蔬菜、水果、果汁等。忌用辛辣刺激性食物，如辣椒等。

6）限制盐和水分。有水肿者应适当限制食盐，排尿正常者不限制水分。

十、防控

预防慢性肾炎，就是要保护好肾脏。这里介绍预防慢性肾炎的六大措施：

（一）增强体质

预防慢性肾炎的最主要措施是加强身体锻炼，增强机体抗病的能力。锻炼身体的方式有多种，散步、长跑、跳舞、登山、划船、武术、太极拳等，皆有助于增强体质，提高机体抵抗力，并可防止感染病毒、细菌后免疫反应性损害的发生。

（二）预防感染

肾炎的发生常与上呼吸道感染等有关，常以外受风寒、风热、风湿、湿热、热毒之邪为始因，因此，要预防肾炎的发病，就应注意天气寒暖的变化，应避免阴雨天外出、汗出当风、涉水冒雨、穿潮湿衣服，时刻警惕外邪的侵袭。

（三）起居有常

养成良好的生活习惯，对身体健康非常重要。生活不规律、睡眠不充足、暴饮暴食、酒色过度、劳逸无度均可降低人体对外邪的抵抗力，增加患病的机会，所以，在日常生活中，应劳逸结合，定时作息，以维持人体阴阳平衡、气血调畅。

（四）有病早治

皮肤的疮疖痒疹、上呼吸道感染、扁桃体炎反复发作均有变生肾炎的可能，因此有病早治非常必要。保持下阴的清洁，勤换衣裤，可防止泌尿道感染；保持大便的通畅，定时排便，有利于代谢废物的排除。

（五）精神乐观

有肾炎家族史的人，应警惕肾炎的发生，但也不能悲观，应该消除对疾病的恐惧心理，从父母的病情发展中吸取教训，积极预防。除平时应加强体育锻炼外，肾阴不足者可常服六味地黄丸，卫气不足者可常服玉屏风散，以补肾培元、固护卫表，防止外邪袭击诱发肾炎的发生。

（六）慎用肾毒性药物

氨基糖苷类抗生素，如庆大霉素、卡那霉素、链霉素及阿米卡星等，均有一定肾毒性，很容易引起肾损害，所以应尽量不用。非甾体类抗炎药，如阿司匹林、布洛芬、保泰松、吲哚美辛、吡罗昔康等，也很容易引起肾损害，对慢性肾炎患者更不适宜。其他如磺胺药、利福平及造影剂、抗肿瘤药也常产生肾毒性，具体应用时应适当注意，或避开不用，或减小剂量应用。

十一、预后

慢性肾炎病情迁延，缓慢进展，最终将致慢性肾衰竭。其进展速度个体差异很大，病理类型为重要因素，但也与是否重视保护肾脏、治疗是否恰当及是否避免恶化因素有关。

（陈小梅）

第二节 肾病综合征

肾病综合征是指由多种病因引起的，以肾小球基底膜通透性增加伴肾小球滤过率降低等肾小球病变为主的一组综合征。本病属中医"水肿"范畴。

肾病综合征具有四大临床特点：①大量蛋白尿，超过 3.5 g/d，可有脂质尿；②低白蛋白血症，血清白蛋白小于 30 g/L；③高脂血症；④水肿。其中前两项为诊断的必备条件。

一、流行病学

（一）流行趋势

本病在儿童较为常见，国外报道 16 岁以下人口年发生率约为 1/5 万，累积发生率为 8/5 万，中国各地区协作调查统计原发性肾病综合征占儿科泌尿系统住院患者的 21%～31%，其中病程 1 年内的初发者占 58.9%，说明每年有相当多的新发病例，是儿科最常见的肾脏疾病之一，且因本病住院的人数有逐年增加的趋势。

（二）高危人群

1. 老年人

随着年龄的增加，肾功能自然衰老，肾对药物更敏感，动脉硬化也是肾功能损害的重要原因，因此，四五十岁的人，尤其要关心肾功能，最好每年都要检查尿常规、肾功能。

2. 高血压患者

血压高会加重肾负荷，长期高血压也会引起肾动脉硬化，影响肾功能，而对各种慢性肾脏病的治疗而言，控制高血压已经成为最重要的干预措施。高血压患者如果血压控制平稳，每年查 1 次尿常规和肾功能即可；如果血压控制不理想，每隔半年就得检查一下肾功能。

3. 高脂血症患者

血脂沉积在血管中，不仅造成心血管硬化，同样会影响肾血管，使得肾动脉硬化；同时，肥胖的人除了血脂高影响肾功能外，机体的高代谢也使得肾功能受损。因此，肥胖人群控制体重、改善生活方式也十分重要。

4. 糖尿病患者

半数的糖尿病患者 10 年左右会发展为慢性肾脏病。因此，糖尿病患者要十分警惕肾脏病。控制好血糖是关键。

5. 乱吃药的人

药物通过肾脏排泄，有些药物可能对肾脏造成很大的伤害，如慢性肾炎的患者服用解热镇痛药及含马兜铃酸、青木香的中草药、中成药等，都会对肾脏造成不可挽回的伤害。

6. 家族中有慢性肾脏病的人

有调查发现，家庭成员中有肾脏病史，其他成员患肾脏病的概率要升高 5~8 倍。因此，如家庭成员中有肾脏病，其他成员必须做肾脏方面的仔细检查。

7. 自身免疫性疾病患者

自身免疫性疾病主要是系统性红斑狼疮、类风湿性关节炎、强直性脊柱炎和血管炎等，这些都会引起肾脏病，这种情况相当多见，尤其在年轻女性中。

二、病因

一般来说，凡能引起肾小球滤过膜损伤的因素都可以导致肾病综合征。根据病因可将其分为原发性和继发性，前者的诊断主要依靠排除继发性肾病综合征。原发性肾病综合征病因不明，研究结果提示免疫机制，尤其是细胞免疫变化可能和发病有关，此外，脂代谢紊乱、凝血因子的变化及大量蛋白尿亦参与本病的发生。继发性肾病综合征常见病因有以下几类。

1. 感染

细菌感染多见于链球菌感染；病毒感染多见于 HBV、巨细胞病毒、人类免疫缺陷病毒（HIV）感染；寄生虫感染多见于疟原虫、弓形虫、蠕虫、血吸虫、丝虫感染。

2. 药物或中毒、过敏

有机或无机汞，有机金及银，青霉胺、二醋吗啡、丙磺舒、非甾体类抗炎药、三甲双酮等药物；蜂蜇、蛇毒；花粉、疫苗、抗毒素等过敏。

3. 肿瘤

肺、胃、结肠、乳腺、卵巢、甲状腺等肿瘤，白血病及淋巴瘤，肾母细胞瘤等。

4. 系统性疾病

系统性红斑狼疮、混合性结缔组织病、皮肌炎、干燥综合征、过敏性紫癜、淀粉样变等。

5. 代谢性疾病

糖尿病、甲状腺疾病。

6. 遗传性疾病

先天性肾病综合征、Alport 综合征、法布里病（Fabry）病、镰状细胞贫血、指甲—髌骨综合征、脂肪营养不良、家族性肾病综合征等。

7. 其他

子痫、移植肾慢性排异、恶性肾硬化、肾动脉狭窄等。

中医认为，其病因内可因脾、肾两脏阳虚、气虚、功能不足，外可因风寒湿邪侵袭而诱发。肾虚不能通水气，脾虚不能制水，故水气盈溢，渗液皮肤，流通四肢，故见通身肿也。脾主升清，肾主藏精，人体的精微物质（蛋白质等）只宜封固，不宜耗泄，若脾失升清，肾失固封，则精微物质（如蛋白质）外漏随尿排出，日久则可见低白蛋白血症。

三、发病机制

原发性肾病综合征由于其病理类型不同，发病机制也不尽相同。

（一）诱导肾小球病变的体液免疫机制

抗体介导的肾小球病变主要是由 B 细胞参与的免疫反应所致。B 细胞膜表面存在大量的免疫球蛋白分子，可与巨噬细胞和树突状细胞呈递的抗原相结合。T 辅助细胞通过直接接触或释放可溶性 B 细胞生长因子参与上述过程。活化的 B 细胞进一步增殖与分化，形成分泌抗体的浆细胞和记忆细胞。T 辅助细胞可被 T 抑制细胞所抑制。抗体的产生和活性可被抗独特型抗体（与初级抗体的高变区结合）所阻断。T 辅助细胞识别与 MHC Ⅱ 类分子结合的抗原，因此有人推断某些 MHC Ⅱ 类基因与免疫介导的肾炎有关。肾小球基底膜的天然组分如胶原蛋白Ⅳ、层粘连蛋白、纤维连接蛋白、硫酸肝素糖蛋白等，可成为自身抗体攻击的靶位，从而导致抗肾小球基底膜肾炎的发生。抗肾小球基底膜肾炎的发病机制可能为：

1）外来抗原与肾小球基底膜抗原的交叉反应（分子模拟）。

2）原先隐蔽的抗原决定簇暴露。

3）肾小球基底膜产生新抗原或肾小球基底膜生理组分改变刺激产生的循环抗体与肾小球基底膜结合。抗体与肾小球基底膜结合直接导致肾小球结构和功能的改变。实验表明在无炎症介体（如补体蛋白、淋巴造血细胞）的前提下，以抗肾小球基底膜抗体灌注离体肾脏，可导致肾小球毛细血管壁电荷屏障破坏，从而导致蛋白尿及肾小球滤过率下降。超微结构改变为肾小球基底膜层粘连蛋白重排、足突融合、肾小球基底膜失去阴离子结合位点及细胞损伤所致。尽管系膜基质与肾小球基底膜有某些共同的成分，但也可能存在一些系膜基质特有的抗原，使其成为免疫攻击的对象。给鼠注入抗系膜基质成分的单克隆抗体可导致电子致密物沉积，但未发现组织学改变及蛋白尿。文献报道在一位免疫球蛋白（IgA）肾病患者血清及肾脏洗脱物中发现了抗系膜基质抗体。有 3 种与肾小球固有细胞表面抗原结合抗体相关的实验动物模型。针对上皮细胞的抗体可导致主动或被动型海曼肾炎，针对系膜细胞的抗体可导致抗 Thy1 抗体肾炎，针对内皮细胞的抗体可导致血管紧张素Ⅰ转换酶肾炎。这几种肾小球病变的发生有的与肾小球原位免疫复合物的形成有关，有的与正常细胞功能紊乱有关而与免疫复合物的形成无关。

外源性大分子种植于肾小球内也会成为抗体攻击的目标，从而导致原位免疫复合物的形成。这一途径可以解释人类暴露于某些药物、毒素、微生物或发生肿瘤后发生的多种类型的免疫复合物性肾炎。远离肾脏的内源性抗原可通过相似的机制导致肾脏病变。

循环免疫复合物也会导致人类肾炎的发生。假定的抗原有：外源性血清蛋白、毒品、食物抗原、感染性微生物（细菌、寄生虫、病毒、真菌、支原体）和一些内源性抗原（如核酸、甲状腺抗原、肿瘤抗原、红细胞抗原、肾小管抗原）。20 世纪 50 年代人们已认识到可溶性循环免疫复合物在导致肾小球病变方面的作用。多个相互关联的因素共同作用，决定了循环免疫复合物沉积于肾小球并引起肾小球病变。抗原必须有免疫原性，这常由抗原的剂量和途径决定。抗原必须在循环中存留足够的时间以便与抗体结合；免疫复合物的大小取决于抗原抗体比率；抗体结合位点的数目决定免疫复合物的大小和其在肾小球中沉积的方式；含有多价抗原的免疫复合物往往沉积于系膜细胞，而含有低价抗原的免疫复合物多沿着肾小球毛细血管壁沉积。抗原的荷电性会影响抗原与肾小球的结合和原位免疫复合物的形成。阳离子抗原的肾毒性比中性抗原或阴性抗原强。在肾小球病变后如持续存在高水平的循环抗原会减轻肾小球病变。可能是抗原改变了与肾小球结合的免疫复合物的晶格结构，将其转换成小的可溶性免疫复合物，过量抗原也可促进上皮下免疫复合物的清除。抗体的量和亲和性也影响免疫复合物的生理特性。抗原抗体接近等价的大晶格结构的免疫复合物可被单核巨噬细胞系统有效地清除，小的免疫复合物可自由通过肾小球，只有中等大小的免疫复合物才会滞留在肾小球。抗体的亲和性（与抗原结合力）影响免疫复合物的稳定性，并最终影响免疫复合物的大小。以低亲和性的抗体制备的免疫复合物易解离，在肾小球毛细血管壁上重新结合，高亲和性抗体形成稳定的免疫复合物常出现于系膜细胞。

单核巨噬细胞系统在清除循环免疫复合物方面有重要作用。肾炎的发生与单核巨噬细胞系统饱和度有关。灵长类动物可溶性抗原抗体复合物可结合到红细胞 CR1 受体，红细胞可将免疫复合物携带至肝脏清除。这一过程要依赖补体的激活。

（二）诱导肾小球病变的细胞免疫机制

与 B 细胞不同，T 细胞不能直接结合抗原。抗原呈递细胞加工并向 T 辅助细胞呈递抗原。T 细胞受体识别抗原呈递细胞表面的抗原 MHC 分子复合体。T 辅助细胞分化、增殖并分泌多种可溶性细胞因子，T 辅助、B 辅助细胞和巨噬细胞免疫应答，可使活化的 T 细胞发挥直接效应，如 T 细胞杀伤作用和迟发型变态反应。聚集的单核细胞是继而发生的组织损伤的主要效应细胞。致敏的 T 细胞参与了大多数的体液免疫反应。许多观察结果提示人类肾脏微小病变病是淋巴细胞介导的疾病。微小病变蛋白尿的发生可能是由淋巴因子介导的，这些淋巴因子是在肾脏局部产生的，在整体水平上不能测及。

（三）肾小球病变的次级介体

在引起肾小球病变的初级免疫发病机制启动后，一系列次级介体被激活并聚集，导致炎症反应。粒细胞出现于多种肾炎。激活的补体蛋白 C3a、C5a 具有趋化特性，吸引粒细胞在炎症部位聚集。粒细胞也可通过 Fc 受体直接与种植于肾小球基底膜的抗体结合。粒细胞膜表面有相当数量的受体可与内皮细胞和基质分子（可能在炎症过程中暴露）结合。粒细胞合成并在嗜天青颗粒和其他特殊颗粒内储存多种毒性物质，当粒细胞被激活时释放出胞外。其中蛋白水解酶与肾小球病变的发生有关。丝氨酸蛋白酶（弹性蛋白酶、组织蛋白酶）和两种金属蛋白酶（粒细胞的胶原酶、明胶酶）能降解基质蛋白，而肾小球基底膜的降解会导致蛋白尿。许多粒细胞来源的物质可导致肾小球病变。蛋白水解酶可激活其他的血浆蛋白级联反应，如凝血级联反应；粒细胞释放的阳离子蛋白可结合并中和肾小球基底膜的阴离子位点；粒细胞可合成磷脂代谢产物（PG、

TX、LT 和 PAF）和血管活性物质（组胺）以及活性氧代谢产物。

用单克隆抗体结合人类肾脏活检标本发现多种肾小球疾病有单核巨噬细胞参与，尤其是新月体性和感染后性肾炎。尽管多数单核巨噬细胞是从循环中浸润肾小球，但也可为原位增殖而来。理论上，单核巨噬细胞和粒细胞聚集的机制在很大程度上相同，但也有实验证明是通过非补体依赖机制。在迟发型变态反应中单核细胞的浸润是由激活的 T 细胞释放的可溶性的淋巴因子介导。纤维蛋白似乎有单核巨噬细胞趋化因子的特性，尤其对于新月体中的单核细胞。黏附于肾小球内皮细胞是单核巨噬细胞迁移到肾小球病变部位的基本步骤。单核巨噬细胞与粒细胞有相似的膜黏附分子，因此可与内皮细胞和各种细胞外基质成分上的相应受体结合。β1 整合素、黏附因子 VLA－4（表达于单核巨噬细胞，但不表达于粒细胞）可与纤连蛋白和血管细胞黏附因子 1（VCAM－1）结合。单核巨噬细胞在肾小球病变中可能的作用为：①吞噬作用，可协助清除免疫反应物，也能激活其他生物合成反应；②抗原呈递，浸润的单核巨噬细胞多数表达 MHC Ⅱ类抗原并触发肾小球原位的细胞免疫反应；③产生细胞因子，介导肾小球炎症反应；④前凝血质和纤维蛋白溶解（简称纤溶）活性；⑤PAF；⑥基质降解酶：基质降解酶可降解肾小球基底膜；⑦蛋白酶，协助溶解结合于肾小球的免疫复合物；⑧活性氧代谢产物；⑨血管活性物质；⑩阳离子蛋白。

肾小球病变部位血小板聚集的机制尚不明了。血小板释放的一些物质可能会损伤肾小球。生物活性脂包括 PAF 和 TXA2，TXA2 是一种血管收缩剂，可减少肾小球滤过率。血小板源性生长因子可促进系膜增殖和收缩，并且能促进系膜对白细胞的化学吸引，放大炎症反应。血小板因子Ⅳ不仅是白细胞趋化因子，还是一种阳离子蛋白，在狼疮肾炎、膜性肾病、膜增生性肾炎和局灶节段性肾小球硬化中都可发现血小板因子Ⅳ与肾小球毛细血管壁阴离子位点相结合。血小板来源的肝素酶也可破坏肾小球基底膜的阴离子屏障。其他可能引起肾小球病变的血小板活性产物包括：激活补体级联的 C3 和 C5；血管活性胺如组胺和 5－羟色胺，后者有直接肾毒性。PAF 因子有致炎、平滑肌收缩、升高血压的活性。PAF 由血小板、粒细胞、单核细胞、内皮细胞、肾髓质间质细胞和肾小球系膜细胞释放。内毒素、C3、C5、免疫球蛋白 Fc 段、LT、血小板源性生长因子、Ca^{2+}、血管活性肽参与吞噬过程。PAF 可引起血小板聚集、活化和脱颗粒；可趋化和激活白细胞；可激活和收缩系膜细胞产生花生四烯酸代谢产物和活性氧代谢产物；可改变微循环的通透性和紧张性；可激活补体并具有免疫抑制效应。生长因子和细胞因子是多肽分子，可与靶细胞表面的特异受体结合而启动一系列细胞反应。其中有些因子是由肾脏本身的细胞和（或）炎症细胞产生的，以旁分泌的方式作用于临近的细胞或以自分泌的方式作用。近来人们致力于确认各种因子对肾小球细胞的生物学效应。可以预见在 21 世纪，这一领域的研究将为免疫介导的肾小球病变的发病机制提供新的见解。

一些肾小球疾病在肾小球丛中有纤维蛋白的沉积。证明凝血系统在新月体形成中起作用。有人认为持续的纤维蛋白沉积会导致肾脏硬化。形态学研究提示，当最初的病变将肾小球基底膜片段和 Hageman 因子释放入肾小囊时，激活内源性凝血途径产生纤维蛋白即白细胞趋化剂，会导致单核细胞聚集和新月体形成。纤维蛋白降解产物（FDP）对内皮细胞和系膜细胞有毒性效应。Hageman 因子除了其促凝血和纤溶活性，还具有趋化作用、激活白细胞、激活补体、产生血管舒缓素和缓激肽等许多生物学效应，均与肾小球病变有关。事实证明，与免疫性肾小球疾病有关的纤维蛋白多数由外源性凝血途径产生。侵入肾小球的单核细胞是组织因子促凝活性的关键来源。单核细胞协同T细胞产生至少3种不同的促凝因子，免疫复合物、细胞结合抗体、内毒素和植物血凝素可触发单核细胞的促凝活性；单核细胞还释放单核因子（如TNF或IL-1）激活内皮细胞的组织因子活性。纤维蛋白降解率的降低也会促进纤维蛋白相关的肾小球病变。

补体系统有双重作用。它能阻止免疫复合物在组织沉积，也能促进免疫反应。补体通过两种不同的机制引起肾小球病变：①C5a激发白细胞反应；②攻膜复合物（MAC）直接损伤能力。补体激活后产生C4a、C3a、C5a具有趋化活性，可导致粒细胞的聚集和激活。粒细胞也可通过CR1和CR3与激活的补体成分免疫黏附。MAC可直接导致肾小球病变而不需要细胞介导。在人类免疫复合物介导的肾炎（狼疮肾炎、膜性肾病、IgA肾病、链球菌感染性肾炎）患者的肾活检标本上可发现MAC。MAC可破坏细胞膜的完整性，导致Ca^{2+}的内流，扰乱细胞内代谢。MAC的形成最终导致肾小球病变出现蛋白尿。体外实验表明参与经典途径的补体成分可通过干扰免疫复合物的聚集使之被单核巨噬细胞系统吞噬而维持循环免疫复合物的可溶性。补体可通过调理作用促进肝细胞清除免疫复合物。在体外补体替代激活途径可溶解沉淀的免疫复合物。遗传性补体缺乏患者肾炎发生增加。

活性代谢产物包括O_2^-、H_2O_2、OH和HClO。活性氧代谢产物与细胞膜不饱和脂肪酸、DNA的核苷酸以及蛋白质的巯基相互作用。活性氧代谢产物可直接或间接通过激活蛋白酶（胶原酶、明胶酶）抑制溶胶原酶抑制因子使肾小球基底膜易于降解；通过与次氯酸衍生物的相互作用使肾小球结构卤化；介导细胞毒性和系膜细胞溶解；扩张微循环致使肾小球固有细胞代谢活性改变（cAMP增加、花生四烯酸代谢改变、PAF和TNF-α合成）。活性氧代谢产物的间接效应包括白细胞趋化和黏附、免疫复合物交联、改变细胞免疫。

二十碳不饱和脂肪酸是来源于花生四烯酸和其他多不饱和脂肪酸的自体有效物质。PG和TX来源于环加氧酶途径，LT来源于脂加氧酶途径。PGE_2可减少免疫复合物的沉积，可抑制胶原的合成从而减少肾小球硬化；可抑制T、B细胞的功能，抑制巨噬细胞聚集和表达Ⅰa抗原，抑制细胞因子（TNF和IL-1）、溶酶体酶和活性氧代谢产物的释放；可保持肾血流量从而维持肾小球滤过率。系膜细胞是PGE_2最主要的来源。TXA_2可降低肾小球滤过率。LTB_4对白细胞具有趋化作用，可促进其表达补体受体1和释放溶酶体酶及活性氧代谢产物，还可增加其对内皮细胞的黏附。

ET包括一组多肽物质，其对肾功能的影响包括增加肾血管阻力，降低肾小球滤过率、肾血流量和超滤系数，改变钠的运输。在肾小球ET由内皮细胞和系膜细胞产生。肾小球系膜细胞表达ET受体。转化生长因子、凝血酶和TX可刺激系膜细胞产生ET。ET可使系膜细胞收缩、增殖和合成二十碳不饱和脂肪酸、血小板源性生长因子和PAF。几种内皮衍生因子可引起血管舒张。内皮源性舒张因子与含氮的氧化物同义。内皮源性舒张因子可增加系膜细胞的环鸟苷酸（cGMP）水平，抑制有丝分裂，抑制血管紧张素Ⅱ诱导的系膜收缩，抑制血小板的黏附和聚集。

四、临床表现

肾病综合征有 4 个主要特征，即大量蛋白尿、低白蛋白血症、高脂血症和水肿。

(一) 大量蛋白尿

大量蛋白尿是肾病综合征患者最主要的临床表现，也是肾病综合征最基本的病理生理机制。大量蛋白尿是指成人尿蛋白排出量 >3.5 g/d。在正常生理情况下，肾小球滤过膜具有分子屏障及电荷屏障，致使原尿中蛋白含量增多，当远超过近曲小管回吸收量时，形成大量蛋白尿。在此基础上，凡增加肾小球内压力及导致高灌注、高滤过的因素（如高血压、高蛋白饮食或大量输注血浆白蛋白）均可加重尿蛋白的排出。

(二) 低白蛋白血症

低白蛋白血症指血浆白蛋白 <30 g/L。肾病综合征时大量白蛋白从尿中丢失，促进白蛋白肝脏代偿性合成和肾小管分解增加。当肝脏白蛋白合成增加不足以克服丢失和分解时，则出现低白蛋白血症。此外，肾病综合征患者因胃肠道黏膜水肿导致饮食减退及蛋白质摄入不足、吸收不良或丢失，也是加重低白蛋白血症的原因。

除血浆白蛋白减少外，血浆的某些免疫球蛋白［如免疫球蛋白 G（IgG）］和补体成分、抗凝及纤溶因子、金属结合蛋白及内分泌素结合蛋白也可减少，尤其是在大量蛋白尿、肾小球病理损伤严重和非选择性蛋白尿时更为显著。患者易发生感染、高凝状态、微量元素缺乏、内分泌紊乱和免疫功能低下等并发症。

(三) 高脂血症

肾病综合征合并高脂血症的原因目前尚未完全阐明。高胆固醇血症和（或）高甘油三酯血症，血清中 LDL、VLDL 和 LP（α）浓度增加，常与低白蛋白血症并存。高胆固醇血症主要是由于肝脏合成脂蛋白增加，但是在周围循环中分解减少也起部分作用。高甘油三酯血症则主要是分解代谢障碍所致，肝脏合成增加为次要因素。

(四) 水肿

肾病综合征时低白蛋白血症、血浆胶体渗透压下降，使水分从血管腔内进入组织间隙，是造成肾病综合征水肿的基本原因。近年的研究表明，约 50% 患者血容量正常或增加，血浆肾素水平正常或下降，提示某些原发于肾内钠、水潴留因素在肾病综合征水肿发生机制中起一定作用。

五、分类及分型

(一) 按病因分类

按病因可分为原发性、继发性、先天性三类。原发性肾病综合征病因不明，占小儿肾病综合征的 90%。

（二）按病理分型

原发性肾病综合征的病理类型以微小病变型肾病最为常见，占80%～85%；非微小病变型占10%～15%，包括系膜增生性肾炎、局灶节段性肾小球硬化、膜性肾病、膜增生性肾炎等。

（三）按临床分型

①单纯型肾病综合征：占80%以上；②肾炎型肾病综合征：占20%以下。

（四）按糖皮质激素治疗反应分型

①激素敏感型肾病综合征；②激素耐药型肾病综合征；⑧激素依赖型肾病综合征。

六、并发症

肾病综合征的并发症是影响患者长期预后的重要因素，应积极防治。

（一）感染

肾病综合征患者对感染抵抗力下降的原因最主要是：①尿中丢失大量IgG。②B因子（补体的替代途径成分）的缺乏，对细菌免疫调理作用缺陷。③营养不良时，机体非特异性免疫应答能力减弱，造成机体免疫功能受损。④转铁蛋白和锌大量从尿中丢失。转铁蛋白为维持正常淋巴细胞功能所必需，锌离子浓度与胸腺素合成有关。⑤局部因素。胸腔积液、腹水、皮肤高度水肿引起的皮肤破裂和严重水肿使局部体液因子稀释、防御功能减弱，均为肾病综合征患者的易感因素。在抗生素问世以前，细菌感染曾是肾病综合征患者的主要死因之一，严重的感染主要发生在儿童和老人，成年人较少见。临床上常见的感染有：原发性腹膜炎、蜂窝织炎、呼吸道感染和泌尿道感染。一旦感染诊断成立，应立即予以治疗。

（二）高凝状态和静脉血栓形成

肾病综合征存在高凝状态，主要是由于血中凝血因子的改变。包括Ⅸ、Ⅺ因子下降，Ⅴ、Ⅷ、Ⅹ因子及纤维蛋白原、β-血小板球蛋白和血小板水平增加。血小板的黏附和凝集力增强。抗凝血酶Ⅲ和抗纤溶酶活力降低。因此，促凝集和促凝血因子的增高，抗凝集和抗凝血因子的下降及纤溶机制的损害，是肾病综合征产生高凝状态的原因。抗生素、激素和利尿剂的应用为静脉血栓形成的加重因素，激素经凝血蛋白发挥作用，而利尿剂则使血液浓缩，血液黏滞度增加。

（三）急性肾衰竭

急性肾衰竭为肾病综合征最严重的并发症，常需透析治疗。常见的病因有：

1）血流动力学改变：肾病综合征常有低白蛋白血症及血管病变，特别是老年患者多伴肾小动脉硬化，对血容量及血压下降非常敏感，故急性失血、呕吐、腹泻所致体液丢失、外科损伤、腹水、大量利尿及使用抗高血压药物，都能使血压进一步下降，导致肾灌注骤然减少，进而使肾小球滤过率降低，并因急性缺血后肾小管上皮细胞肿胀、变性及坏死，导致急性肾衰竭。

2）肾间质水肿：低白蛋白血症可引起周围组织水肿，同样也会导致肾间质水肿，肾间质水肿压迫肾小管，使近端小管静水压增高，肾小球滤过率下降。

3）药物引起的急性间质性肾炎。

4）双侧肾静脉血栓形成。

5）血管收缩：部分肾病综合征患者在低蛋白血症时见肾素浓度增高，肾素使肾小动脉收缩，肾小球滤过率下降。此种情况在老年人存在血管病变者中多见。

6）浓缩的蛋白管型堵塞远端肾小管：可能参与肾病综合征急性肾衰竭机制之一。

7）肾病综合征常伴有肾小球上皮足突广泛融合，裂隙孔消失，使有效滤过面积明显减少。

8）急进性肾炎。

9）尿路梗阻。

（四）肾小管功能减退

肾病综合征患者肾小管功能减退，以儿童多见。其机制认为是肾小管对滤过蛋白的大量重吸收，使肾小管上皮细胞受到损害。常表现为糖尿、氨基酸尿、高磷酸盐尿、肾小管性失钾和高氯性酸中毒，凡出现多种肾小管功能缺陷者常提示预后不良。

（五）骨和钙代谢异常

肾病综合征时血液循环中的维生素 D 结合蛋白和维生素 D 复合物从尿中丢失，使血中 1，25－二羟维生素 D_3〔1，25－$(OH)_2D_3$〕水平下降，致使肠道钙吸收不良和骨质对 PTH 耐受，因而肾病综合征常表现为低钙血症，有时发生骨质软化和甲状旁腺功能亢进所致的纤维囊性骨炎。肾病综合征进展的肾衰竭所并发的骨营养不良，一般较非肾病所致的尿毒症更为严重。

（六）内分泌及代谢异常

肾病综合征尿中丢失甲状腺结合蛋白（TBG）和皮质类固醇结合蛋白（CBG）。临床上甲状腺功能可正常，但血清 TBG 和 3，5，3′－三碘甲腺原氨酶（T_3）常下降，游离 T_3 和甲状腺素（T_4）、促甲状腺素（TSH）水平正常。由于血中 CBG 和 17－羟皮质醇都降低，游离和结合皮质醇比值可改变，组织对药理剂量的皮质醇反应也不同于正常。由于铜蓝蛋白、转铁蛋白和白蛋白从尿中丢失，肾病综合征常有血清铜、铁和锌浓度下降。锌缺乏可引起阳痿、味觉障碍、伤口难愈合及细胞介导免疫受损等。持续转铁蛋白减少可引起临床上对铁剂治疗有抵抗性的小细胞低色素性贫血。此外，严重低白蛋白血症可导致持续性代谢性碱中毒，血浆蛋白减少 10 g/L，则血浆碳酸氢钠会相应减少 3 mmol/L。

七、辅助检查

（一）生化检查

1. 尿常规

单纯型肾病，尿蛋白定性多为阳性；24 小时定量超过 0.1 g/kg，偶有短暂性少量红细胞。肾炎型肾病除出现不同程度的蛋白尿外，还可见镜下或肉眼血尿。

2. 血生化测定

表现为低白蛋白血症（血清白蛋白 < 30 g/L，婴儿 < 25 g/L），白蛋白与球蛋白比例倒置；血胆固醇显著增高。

3. 肾功能测定

少尿期可有暂时性轻度氮质血症，单纯型肾病肾功能多正常。如果存在不同程度的肾功能不全，出现血肌酐和尿素氮升高，则提示肾炎型肾病。

4. 血清补体测定

有助于区别单纯型肾病与肾炎型肾病，前者血清补体正常，后者则常有不同程度的低补体血症，C3 持续降低。

5. 血清及尿蛋白电泳

通过检测尿中 IgG 成分反映尿蛋白的选择性，同时可鉴别假性大量蛋白尿和轻链蛋白尿，如果尿中 γ 球蛋白与白蛋白的比值小于 0.1，则为选择性蛋白尿（提示为单纯型肾病），大于 0.5 为非选择性蛋白尿，提示为肾炎型肾病。

6. 血清免疫学检查

检测抗核抗体、抗双链 DNA 抗体、抗 Sm 抗体、抗 RNP 抗体、抗组蛋白抗体，HBV 标志物以及类风湿因子、循环免疫复合物等，以区别原发性与继发性肾病综合征。

7. 凝血、纤溶有关蛋白的检测

如血纤维蛋白原及 V、Ⅶ、Ⅷ及 X 因子、抗凝血酶Ⅲ、FDP 等的检测可反映机体的凝血状态，为是否采取抗凝治疗提供依据。

8. 尿酶测定

测定尿溶菌酶、N – 乙酰 – β – 葡萄糖苷酶（NAG）等有助于判断是否同时存在肾小管—间质损害。

（二）其他检查

1. B 超等影像学检查

排除肾脏先天畸形。

2. 经皮肾穿刺活检

对诊断为肾炎型肾病或糖皮质激素治疗效果不好的患者应及时行肾穿刺活检，进一步明确病理类型，以指导治疗方案的制订。

八、诊断与鉴别诊断

（一）诊断

1. 肾病综合征诊断标准
1）尿蛋白大于 3.5 g/d。
2）血浆白蛋白低于 30 g/L。
3）水肿。
4）高脂血症。
其中前两项为诊断所必须。
2. 肾病综合征诊断应包括三个方面
1）确诊肾病综合征。
2）确认病因：首先排除继发性和遗传性疾病，才能确诊为原发性肾病综合征；最好进行肾活检，做出病理诊断。
3）判断有无并发症。

（二）鉴别诊断

1. 过敏性紫癜肾炎
好发于青少年，有典型皮肤紫癜，常于四肢远端对称分布，多于出皮疹后 1～4 周出现血尿和（或）蛋白尿。
2. 系统性红斑狼疮性肾炎
好发于中年女性及青少年，免疫学检查可见多种自身抗体以及多系统的损伤，据此可明确诊断。
3. 乙肝病毒相关性肾炎
多见于儿童及青少年，临床主要表现为蛋白尿或肾病综合征，常见病理类型为膜性肾病。诊断依据：①血清 HBV 抗原阳性；②患肾炎，并且排除继发性肾炎；③肾活检切片找到 HBV 抗原。
4. 糖尿病肾病
好发于中老年，常见于病程 10 年以上的糖尿病患者。早期可发现尿微量白蛋白排出增加，以后逐渐发展成大量蛋白尿、肾病综合征。糖尿病病史及特征性眼底改变有助于鉴别诊断。
5. 肾淀粉样变
好发于中老年，肾淀粉样变是全身多器官受累的一部分。原发性淀粉样变主要累及心、肾、消化道（包括舌）、皮肤和神经；继发性淀粉样变常继发于慢性化脓性感染、结核、恶性肿瘤等疾病，主要累及肾、肝和脾等器官。肾受累时体积增大，常呈肾病综合征。肾淀粉样变常需肾活检确诊。
6. 骨髓瘤性肾病
好发于中老年，男性多见，患者可有多发性骨髓瘤的特征性临床表现，如骨痛、血清单株球蛋白增高、蛋白电泳 M 带及尿本周蛋白阳性，骨髓象显示浆细胞异常增生（占有核细胞的15%以上）并伴有质的改变。多发性骨髓瘤累及肾小球时可出现肾病综合征。上述骨髓瘤特征性表现有利于鉴别诊断。

九、治疗

（一）药物治疗

1. 糖皮质激素治疗

糖皮质激素用于肾脏疾病，主要是其抗炎作用。它能减轻急性炎症时的渗出，稳定溶酶体膜，减少纤维蛋白的沉着，降低毛细血管通透性而减少尿蛋白漏出；此外，尚可抑制慢性炎症中的增生反应，降低成纤维细胞活性，减轻组织修复所致的纤维化。糖皮质激素对肾病综合征的疗效反应在很大程度上取决于其病理类型，一般认为只有微小病变型肾病的疗效最为肯定。

糖皮质激素制剂有短效（半衰期6～12小时）：可的松；中效（12～36小时）：泼尼松、泼尼松龙、甲泼尼龙、氟羟泼尼松龙；长效（48～72小时）：地塞米松（0.75 mg）、倍他米松（0.60 mg）。糖皮质激素可经胃肠道迅速吸收，故片剂为最常用的剂型。首治剂量一般为泼尼松 1 mg/(kg·d)，儿童 1.5～2 mg/(kg·d)。经 8 周治疗后，有效者应维持应用，然后逐渐减量，一般每 1～2 周减原剂量 10%～20%，剂量越少递减的量越少，速度越慢。糖皮质激素的维持量和维持时间因病例不同而异，以不出现临床症状而采用的最小剂量为度，以低于 15 mg/d 为满意。在维持阶段有体重变化、感染、手术和妊娠等情况时应调整糖皮质激素用量。经 8 周以上正规治疗无效病例，需排除影响疗效的因素，如感染、水肿所致的体重增加和肾静脉血栓形成等，应尽可能及时诊断与处理。对口服糖皮质激素治疗反应不良、高度水肿影响胃肠道对糖皮质激素的吸收、全身疾病（如系统性红斑狼疮）引起的严重肾病综合征，病理上有明显的肾间质病变，肾小球弥散性增生，新月体形成和血管纤维素样坏死等改变的患者，可予以静脉糖皮质激素冲击治疗。冲击疗法的剂量为甲泼尼龙 0.5～1 g/d，疗程3～5 天，但根据临床经验，一般选用中小剂量治疗，即泼尼松龙 240～480 mg/d，疗程3～5 天，1 周后改为口服剂量。这样既可减少因大剂量糖皮质激素冲击而引起的感染等不良反应，又可使临床效果不受影响。相应的地塞米松冲击剂量为 30～70 mg/d，但要注意加重水钠潴留和高血压等不良反应。

长期应用糖皮质激素可产生很多不良反应，有时相当严重。糖皮质激素导致的蛋白质高分解状态可加重氮质血症，促使血尿酸增高，诱发痛风和加剧肾功能减退。大剂量应用有时可加剧高血压，促发心力衰竭。糖皮质激素应用时感染症状可不明显，特别容易延误诊断，使感染扩散。糖皮质激素长期应用可加剧肾病综合征的骨病，甚至产生无菌性股骨颈缺血性坏死。

2. 细胞毒药物

糖皮质激素治疗无效，或糖皮质激素依赖型或反复发作型，因不能耐受糖皮质激素的不良反应而难以继续用药的肾病综合征者可以试用细胞毒药物治疗。由于此类药物多有性腺毒性、降低人体抵抗力及诱发肿瘤的危险，因此，在用药指征及疗程上应慎重掌握。如局灶节段性肾炎对细胞毒药物反应很差，故不应选用。目前临床上常用的此类药物中，环磷酰胺（CTX）和苯丁酸氮芥疗效最可靠。CTX 的剂量为 $2\sim3$ mg/(kg·d)，疗程 8 周，当累积总量超过 300 mg/kg 时易发生性腺毒性。苯丁酸氮芥 0.1 mg/(kg·d)，分 3 次口服，疗程 8 周，累积总量在 $7\sim8$ mg/kg 时则易发生毒性反应。对用药后缓解又重新复发者多不主张进行第二次用药，以免中毒。对狼疮性肾炎、膜性肾病引起的肾病综合征，有人主张选用 CTX 冲击治疗，剂量为每次 $12\sim20$ mg/kg，每周 1 次，连用 $5\sim6$ 次，以后按患者的耐受情况延长用药间隙期，总用药剂量可在 $9\sim12$ g。冲击治疗的目的为减少糖皮质激素用量，降低感染并发症并提高疗效，但应根据肾小球滤过功能选择剂量或忌用。

3. 环孢霉素 A

环孢霉素 A（CyA）是一种有效的细胞免疫抑制剂，近年已试用于各种自身免疫性疾病的治疗。目前临床上以微小病变型、膜性肾病和膜增生性肾炎疗效较肯定。与糖皮质激素和细胞毒药物相比，应用 CyA 最大优点是减少蛋白尿及改善低白蛋白血症疗效可靠，不影响生长发育和抑制造血细胞功能。但此药亦有多种不良反应，最严重的不良反应为肾、肝毒性。其肾毒性发生率在 20%～40%，长期应用可导致间质纤维化。个别病例在停药后易复发。故不宜长期用此药治疗肾病综合征，更不宜轻易将此药作为首选药物。CyA 的治疗剂量为 $3\sim5$ mg/(kg·d)，使血药浓度在 $75\sim200$ μg/ml［全血，高效液相层析法（HPLC 法）］，一般在用药后 $2\sim8$ 周起效，但个体差异很大，个别患者需更长时间才有效，见效后应逐渐减量。用药过程中出现血肌酐升高应警惕 CyA 中毒的可能。疗程一般为 $3\sim6$ 个月，复发者再用仍可有效。

（二）对症治疗

1. 低白蛋白血症的治疗

1）饮食疗法：肾病综合征患者通常是负氮平衡，如能摄入高蛋白饮食，则有可能转为正氮平衡。但肾病综合征患者摄入高蛋白会导致尿蛋白增加，加重肾小球损害，而血浆白蛋白水平没有增加。因此，建议每日蛋白摄入量为 1 g/kg，再加上每日尿内丢失的蛋白质量，每摄入 1 g 蛋白质，必须同时摄入非蛋白热量 138 kJ。供给应为优质蛋白，如牛奶、鸡蛋和鱼、肉类。

2）静脉滴注白蛋白：由于静脉输入白蛋白在 $1\sim2$ 天即可经肾脏从尿中丢失，而且费用昂贵。另外大量静脉应用白蛋白有免疫抑制、丙肝、诱发心力衰竭、延迟缓解和增加复发率等不良反应，故在应用静脉白蛋白时应严格掌握适应证：①严重的全身水肿，静脉注射呋塞米不能达到利尿效果的患者，在静脉滴注白蛋白以后，紧接着静脉滴注呋塞米（呋塞米 120 mg，加入葡萄糖液 $100\sim250$ ml 中，缓慢滴注 1 小时），常可使原先对呋塞米无效者仍能获得良好的利尿效果；②使用呋塞米利尿后，出现血浆容量不足的临床表现者；③因肾间质水肿引起急性肾衰竭者。

2. 水肿的治疗

1）限制钠摄入：水肿本身提示体内钠过多，所以肾病综合征患者限制食盐摄入有重要意义。正常人每日食盐的摄入量为 10 g，但由于限钠后患者常因饮食无味而缺乏食欲，影响了蛋白质和热量的摄入。因此，限钠饮食应以患者能耐受，不影响其食欲为度，低盐（<3 g/d）饮食为主。慢性患者由于长期限钠饮食，可导致细胞内缺钠，应引起注意。

2）利尿剂的应用：按不同的作用部位，利尿剂可分为以下几种

（1）袢利尿剂：主要作用机制是抑制髓袢升支对氯和钠的重吸收，如呋塞米和布美他尼（丁脲胺）为最强有力的利尿剂。剂量为呋塞米 20~120 mg/d，丁脲胺 1~5 mg/d。

（2）噻嗪类利尿剂：主要作用于髓袢升支厚壁段（皮质部）及远曲小管前段，通过抑制钠和氯的重吸收，增加钾的排泄而达到利尿效果。氢氯噻嗪的常用剂量为 75~100 mg/d。

（3）排钠潴钾利尿剂：主要作用于远端小管和集合管，为醛固酮拮抗剂。螺内酯常用剂量为 60~120 mg/d，单独使用此类药物效果较差，故常与排钾利尿剂合用。

（4）渗透性利尿剂：可经肾小球自由滤过而不被肾小管重吸收，从而增加肾小管的渗透浓度，阻止近端小管和远端小管对水钠的重吸收，以达到利尿效果。低分子右旋糖酐的常用剂量为 500 ml 每天或隔天 1 次，甘露醇 250 ml/d，注意肾功能损害者慎用。

肾病综合征患者的利尿剂首选呋塞米，但剂量个体差异很大，静脉用药效果较好。方法：将 100 mg 呋塞米加入 100 ml 葡萄糖液或 100 ml 甘露醇中，缓慢静脉滴注 1 小时；呋塞米为排钾利尿剂，故常与螺内酯合用。呋塞米长期应用（7~10 天）后，利尿作用减弱，有时需加剂量，最好改为间隙用药，即停药 3 天后再用。建议对严重水肿者选择不同作用部位的利尿剂联合交替使用。

3. 高凝状态的治疗

肾病综合征患者由于凝血因子改变处于血液高凝状态，尤其当血浆白蛋白低于 25 g/L 时，即有静脉血栓形成可能。目前临床常用的抗凝药物有：

1）肝素：主要通过激活抗凝血酶Ⅲ活性。常用剂量为 50~75 mg/d 静脉滴注，使抗凝血酶Ⅲ活力单位在 90% 以上。有文献报道肝素可减少肾病综合征的蛋白尿和改善肾功能，但其作用机制不清楚。值得注意的是肝素可引起血小板聚集。目前尚有小分子量肝素皮下注射，每天 1 次。

2）尿激酶（UK）：直接激活纤溶酶原，导致纤溶。常用剂量为 2 万~8 万 U/d，使用时从小剂量开始，并可与肝素同时静脉滴注。监测优球蛋白溶解时间，使其在 90~120 分钟。UK 的主要不良反应为过敏和出血。

3）华法林：抑制肝细胞内维生素 K 依赖因子Ⅱ、Ⅶ、Ⅸ、Ⅹ因子的合成，常用剂量为 2.5 mg/d，口服，监测凝血酶原时间，使其在正常人的 50%~70%。

4）双嘧达莫：为血小板拮抗剂，常用剂量为 100~200 mg/d。一般高凝状态的静脉抗凝时间为 2~8 周，以后改为华法林或双嘧达莫口服。

有静脉血栓形成者：①手术移去血栓；②介入溶栓，经介入放射在肾动脉端一次性注入 UK 24 万 U 来溶解肾静脉血栓，此方法可重复应用；③全身静脉抗凝，即肝素加 UK，疗程 2~3 个月；④口服华法林至肾病综合征缓解以防血栓再形成。

4. 高脂血症的治疗

肾病综合征患者，尤其是多次复发者，其高脂血症持续时间很长，即使肾病综合征缓解后，高脂血症仍持续存在。近年来认识到高脂血症对肾脏疾病进展的影响，而一些治疗肾病综合征的药物如糖皮质激素及利尿剂，均可加重高脂血症，故目前多主张对肾病综合征的高脂血症使用降脂药物。可选用的降脂药物有：

1）纤维酸类药物：非诺贝特每日 3 次，每次 100 mg，吉非贝齐每日 2 次，每次 300~600 mg，其降血甘油三酯作用强于降胆固醇。此药偶有胃肠道不适和血清转氨酶升高。

2）β–羟–β–甲戊二酸单酰辅酶 A（HMG–CoA）还原酶抑制剂：洛伐他汀，20 mg，每日 2 次；辛伐他汀，5 mg，每日 2 次。此类药物主要使细胞内胆固醇下降，降低血浆 LDL–C 浓度，减少肝细胞产生 VLDL 及 LDL。

3）血管紧张素转换酶抑制剂：主要作用有降低血浆中胆固醇及甘油三酯浓度；使血浆中 HDL 升高，而且其主要的载脂蛋白 ApoA–Ⅰ 和 ApoA–Ⅱ 也升高，可以加速清除周围组织中的胆固醇，减少 LDL 对动脉内膜的浸润，保护动脉管壁。此外，血管紧张素转换酶抑制剂尚可有不同程度降低蛋白尿的作用。

5. 急性肾衰竭治疗

肾病综合征合并急性肾衰时因病因不同而治疗方法各异。对于因血流动力学因素所致者，主要治疗原则包括：合理使用利尿剂、糖皮质激素、纠正低血容量和透析疗法。血液透析不仅控制氮质血症、维持电解质、酸碱平衡，且可较快清除体内水分潴留。因肾间质水肿所致的急性肾衰竭经上述处理后，肾功能恢复较快。使用利尿剂时需注意：

1）适时使用利尿剂：肾病综合征伴急性肾衰竭有严重低白蛋白血症者，在未补充血浆蛋白就使用大剂量利尿剂时，会加重低白蛋白血症和低血容量，肾衰竭更趋恶化。故应在补充血浆白蛋白后（每日静脉用 10~50 g 人血白蛋白）再予以利尿剂。但一次过量补充血浆白蛋白又未及时用利尿剂时，又可能导致肺水肿。

2）适当使用利尿剂：由于肾病综合征患者有相对性血容量不足和低血压倾向，此时用利尿剂应以每日尿量 2 000~2 500 ml 或体重每日下降在 1 kg 左右为宜。

3）伴血浆肾素水平增高的患者，使用利尿剂血容量下降后使血浆肾素水平更高，利尿治疗不但无效反而加重病情。此类患者只有纠正低白蛋白血症和低血容量后再用利尿剂才有利于肾功能恢复。

肾病综合征合并急性肾衰竭一般均为可逆性，大多数患者在治疗后，随着尿量增加，肾功能逐渐恢复。少数患者在病程中多次发生急性肾衰竭也均可恢复。预后与急性肾衰竭的病因有关，一般来说急进性肾炎、肾静脉血栓形成预后较差，而单纯型肾病综合征相关者预后较好。

（三）营养治疗

1. 热量

充足的热量可提高蛋白质的利用率，氮热比 = 1∶200 适宜，热量供应按 35 kcal*/(kg·d)给予。

2. 蛋白质

因蛋白质大量丢失，传统的营养治疗主张高蛋白膳食［1.5～2.0 g/（kg·d）］。但临床实践证明，当热量供给 35 kcal/d，蛋白质供给 0.8～1.0 g/(kg·d) 时，白蛋白的合成率接近正常，蛋白质的分解下降，低白蛋白血症得到改善，血脂降低，可达到正氮平衡。如热量供给不变，蛋白质供给 >1.2 g/(kg·d)，蛋白质合成率下降，白蛋白分解更增加，低白蛋白血症未得到纠正，尿蛋白反而增加。这是因为高蛋白饮食可引起肾小球高滤过，促进肾小球硬化。高蛋白饮食可激活肾组织内肾素—血管紧张素系统，使血压升高，血脂升高，肾功能进一步恶化。所以，肾病综合征患者蛋白质适宜的供给量在热量供给充足的条件下，应是 0.8～1.0 g/(kg·d)。采用极低蛋白膳食应同时加用 10～20 g/d 必需氨基酸。也有建议如采用正常蛋白膳食［1.0 g/(kg·d)］，可加用血管紧张素转换酶抑制剂，可减少尿蛋白，也可提高血清白蛋白。

3. 碳水化合物

应占总热量的60%。

4. 脂肪

高血脂和低白蛋白血症并存，应首先纠正低白蛋白血症；脂肪应占总能量≤30%，限制胆固醇和饱和脂肪酸摄入量，增加不饱和脂肪酸和单不饱和脂肪酸摄入量。

5. 水

明显水肿者，应限制进水量。进水量 = 前一日尿量加 500～800 ml。

6. 钠

一般控制在 3 g/d 以下，水肿明显者应根据血总蛋白量和血钠水平进行调整。

7. 钾

根据血钾水平及时补充钾制剂和富钾食物。

8. 维生素

适量选择富含维生素 C、维生素 B 类的食物。

9. 膳食纤维

增加膳食纤维，能辅助降低血氨，减轻酸中毒。

（四）中医治疗

由于某些肾病综合征对免疫抑制剂治疗反应不佳，持续地从尿中丢失大量蛋白。对于这些患者除对症治疗外，可试用中医治疗。

---

* 1 kcal = 4.18 kJ。

1. 辨证论治

肾病综合征按中医理论，在水肿期，主要表现为脾肾两虚与水津积聚于组织间质，呈本虚而标实的表现，因而治疗宜攻补兼施，即在温肾健脾的基础上利尿消肿。

1）脾肾阳虚

浮肿，腰以下为甚，食欲减退，乏力，形寒肢冷，腰酸膝软，面色㿠白或萎黄。舌淡胖有齿痕、苔白，脉沉细。

治法：温阳利水。

方药：真武汤加减。

淡附片 5 g（先入），白术、白芍各 9 g，茯苓皮、猪苓各 15 g，福泽泻、陈葫芦、车前子各 30 g，仙茅、巴戟各 10 g（包），黑白丑各 6 g。

2）脾肾气虚

面色萎黄，尿量略增，浮肿减轻，神疲，食欲缺乏。舌淡苔薄，脉软。

治法：益气健脾。

方药：防己黄芪汤合参苓白术散。

黄芪 30 g，防己 5 g，党参、薏苡仁各 15 g，白术、山药、猪茯苓、白莲须各 10 g，芡实 12 g，姜半夏 6 g。

3）瘀水交阻

面色黧黑，唇舌有瘀点，浮肿，血尿。舌质紫暗，脉弦或软。

治法：先予活血化瘀利水，后以补益脾肾佐以活血。

方药：四物汤合五苓汤，补阳还五汤及左归丸加减。

归尾 10 g，赤芍、川芎各 9 g，丹参、猪苓、茯苓、泽泻各 15 g，益母草、茅根各 30 g。亦可选用黄芪 30 g，当归、山药、山萸肉、枸杞、牛膝、龟板胶、鹿角胶各 10 g，川芎 9 g，红花 6 g，生地黄、菟丝子各 15 g。

4）阴虚湿热

面红赤，满月脸，心烦热，盗汗，面部赤疖丛生。舌苔黄腻，质红，脉细数。

治法：滋阴清热利湿。

方药：知柏地黄丸合龙胆泻肝汤加减。

知柏、龙胆草各 9 g，生地黄、熟地黄、泽泻各 10 g，丹皮、柴胡各 6 g，龟板 15 g（先入），莲子芯 3 g，薏苡仁 12 g，车前子 15 g（包），甘草 4.5 g。

2. 中成药治疗

1）杞菊地黄口服液：具有滋肾养肝的功效。适用于肾阴不足，阴虚阳亢者。每次 10 ml，1 日 2 次。

2）补肾丸：具有锁阳固精，滋阴补肾的功效。适用于肾阴不足，阴虚阳亢者。每次 1 丸，每日 2 次，空腹盐水送服。

3）左归丸：具有滋肾补阴的功效。适用于本病属真阴不足者。3～6 岁服 3 g，6～9 岁服 6 g，9～12 岁服 9 g，1 日 2 次。

4）右归丸：具有温补肾阳的功效。适用于本病属肾阳不足者。3～6 岁服 4.5 g，6～9 岁服 9 g，9～12 岁服 9～18 g。1 日 2 次。

5）龟鹿二胶丸：具有温补肾阳的功效，适用于肾病综合征属肾阳不足者。3～6岁服3 g，6～9岁服6 g，9～12岁服9 g，1日2次。

6）雷公藤总苷片：具有解毒化瘀的功效。适用于肾病综合征各型。每日1.6 mg/kg，分3次口服。

十、护理措施

（一）一般护理

1）提供舒适的环境，让患者安静休息，每日通风2次，每次15～30分，室内每周紫外线消毒1次。

2）防止感染，防感冒，注意口腔、饮食卫生。

3）穿宽松全棉内衣、舒适松口软布鞋，做好皮肤清洁护理。

4）避免损伤。

5）按医嘱正确使用扩容剂、抗凝剂、利尿剂、白蛋白等，观察疗效及不良反应。

6）静脉补液时应控制输液速度和剂量。尽量避免肌内或皮下注射。

7）定期监测血电解质、血白蛋白的情况，准确记录24小时出入量，监测体重。

8）给予高热量、高蛋白、高维生素饮食，限制水、钠、钾的摄入量（尿少时应限制钾的摄入量）。

9）严重水肿、体腔积液者应卧床休息，水肿消失、一般情况好转可起床活动。

10）密切观察体温、脉搏、血压变化，有恶心、头晕、腰痛、肢体麻木和疼痛、少尿或无尿等病情变化，及时通知医生处理。

（二）饮食调护

1. 钠盐摄入

水肿时应进低盐饮食，以免加重水肿，一般以每日不超过3 g为宜，禁用腌制食品，少用味精及食盐，水肿消退、血浆蛋白接近正常时，可恢复普通饮食。

2. 蛋白质摄入

现多主张优质蛋白饮食，每天每千克体重给予0.8～1.0 g。

3. 脂肪摄入

肾病综合征患者常有高脂血症，此可引起动脉硬化及肾小球损伤、硬化等，因此应限制动物内脏、肥肉、某些海产品等富含胆固醇及脂肪的食物摄入。

4. 微量元素的补充

由于肾病综合征患者肾小球基底膜的通透性增加，尿中除丢失大量蛋白质外，还同时丢失与蛋白质结合的某些微量元素及激素，致使人体钙、镁、锌、铁等元素缺乏，应给予适当补充。一般可进食含维生素及微量元素丰富的蔬菜、水果、杂粮、海产品等予以补充。

十一、防控

本病发病和预后与多种因素有关，预防要从自身健康着手，注意合理饮食，增强体质，提高免疫力，避免接触有毒物质、有害药物及化学物品，以减少其对机体的损害，并应积极预防感染和各种疾病发生。影响肾病综合征患者疗效和长期预后的重要因素是肾病综合征的并发症，应积极预防和治疗。

肾病综合征患者常伴有胃肠道黏膜水肿及腹水，影响消化吸收。宜进易消化、清淡、半流质饮食。肾病综合征时尿蛋白大量丢失，体内处于低蛋白状态，传统观念主张高蛋白饮食 [1.5~2.0 g/(kg·d)]，企图缓解低白蛋白血症及随之引起的一系列并发症。但动物实验及人类肾脏病观察均证实：高蛋白饮食，虽然肝脏合成白蛋白增加，但尿蛋白排出量也增加，并无助于纠正低白蛋白血症，反使肾小球毛细血管高灌注、高压力及高滤过，加速肾小球非炎性硬化。限制蛋白质摄入量可减缓慢性肾功能损害的发展。故目前主张优质蛋白饮食，每天每千克体重 0.8~1.0 g。肾病综合征患者几乎都有高脂血症，限制动物脂肪摄入，饮食中供给丰富的多不饱和脂肪酸（如鱼油）及植物油（豆油、菜籽油、香油）。高度水肿者限制钠盐摄入，每天摄入量小于 3 g，适当补充微量元素。

十二、预后

肾病综合征患者预后个体差异很大。决定预后的主要因素包括：

（一）病理类型

一般说来，微小病变型肾病和轻度膜性肾病的预后好。微小病变型肾病部分患者可自行缓解，治疗缓解率高，但缓解后易复发。早期膜性肾病仍有较高的治疗缓解率，晚期虽难以达到治疗缓解，但病情多数进展缓慢，发生肾衰竭较晚。膜性肾病及重度膜性肾病疗效不佳，预后差，较快进入慢性肾衰竭。影响局灶节段性肾小球硬化预后的最主要因素是尿蛋白程度和对治疗的反应，自然病程中非肾病综合征患者 10 年肾存活率为 90%，肾病综合征患者为 50%；而肾病综合征对糖皮质激素治疗缓解者 10 年肾存活率在 90% 以上，无效者仅为 40%。

（二）临床因素

大量蛋白尿、高血压和高血脂均可促进肾小球硬化，上述因素如长期得不到控制，则成为预后不良的重要因素。

（三）其他

存在反复感染、血栓栓塞并发症者常影响预后。

（邵长凤）

第三节　肾结石

肾结石指发生于肾盏、肾盂及肾盂与输尿管连接部的结石。主要临床表现为发热、腰部疼痛、血尿和肾积水等。

肾结石虽然是一种良性疾病，但有时候可能堵塞尿路，阻碍尿液排出，造成疼痛、肾积水，严重的可能造成尿毒症甚至发生肿瘤。肾结石的特点是：病因复杂、成分多样、症状不特异、治疗方法多且具有很强的专业性。尤其是治疗时要根据结石的不同情况制订不同的策略，选择最佳的方法。因此，得了肾结石后，需要到正规的医院进行诊治。已知的肾结石成分有数十种。

临床上通常把结石分为四大类：含钙结石、感染性结石、尿酸结石和胱氨酸结石。80%左右的肾结石为含钙结石，其中主要为草酸钙、磷酸钙。感染性结石约占10%，主要成分为磷酸镁铵。尿酸结石约占10%，近年来尿酸结石的发生率有逐步升高趋势。胱氨酸结石只占全部结石的1%左右。此外还有一部分药物性结石、基质结石等。临床上，大部分结石含有不止一种成分。

本病属中医"淋证""石淋""砂淋""腰痛""血淋"等范畴。中医认为淋证是指小便频数短涩，滴沥刺痛，欲出不尽，小腹拘急，或痛引腰腹的病证。《金匮要略·消渴小便不利淋病脉证并治》中："淋之为病，小便如粟状，小腹弦急，痛引脐中"的描述类似于石淋。《诸病源候论·诸淋病候》说："石淋者，淋而出石也，肾主水，水结则化为石，故肾客砂石。肾虚为热所乘，热则成淋。其病之状，小便则茎里痛，尿不能卒出，痛引少腹，膀胱里急，砂石从小便道出，甚者塞痛，令闷绝。"

一、流行病学

（一）流行趋势

肾结石的发病率与种族有关，有色人种比白色人种患肾结石的少；山区、沙漠、热带和亚热带地域肾结石发病率较高，这主要与饮食习惯、温度、湿度等环境因素有关。在我国南方，以肾结石为最常见的疾病，而在北方只占10%～15%；职业与肾结石的发病相关，如高温作业的人、飞行员、海员、外科医生、办公室工作人员等发病率较高，空军中飞行员肾结石的患病率是地勤人员的3.5～9.4倍。本病青壮年是高发人群，发病的高峰年龄是20～50岁，也就是好发于正值壮年的劳动力人群，其中男性是女性的2～3倍，儿童的肾结石发病率很低。

（二）高危人群

1. 盲目补钙的人群

补钙不当引起的各类结石日渐增多，这主要与人们盲目补钙有关。在临床中发现不少补钙的人患有结石病，而这些自述有缺钙症状的人检查后却意外发现，他们血钙比正常人要高得多。原因是这些人因肝、肾、胆等脏器的代谢功能失调或性激素水平下降导致的"假缺钙"。结果越补钙，结石病症状就越重。

2. 不爱喝水的人群

尿路结石的形成与饮食、饮水的质与量有关。当地水质偏硬，而喝水又特"吝啬"的人，易患肾结石。喝水少的人容易造成体内尿液浓缩，各种无机盐易沉淀形成结石；喝水少同时也会造成体内垃圾物质堆存，易引发肾结石。

3. 喜甜食，饮食偏荤的人群

高蛋白饮食会使肾脏和尿中的钙、草酸、尿酸的成分普遍增高；高嘌呤和脂肪类食物在体内的最终代谢产物——尿酸，可促使尿液中草酸盐沉淀；高糖饮食会增加尿液中草酸盐和钙的浓度，为结石的形成创造了条件。

4. 不爱运动的人群

现在多数上班族都是一坐就一整天，上下班基本也都是坐车。专家提示，这种久坐不动、车来车去的生活方式也是肾结石高发的原因之一。缺少运动会加速人体钙质的流失，另一方面缺少运动使结石比较难于排出体外，这两个方面都会促进肾结石的形成。

5. 多汗的人群

进入夏天，肾结石患者开始增多。这是由于出汗过多造成的。人体汗液蒸发过多使尿液浓度增高，尿垢沉积后就容易形成结石。肾结石患者一般会出现腰腹剧痛、呕吐、恶心等症状，预防办法很简单，就是要多喝水。

6. 久卧病床的老人

老人骨折后久卧病床，容易使血钙增高，进一步造成尿钙增多而形成肾结石。建议卧床老人经常坐立、翻身，并注意进食低盐、低钙、低草酸的食品，多饮水。

7. 高血压患者

研究表明，高血压患者患肾结石的危险性比正常血压者高出 1 倍。高血压患者 24 小时的尿钙排出量较血压正常者明显增多，而尿钙增加是发生肾结石的原因之一。因此，建议高血压患者每年检查 1~2 次泌尿系统，以便对肾结石做到早发现、早防治。

8. 孕妇

妊娠时子宫被撑大，压迫输尿管易造成输尿管蠕动减慢、淤滞或不畅通，可能诱发肾结石。另外，一些孕妇在妊娠期因内分泌变化，也较容易产生结石。

二、病因

（一）尿液中晶体物质的排泄量增高

1. 高钙尿

正常人每天摄入 25 mmol 钙和 100 mmol 钠时，每天尿钙排泄量 <7.5 mmol；每天摄入 10 mmol 时，尿钙排泄量 <5 mmol。持续高钙尿是肾结石患者最常见的独立异常因素，所引起的结石多为草酸钙结石，纠正高钙尿能有效防止肾结石复发。因此，高钙尿在肾结石发病中起非常重要的作用。

2. 高草酸尿

正常人每天尿草酸排泄量为 15~60 mg。草酸是除钙以外肾结石的第二重要组成成分，但大多数草酸钙肾结石患者并没有草酸代谢异常。高草酸尿多见于肠道草酸吸收异常，或称肠源性高草酸尿，占肾结石患者的 2%。正常人肠腔内钙与草酸结合可阻止草酸吸收，回肠切除、空肠回肠旁路术后、感染性小肠疾病、慢性胰腺和胆道疾病时由于脂肪吸收减少，肠腔内脂肪与钙结合，因而没有足够的钙与草酸结合，导致结肠吸收草酸增多；而未吸收的脂肪酸和胆盐本身还可损害结肠黏膜，导致结肠吸收草酸增多。另外，在吸收性高钙尿时，由于肠吸收钙增多，也可引起草酸吸收增多。高草酸尿偶见于草酸摄入过多、维生素 B 缺乏、维生素 C 摄入过多和原发性高草酸尿。后者分 I 型和 II 型，I 型是由于肝脏内的丙氨酸乙醛酸转氨酶（AGT）有缺陷引起的；II 型则是肝脏 D - 甘油酸脱氢酶和乙醛酸还原酶不足导致尿草酸和甘油酸排泄增多。任何原因引起的高草酸尿均可致肾小管及间质损害，导致肾结石。

3. 高尿酸尿

正常人一般每天尿酸排泄量为 4.5 mmol。高尿酸尿是 10%~20% 草酸钙结石患者的唯一生化异常，有人称之为高尿酸性草酸钙结石，并作为一个独立的肾结石类型。另外，40% 高尿酸尿患者同时存在高钙尿症和低枸橼酸尿症。高尿酸尿症的病因有原发性及骨髓增生性疾病、恶性肿瘤（尤其是化疗后）、糖原累积症和莱施—奈恩（Lesch - Nyhan）综合征。慢性腹泻如溃疡性结肠炎、局灶性肠炎和空回肠旁路术后等因素，一方面肠道碱丢失引起尿 pH 值下降，另一方面使尿量减少，从而促使尿酸结石形成。

4. 高胱氨酸尿

高胱氨酸尿系近端小管和空肠对胱氨酸、赖氨酸等转运障碍所致的遗传性疾病。由于肾小管转运障碍，大量胱氨酸从尿中排泄。尿中胱氨酸饱和度与 pH 值有关，当尿 pH 值为 5 时，饱和度为 300 mg/L；尿 pH 值 7.5 时，饱和度为 500 mg/L。

5. 黄嘌呤尿

黄嘌呤尿是一种罕见的代谢性疾病，因缺乏黄嘌呤氧化酶，次黄嘌呤向黄嘌呤及黄嘌呤向尿酸的转化受阻，导致尿黄嘌呤升高（>13 mmol/24 h），而尿中尿酸减少。在应用别嘌醇治疗时，因黄嘌呤氧化酶活性受抑制而尿中黄嘌呤增高，但在没有机体原有黄嘌呤代谢障碍基础的情况下，一般不致发生黄嘌呤结石。

（二）尿液中其他成分对结石形成的影响

1. 尿 pH 值

尿 pH 值改变对肾结石的形成有重要影响。尿 pH 值降低有利于尿酸结石和胱氨酸结石形成；而 pH 值升高有利于磷酸钙结石和磷酸镁铵结石形成。

2. 尿量

尿量过少则尿中晶体物质浓度升高，有利于形成过饱和状态。约见于 26% 肾结石患者，且有 10% 患者除每日尿量少于 1 L 外无任何其他异常。

3. 镁离子

镁离子能抑制肠道草酸的吸收以及抑制草酸钙和磷酸钙在尿中形成结晶。

4. 枸橼酸

能显著增加草酸钙的溶解度。枸橼酸与 Ca^{2+} 结合而降低尿中钙盐的饱和度，抑制钙盐发生结晶。尿中枸橼酸减少，有利于含钙结石尤其是草酸钙结石形成。低枸橼酸尿见于任何酸化状态，如肾小管酸中毒、慢性腹泻、胃切除术后，噻嗪类利尿剂引起低钾血症（细胞内酸中毒）、摄入过多动物蛋白以及尿路感染（细菌分解枸橼酸）。另有一些低枸橼酸尿病因不清楚。低枸橼酸尿可作为肾结石患者的唯一生化异常（10%）或与其他异常同时存在（50%）。

（三）尿路感染

持续或反复尿路感染可引起感染性结石。含尿素分解酶的细菌如变形杆菌、某些克雷伯菌、沙雷菌、产气肠杆菌和大肠杆菌能分解尿中尿素生成氨，使尿 pH 值升高，促使磷酸镁铵和碳酸磷石处于过饱和状态。另外，感染时的脓块和坏死组织等也促使结晶聚集在其表面形成结石。在一些肾脏结构异常的疾病，如异位肾、多囊肾、马蹄肾等，可由于反复感染及尿流不畅而发生肾结石。感染尚可作为其他类型肾结石的并发症，而且互为因果。

（四）饮食与药物

饮用硬化水，营养不良、缺乏维生素 A 可造成尿路上皮脱落，形成结石核心；某些药物，如氨苯蝶啶和乙酰唑胺也可造成结石。另外，约 5% 肾结石患者不存在任何生化异常，其结石成因不清楚。

中医认为，淋证的病因，《金匮要略·五脏风寒积聚病脉证并治》认为是"热在下焦"。《丹溪心法·淋》篇亦指出："淋有五，皆属乎热。"《诸病源候论·诸淋病候》进一步提出："诸淋者，由肾虚而膀胱热故也。"

膀胱湿热，多食辛热肥甘之口，或嗜酒太过，酿成湿热，下注膀胱；或下阴不洁，秽浊之邪侵入膀胱，酿成湿热，发而为淋。若小便灼热刺痛者为热淋。若湿热蕴法，尿液受其煎熬，日积月累，尿中杂质结为砂石，则为石淋。若热盛伤络，迫血妄行，或砂石形成刺伤血络，均可出现小便涩痛有血，则为血淋。

脾肾亏虚：年老体弱，久病体虚，以及劳累过度，房事不节，均可导致脾肾亏虚。

脾虚则中气下陷。肾虚则下元不固，因而水津不布，反结为石而成石淋。

肝气郁滞：恼怒伤肝，气滞不宣，气郁化火，煎熬水湿为石而成石淋。

三、发病机制

本病的发病机制有以下几种：

（一）肾钙斑学说

有学者曾多次报道在肾乳头发现钙化斑块，在 1 154 个受检肾脏中占 19.6%，65 例结石在钙化斑上生长，因此推测钙化斑是结石发生的基础，从目前认识看，肾内钙化和微结石的成因可以是异位钙化，也可以是肾组织受各种因素作用导致坏死而钙化的原因，不论异位钙化还是肾损害，都与结石形成密切相关，但有这种病理损害者不一定都形成结石，而结石形成也并非必须以钙化灶为基础。

（二）尿过饱和结晶学说

该学说认为，结石是在尿液析出结晶成分基础上形成的，有人单用过饱和溶液进行试验，其中不附加任何基质类物质，或用纤维薄膜除去尿中大分子物质也能形成人造结石，说明过饱和溶液可能为结石形成的机制之一。

（三）抑制因素缺乏学说

尿中抑制因素的概念最早来源于胶体化学，目前学者们对草酸钙、磷酸钙两种体系以及对同质成核、异质成核、生长、聚集各环节起抑制作用的低分子和大分子物质都做了比较系统的研究，尿抑制物活性测定的可重复性和可比性均明显提高，在此基础上有人还研究了人工合成抑制结石形成的药物。

（四）游离颗粒和固定颗粒学说

游离颗粒学说的看法之一是尿中结石成分饱和度提高，析出晶体后继续长大成为结石，游离颗粒在流经肾小管时不可能长大到足以阻塞集合管的程度，因此，必须有固定的颗粒才能长大成石，晶体在一定条件下可以大量聚集生长，也可以迅速聚集变为大的团块，借助黏蛋白黏附在细胞壁上，此外，肾小管损害也有利于晶体附着，颗粒在尿路中滞留是结石长大的重要因素。

（五）取向附生学说

大部分结石为混合性的，草酸钙结石常含羟基磷灰石（或以此为核心），草酸钙结石以尿酸为核心的也不少见，另外在临床上不少草酸钙结石的患者尿中尿酸也升高，用别嘌醇治疗可减少结石复发，取向附生学说认为，结石的各种晶体面的晶格排列相互间常有明显相似之处，两种晶体面如有较高的吻合性即可取向附生，取向附生的结果是在体外比较简单的液体实验中取得的，在复杂的尿液中，这种机制的重要性尚待证实。

（六）免疫抑制学说

该学说认为，结石的形成存在免疫和免疫抑制问题，感染或环境因素的作用可缩短或延长结石形成的潜伏期，一旦免疫系统受到激惹，淋巴细胞即产生抗体，由 α 球蛋白转运并侵犯肾脏上皮细胞引起肾结石，这种学说亦有待证实。

（七）多因素学说

尿中存在各种分子和离子，它们相互吸引或相互排斥，由于尿液中的理化环境极为复杂，企图用一种学说或一种简单现象来说明结石的形成原理是困难的，至今，许多基础和临床的研究结果都更支持多因素学说，目前对结石形成的综合性研究已日趋深入，有人提出，结石形成的 6 个危险因素是：①尿 pH 值降低或升高均可能导致结石形成；②尿草酸增高；③尿钙增高；④尿中尿酸增加；⑤尿中促进结石形成的物质增加，包括尿结晶增多、TH 蛋白、细胞分解产物、磷脂、细胞及其碎片等；⑥尿中抑制结石形成物质减少，包括焦磷酸盐、枸橼酸、镁离子、二磷酸盐等，最近，巨噬细胞和细胞生长因子在结石形成中的作用也受到关注。

四、临床表现

肾结石的临床表现多样。

（一）无症状

多为肾盏结石，体格检查行 B 超检查时发现，尿液检查阴性或有少量红、白细胞。

（二）腰部钝痛

多为肾盂较大结石，如铸形结石，剧烈运动后可有血尿。

（三）肾绞痛

常为较小结石，有镜下或肉眼血尿，肾区叩痛明显，疼痛发作时患者面色苍白、全身冷汗、脉搏快速微弱甚至血压下降，常伴有恶心、呕吐及腹胀等胃肠道症状。

（四）排石史

在疼痛和血尿发作时，可有沙粒或小结石随尿排出，结石通过尿道时有尿流堵塞并感尿道内刺痛，结石排出后尿流立即恢复通畅，患者顿感轻松舒适。

（五）感染症状

并发感染时可出现脓尿，急性发作时可有畏寒、发热、腰痛、尿频、尿急、尿痛症状。

（六）肾功能不全

一侧肾结石引起梗阻，可引起该侧肾积水和进行性肾功能减退；双侧肾结石或孤立肾结石引起梗阻，可发展为尿毒症。

（七）尿闭

双侧肾结石引起两侧尿路梗阻，孤立肾或唯一有功能的肾出现结石梗阻可发生尿闭，一侧肾结石梗阻，对侧可发生反射性尿闭。

（八）腰部包块

结石梗阻引起严重肾积水时，可在腰部或上腹部扪及包块。

五、分型

（一）根据结石成分的不同分

根据结石成分的不同分肾结石可分草酸钙结石、磷酸钙结石、尿酸（尿酸盐）结石、磷酸镁铵结石、胱氨酸结石及嘌呤结石6类。

（二）依据结石的部位分

依据结石的部位分上尿路结石、下尿路结石。

六、并发症

（一）泌尿系梗阻

肾结石致泌尿系管腔内堵塞可造成梗阻部位以上的积水，结石性梗阻常为不完全性梗阻，有的结石表面有小沟，尿液可沿小沟通过；有时结石虽较大，甚至呈铸型结石，但尿仍能沿结石周围流出，也可能在长时间内不引起积水，肾盂壁纤维组织增生变厚时，扩张表现不明显。

肾结石发生梗阻由于发病缓急不同，其临床表现有很大差异，尽管最终均可引起肾盂积水，但临床不一定以肾盂积水为主要表现，肾盂积水有时无任何临床症状，部分病例直到肾盂积水达严重程度，腹部出现肿物和肾功能不全，甚至无尿时才被发现。

（二）局部损伤

小而活动度大的结石，对局部组织的损伤很轻，大而固定的鹿角状结石可使肾盏、肾盂上皮细胞脱落，出现溃疡、纤维组织增生、中性粒细胞和淋巴细胞浸润，以致纤维化，移行上皮细胞长期受结石刺激后，可发生鳞状上皮细胞化生，甚至可引起鳞状上皮细胞癌，因此应做尿脱落细胞学检查，尽管尿脱落细胞异常不一定能确诊，但从中可获得尿路上皮细胞发生异常改变的提示，对于长期存在的肾盂或膀胱结石都要想到上皮细胞癌变的可能，手术时应取活体组织送快速冰冻切片检查。

（三）感染

有无感染对肾结石的治疗和防治有重要意义，尿路感染患者临床表现为发热、腰痛、尿中出现脓细胞，尿培养有细菌时，应同时做药敏试验。

结石合并感染时，可加速结石增长和肾实质损害，在结石排出或取出前，这种感染很难治愈，可发生肾盂肾炎、肾积脓、肾周围炎，严重者甚至可发展为肾周围脓肿，与腹膜粘连后，可穿破入肠管，显微镜下可见肾间质炎症、细胞浸润和纤维化，肾小管内有中性粒细胞和上皮细胞，后期出现肾小管萎缩和肾小球硬化。

（四）肾功能不全

肾结石在合并尿路梗阻时，尤其是双侧尿路梗阻或在此基础上并发严重感染，患者可出现肾功能不全，当梗阻解除和（或）感染得到有效控制，部分患者肾功能可好转或恢复正常。判断肾功能的方法除检测血清尿素氮、肌酐和内生肌酐清除率外，还可采用静脉肾盂造影术，并根据造影剂排出的时间、浓度加以判断。B超虽可了解尿路扩张情况和肾实质的厚度，但判断肾功能较为困难，静态或动态核素扫描或摄像可提供有价值的线索，因为梗阻和肾损害随结石移动部位的变化以及治疗的不同阶段而发生变化，所以肾结石患者需要随诊监测，尤其是动态扫描了解肾实质的情况，当结石排出后，或在引流后，这种检查可对预后或进一步处理提供依据。

（五）肾钙质沉积症

钙质在肾组织内沉积，多发生于有高血钙患者，原发性甲状旁腺功能亢进、肾小管酸中毒和慢性肾盂肾炎患者，可有肾钙质沉积，钙质主要沉积在髓质内，病变严重时，全部肾实质都可有钙沉积，导致间质纤维化、肾小球硬化和肾小管萎缩。

（六）肾组织为脂肪组织代替

肾结石肾盂肾炎的肾组织萎缩后可为脂肪组织所代替，肾脏维持其原形但普遍缩小，肾包膜与肾的表面紧密粘连，肾组织萎缩而硬化，严重病例所剩肾组织极少，甚至完全消失，肾实质与肾盂肾盏间为灰黄色的脂肪组织所填充。

（七）其他

其他如胃肠道症状，贫血等。

七、辅助检查

（一）生化检查

1. 尿液化验

1）一般检查

主要为尿常规，包括 pH 值、相对密度（比重）、红细胞、脓细胞、蛋白、糖、晶体等。尿石患者的尿中可以发现血尿、晶体尿和脓细胞等，尿 pH 值的高低常提示某种类型的结石：磷酸钙、碳酸磷灰石结石患者的尿 pH 值常高于 7.0；而尿酸、胱氨酸和草酸钙结石患者的尿 pH 值常小于 5.5，可见镜下血尿或肉眼血尿，但 15% 的患者没有血尿，非感染性结石患者可有轻度的脓尿。

2）特殊检查

（1）尿结晶检查：应留取新鲜尿液，如看见苯样胱氨酸结晶提示可能有胱氨酸结石；如尿中发现尿酸结晶，常提示尿酸结石可能；发现信封样的晶体就可能是二水草酸钙结石；棺材盖样晶体则为磷酸镁铵结石；在疑有磺胺类药物结石的患者的尿中会发现磺胺结晶。

（2）尿细菌培养：菌落 $> 10^5$ CFU/ml 者为阳性，药敏试验则可了解最有效的抗生素，尿培养如为产尿素的细菌，则有感染性结石存在的可能。

（3）24 小时尿的化验：需正确收集 24 小时的尿液，尿液计量要准确，化验的内容包括 24 小时尿钙、磷、镁、枸橼酸、尿酸、草酸、胱氨酸等。

2. 血生化检查

1）正常成人血清钙为 2.13～2.60 mmol/L，无机磷为 0.87～1.45 mmol/L，原发性甲状旁腺功能亢进的患者血清钙高于正常值，常在 2.75 mmol/L 以上，且同时伴有血清无机磷降低。

2）正常成人男性血清尿酸不超过 416.36 μmol/L，女性则不超过 386.62 μmoL/L，当超过此值时为高尿酸血症，痛风的患者血尿酸增高。

3）肾结石伴有肾功能障碍时常有酸中毒，此时血清电解质改变，血清钠和二氧化碳结合力降低，血钾不同程度的升高，肾小管酸中毒时可出现低钾和高氯性酸中毒。

4）尿素氮和肌酐的测定可了解患者的肾功能，当肾功能受到损害时血中的尿素氮、肌酐可有不同程度的增高。

（二）X 线检查

1. X 线检查

X 线检查是诊断尿路结石最重要的方法，包括腹部平片、排泄性尿路造影、逆行肾盂造影或经皮肾穿刺造影等。

2. CT 检查

并非所有的尿石患者均需做 CT 检查，CT 检查可显示肾脏大小、轮廓、肾结石、肾积水、肾实质病变及肾实质剩余情况，还能鉴别肾囊肿或肾积水；可以辨认尿路以外引起尿路梗阻的病变，如腹膜后肿瘤、盆腔肿瘤等；增强造影可了解肾脏的功能；对因结石引起的急性肾衰竭，CT 检查能有助于诊断的确立，因此，只有对 X 线不显影的阴性结石以及一些通过常规检查无法确定诊断进而影响手术方法选择的尿路结石患者，才需要进行 CT 检查，非增强的螺旋 CT（NCHCT）由于资料可以储存、重建而得到应用，检查时间快、费用低，没有造影剂的不良反应，放射的剂量小，还可与腹部其他与肾绞痛容易混淆的疾病（如阑尾炎、卵巢囊肿等）相鉴别，其诊断肾、输尿管结石的敏感性在 96%～100%，特异性在 92%～97%。

3. MRI 检查

MRI 检查对诊断尿路扩张很有效，对 96% 的尿路梗阻诊断有效，尤其是对肾功能损害、造影剂过敏、禁忌 X 线检查者，也适合于孕妇及儿童。结石在磁共振上均显示低信号，但需根据病史及其他影像学资料与血凝块相鉴别。

（三）其他检查

1. 肾图

肾图是诊断尿路梗阻的一种安全可靠、简便无痛苦的方法，可了解分肾功能和各侧上尿路通畅的情况，作为了解病情发展及观察疗效的指标，其灵敏度远较排泄性尿路造影为高，利尿肾图可以对功能性梗阻及机械性梗阻进行鉴别，急性肾绞痛时如尿常规有红细胞但腹部平片未见结石的阴影而不能明确诊断时，可急诊行肾图检查，如出现患侧梗阻性肾图，则可确定是患侧上尿路有梗阻，而与其他急腹症相鉴别。

2. 超声检查

B超检查可对肾内有无结石及有无其他合并病变做出诊断，确定肾脏有无积水，尤其能发现可透X线的尿路结石，还能对结石造成的肾损害和某些结石的病因提供一定的证据，但B超检查也有一定的局限性，它不能鉴别肾脏的钙化与结石，不能直观地了解结石与肾之间的关系，也不能看出结石对肾的具体影响，更重要的是B超检查不能对如何治疗结石提供足够的证据，1/4以上B超检查正常的患者在静脉尿路造影（IVU）检查时诊断为输尿管结石，因此，B超对尿路结石的诊断只能作为一种辅助或筛选检查，在B超检查发现有结石后，应做进一步检查，如排泄性尿路造影等。

八、诊断与鉴别诊断

（一）诊断

1. 病史

由于尿路结石是多因素疾病，故应详细询问病史，应尽量详细地了解职业、饮食饮水习惯、服药史、既往有无排石的情况及有无痛风、原发性甲状旁腺功能亢进等病史，具体包括：

1）饮食和液体摄入：肉类，奶制品的摄入等。

2）药物：主要了解服用可引起高钙尿、高草酸尿、高尿酸尿等代谢异常的药物。

3）感染：尿路感染，特别是产生尿素酶的细菌的感染可导致磷酸镁铵结石的形成。

4）活动情况：活动过度可导致骨质脱钙和高钙尿。

5）全身疾病：原发性甲状旁腺功能亢进、肾小管酸中毒（RTA）、痛风、肉样瘤病等都可以引起尿路结石。

6）遗传：肾小管酸中毒、胱氨酸尿、吸收性高钙尿等都有家族史。

7）解剖：先天性（肾盂输尿管交界处梗阻、马蹄肾）和后天性（前列腺增生症、尿道狭窄）的尿路梗阻都可以引起尿路结石，髓质海绵肾是含钙结石患者中最常见的肾结构畸形。

8）既往的手术史：肠管的切除手术可引起腹泻并引起高草酸尿和低枸橼酸尿。

2. 体征

一般情况下，肾结石患者没有明确的阳性体征，或仅有轻度的肾区叩击痛，肾绞痛发作时，患者躯体屈曲，腹肌紧张，脊肋角有压痛或叩痛，肾绞痛缓解后，也可有患侧脊肋角叩击痛，肾积水明显者在腹肌放松时可触及增大的肾脏。

（二）鉴别诊断

肾结石须与下列疾病进行鉴别。

1. 胆结石

胆结石可致胆绞痛，易与右侧肾绞痛相混淆，胆结石合并胆囊炎时，可出现右上腹持续性疼痛，阵发性加剧，墨菲征阳性，右肋缘下有时可有触痛并随呼吸移动的肿大胆囊，或边界不清，活动度不大而有触痛的被大网膜包裹的包块，胆结石患者尿常规检查一般正常，B超检查可以确定诊断。

2. 肾结核

肾结石合并有梗阻和感染时应与肾结核相鉴别，肾结核往往有慢性顽固的膀胱刺激症状，经一般抗生素治疗无明显效果；尿中有脓细胞，而普通尿培养无细菌生长；有时伴有肺结核或肾脏的小结核病灶；膀胱镜检查可见充血水肿、结核性结节、结核性溃疡、结核性肉芽肿和瘢痕形成等病变，在膀胱三角区和输尿管开口附近病变尤为明显，输尿管口常呈洞穴状，有时见混浊尿液排出；钙化型肾结核在X线平片可见全肾广泛钙化，局灶性者在肾内可见斑点钙化阴影，肾结核造影的早期X线表现为肾盏边缘不整齐，有虫蚀样改变，严重者可见肾盏闭塞，空洞形成，肾盏肾盂不规则扩大或模糊变形。

3. 海绵肾

海绵肾的发病率为1/5 000，患者的肾髓质集合管呈囊状扩张，大体外观如海绵状，70%病例存在双侧肾病变，每个肾脏有1个至数个乳头受累，本病出生时即存在，但无症状，通常到40~50岁因发生结石或感染并发症时才被发现，集合管扩张造成长期的尿液滞留，加上经常合并的高尿钙，是发生结石和感染的原因。肾小管浓缩和酸化功能常受损，腹部平片可见肾脏大小正常或轻度增大，肾区内可见成簇的多发性结石（在乳头区呈放射状排列），静脉肾盂造影见到的髓质集合管呈扇状、囊状扩张为诊断本病的依据。

4. 肾盂肿瘤

肾盂肿瘤多为乳头状瘤，良性与恶性之间常无明显界限，转移途径与肾癌相同；由于肾盂壁薄，周围淋巴组织丰富，所以常有早期淋巴转移，该病多在40岁以后发生，男性多于女性，早期表现为无痛性血尿，但无明显肿块；晚期因肿瘤增大，造成梗阻时可出现肿块，尿沉渣检查有时可见肿瘤细胞，血尿时膀胱镜检查可见患侧输尿管口喷血，在造影片上有充盈缺损，需与透X线结石鉴别，CT检查和B超检查可协助鉴别。

5. 胆道蛔虫病

肾结石患者出现肾绞痛时，应与胆道蛔虫病进行鉴别，胆道蛔虫病主要表现为剑突下阵发性钻顶样剧烈绞痛，其特点为发作突然，缓解亦较迅速，疾病发作时，患者常辗转不安、全身出汗，甚至脸色苍白、四肢发冷，并常伴有恶心、呕吐，呕吐物可含胆汁甚或蛔虫，发作间歇期疼痛可完全消失，有时疼痛可放射至右肩部或背部，B超检查可明确诊断。

6. 急性阑尾炎

右侧肾结石患者出现肾绞痛时，应注意与急性阑尾炎进行鉴别，转移性右下腹痛是急性阑尾炎的特点，70%~80%的患者在发病开始时即感上腹痛，数小时至十几小时转移至右下腹部，上腹痛一般认为是内脏神经反射引起，而右下腹痛则为炎症刺激右下腹所致，急性阑尾炎的腹部体征表现为右下腹有局限、固定而明显的压痛点，当腹痛尚未转移至右下腹前，压痛已固定在右下腹，这在诊断上具有重要意义，若症状不典型或阑尾位置异常，应参考其他症状、体征进行鉴别，如一时难以确诊，应严密观察，全面分析，以减少误诊。

7. 急性胰腺炎

腹痛是急性胰腺炎的主要症状，腹痛常开始于上腹，但亦可局限于右上腹或左上腹，视病变侵犯的部位而定，如胰头部病变且合并胆道疾患，除右上腹痛外，可向右肩或右腰部放射；炎症主要侵犯胰尾时，上腹疼痛可向左肩背部放射，疼痛的性质和强度大多与病变的程度一致，水肿性胰腺炎多为持久性疼痛，可伴有阵发性加重，多可忍受；出血或坏死性胰腺炎则多为刀割样剧痛，不易为一般镇痛药所缓解，严重者可发生休克，根据病史、体征及血、尿淀粉酶的测定，一般多数急性胰腺炎的诊断可以确立。

8. 卵巢囊肿蒂扭转

肾结石女性患者出现肾绞痛时应注意与卵巢囊肿蒂扭转相鉴别，卵巢囊肿蒂扭转的典型症状为突然发生剧烈腹痛，甚至发生休克，妇科检查发现有压痛显著，张力较大的肿块有局限性肌紧张，如果扭转发生缓慢，则疼痛较轻，有时扭转能自行复位，疼痛也随之缓解。

9. 淋巴结钙化

淋巴结钙化若位于肾区内，可误诊为肾结石，淋巴结钙化为圆形颗粒状致密影，内部不均匀，且多发，散在，静脉尿路造影片加侧位片有助于与肾结石区别。

10. 其他

肾结石还应与其他引起腰背痛、腹痛的有关疾病进行鉴别，如宫外孕破裂、胃炎、胃溃疡等疾病。

九、治疗

（一）一般治疗

解痉、止痛、补液、抗感染治疗。

（二）药物治疗

尿路结石的治疗方法很多，应根据患者的全身情况、结石部位、结石大小、结石成分，有无梗阻、感染、积水，肾实质损害程度及结石复发趋势等来制订治疗方案。在结石比较小、没有肾积水及其他并发症，估计结石可以自行排出的情况下，常先进行中西医结合治疗。大部分患者经中西医结合治疗后，结石会自行排出。对经过一段时间治疗，结石仍未排出的患者，应采取其他治疗［如体外冲击波碎石（ESWL）］或及时进行手术治疗，以保护肾功能。对各种原因引起的代谢性结石应当根据具体情况选择相应的药物治疗（如用药物降低血、尿中的钙、磷、尿酸、草酸、胱氨酸等）。

1. 治疗原则

1）对双侧肾结石，先处理肾功能较好一侧的结石；如两侧肾功能相似，则先处理容易手术一侧的肾结石。

2）当同时有肾结石和输尿管结石时（同侧或双侧），一般先处理输尿管结石，然后再处理肾结石。

3）上尿路和下尿路结石同时存在时，如下尿路结石并未造成梗阻，则先处理上尿路结石；如上尿路结石还没有影响肾功能，则可先处理下尿路结石。

4）总攻疗法：是指在短时间里采用一系列的中西医结合手段，增加尿流量、扩张输尿管、增强输尿管蠕动，促使肾、输尿管结石排出的方法。适用于直径 <4 mm 的肾结石或输尿管结石。虽然总攻疗法一般费时较长，患者需耐受排石的痛苦，排石的效果并不肯定，近年来已极少有单位用此方法治疗尿路结石了，但在许多基层医疗单位仍不失为一种可行的治疗手段。

2. 高钙尿的治疗

1）多饮水：以增加尿量，降低形成结石成分的尿饱和度。

2）调整饮食结构：主要是减少奶及奶制品、动物蛋白的摄入，多摄入含植物纤维素多的食物。

3）噻嗪类利尿剂：噻嗪类利尿剂直接刺激远曲小管对钙的重吸收，促进钠的排泄，可使结石的形成降低90%，被广泛地用于复发性草酸钙结石患者。30%～35%的患者中有不良反应，其中大部分患者会因此而终止治疗。长期的噻嗪类利尿剂治疗可导致体液减少、细胞外容量减少、近曲小管对钠和钙的重吸收。噻嗪类利尿剂也促进PTH对钙的重吸收。噻嗪类利尿剂对肠道钙的吸收没有影响，而在肾性高钙尿患者中则减少。

4）磷酸纤维素钠：口服后能在肠道内与钙结合而降低肠钙的吸收。对于吸收性高尿钙，可联合应用磷酸纤维素钠、补充镁及限制饮食中的草酸等方法，以减少尿钙、减少钙盐的结晶，又能保持骨密度及临床的疗效。

（5）枸橼酸盐：尿枸橼酸盐升高可使草酸钙饱和度下降，减少钙盐结晶和结石的形成。

（6）正磷酸盐：正磷酸盐能在肠道内与钙结合并减少其吸收。正磷酸盐能减少 $1, 25 - (OH)_2D_3$ 的产生而不影响甲状旁腺的功能。在用正磷酸盐治疗的复发性结石患者中，缓解率为75%～91%。在用中性或碱性磷酸盐治疗时，尿磷的排泄明显增加，增加尿中抑制作用。它禁用于磷酸镁铵结石患者。正磷酸盐还可引起胃肠道功能失调和腹泻。米糠能与肠道的钙结合并增加尿中的正磷酸盐，减少结石的复发。饭后口服麸糠，可用于预防结石的发生。

3. 草酸钙结石的治疗

除多饮水、低草酸、低脂肪饮食等外，还可选择以下药物治疗。

1）枸橼酸盐：枸橼酸盐是预防复发性草酸钙结石的一种新的、有希望的方法，能显著增加尿枸橼酸盐的排泄，从而降低复发性结石的发生率。它主要有两种制剂：枸橼酸钠钾和枸橼酸钾。近年的研究发现，枸橼酸钾能有效地治疗合并有低枸橼酸尿的含钙结石，其作用明显优于枸橼酸合剂，并在临床中取代了枸橼酸合剂。

2）镁制剂：适用于低镁尿性草酸钙肾结石，对缺镁的结石患者补充氧化镁或枸橼酸镁可以增加尿镁和枸橼酸盐的排泄，达到理想的镁钙比例，降低尿草酸钙的超饱和状态，降低复发性结石的发生率。也可与磷酸纤维素钠合用治疗 I 型吸收性高钙尿。口服氧化镁及维生素 B_6 可以完全阻止结石的形成。其他制剂有氢氧化镁，其主要不良反应是胃肠道不适。

3）磷酸盐：口服磷酸盐可增加尿磷酸盐的排出，通过降低维生素 D 而抑制肠道对钙的吸收，从而降低尿钙排出，并且增加草酸钙结晶抑制剂焦磷酸盐的排出，治疗含钙结石和高尿钙。

4）磷酸纤维素钠：磷酸纤维素钠是一种离子交换剂。在大约 85% 的吸收性高钙尿和复发性肾结石患者中磷酸纤维素钠能降低钙在胃肠道内的吸收。磷酸纤维素钠在一些患者中可引起恶心和腹泻，也会减少镁的吸收。通过限制肠道内草酸钙的形成增加草酸盐的吸收，这也增加了尿草酸的排泄。在肠道钙吸收正常的患者中，可引起钙的负平衡并刺激甲状旁腺。

5）乙酰半胱氨酸：乙酰半胱氨酸能抑制 TH 黏蛋白的聚合、减少草酸钙晶体含量，预防肾结石的形成。口服乙酰半胱氨酸能使尿中的大晶体团块明显减少，降低尿石形成的危险。乙酰半胱氨酸的不良反应很小。其他药物还有考来烯胺、牛磺酸、胆绿醇、葡萄糖酸镁等。对饮食草酸盐及其前体过量的患者，需避免摄入富含草酸及其前体的食物和药物。维生素 B_6 缺乏时，人体内的乙醛酸不能转变为甘氨酸，而经氧化转变成草酸。对由此引起的高草酸尿，可给予小剂量维生素 B_6。

4. 尿酸结石的治疗

尿酸结石占所有肾结石的 50% ~60%。75% ~80% 的尿酸结石是纯结石；其余的结石含草酸钙。男女发病率相等。治疗的目的是降低尿中尿酸的浓度。主要的措施有：

1）增加液体摄入：大量饮水以增加尿量，保证 24 小时尿量超过 1 500 ml。

2）控制饮食：限制饮食中的嘌呤。主要限制红色肉类、动物内脏、海产品、禽类和鱼的摄入。

3）碱化尿液：服用碱性药物以碱化尿液致尿 pH 值在 6.5 ~7.0，可增加尿酸的溶解度。首选枸橼酸钾，其次是碳酸氢钠。也可用 5% 碳酸氢钠或 1.9% 乳酸钠溶液静脉滴注，后者应用较多，效果满意。碳酸氢钠的不良反应有胃肠胀气。

4）别嘌醇：别嘌醇能抑制黄嘌呤氧化酶，阻止次黄嘌呤和黄嘌呤转化为尿酸。如果患者有高尿酸血症或尿尿酸排泄大于 1 200 mg/d，可给予别嘌醇。别嘌醇的不良反应有皮疹、药物热或肝功能异常。经过碳酸氢钠或别嘌醇治疗可使尿酸结石部分或完全溶解。

5. 感染性结石的治疗

感染性结石占所有结石的 2% ~ 20%。它可分为两种：一种是由尿路感染而形成的结石；一种是因其他成分的结石继发感染而形成的结石。前者是真正的感染性结石，其成分主要是磷酸镁铵及尿酸铵，也可混合有碳酸钙；后者核心的成分多为尿酸及草酸钙，结石的外层则为磷酸镁铵及尿酸铵。

感染性结石的治疗原则是彻底清除结石和根治尿路感染。对感染性结石的药物治疗主要包括以下几个方面：

1）治疗感染：首先应根据细菌培养及药敏试验，选择合适的抗生素。由于停留在晶体表面或晶体之间的细菌在停用抗菌药物后还有可能再感染。因感染性结石而行手术治疗的患者，40% 以上术后存在持续尿路感染，故应长期用药。应用抗菌药物治疗后，尿中细菌的菌落如从 10^7 降至 10^5 CFU/ml，可使尿素酶的活性降低 99%。

2）使用尿素酶的抑制剂：应用尿素酶的抑制剂可以阻止尿素的分解，从根本上防止感染性结石的形成。乙酰氧肟酸是尿素酶的有力的、不可逆的竞争性抑制剂，能预防磷酸镁铵和碳酸磷灰石结晶的形成。口服后能很快被胃肠道吸收，1 小时后达到最高浓度。不良反应为深静脉血栓、震颤、头痛、心悸、水肿、恶心、呕吐、味觉丢失、幻觉、皮疹、脱发、腹痛和贫血。乙酰氧肟酸妊娠妇女禁用。对感染性结石而禁忌手术的患者，有人推荐同时应用乙酰氧肟酸与抗生素。尿素酶的其他抑制剂包括：羟基缬氨酸、丙异羟肟酸等。

3）溶石治疗：溶石治疗是通过各种管道（如输尿管导管、经皮肾造瘘管、术后留置的肾造瘘管等）向肾盂、输尿管内注入溶石药物来达到溶石的目的。进行溶石治疗前应尽可能彻底清除结石碎片，以减少溶石的困难。

进行溶石治疗必须具备以下条件：

（1）尿液应是无菌的，必须在尿路感染得到完全控制后才能应用灌洗溶液，以免在溶石过程中大量细菌释放出来而引起尿路感染。

（2）溶石液体的流进及流出应当通畅。

（3）肾盂内压力维持在 30 cmH_2O*。

（4）没有液体外渗，如有液体漏出，则应停止灌洗。

（5）要监测血清中镁的水平，避免发生高镁血症。等渗的枸橼酸液在 pH 值 4.0 时能溶解磷酸钙和磷酸镁铵，形成可溶性的枸橼酸钙复合物。可应用溶肾石酸素，但毒性大，甚至可引起死亡。

肾盂灌洗首先用无菌生理盐水以 120 ml/h 的速度灌洗，灌洗 24 小时后，如无异常，才可开始进行溶石治疗。溶石期间，患者如出现发热、腰痛，血肌酐、血镁、血磷升高等情况，即应停止灌洗。

4）酸化尿液：酸化尿液可以增加磷酸镁铵和碳酸磷灰石的溶解度，从而使磷酸镁铵结石部分或完全溶解。同时还能增加抗生素的作用。主要的药物有维生素 C 和氯化铵。对巨大的感染性结石，可行开放手术治疗。也可采用经皮肾取石术治疗铸型结石以

---

* 1 cmH_2O ≈ 0.1 kPa。

取代开放手术。对有漏斗部狭窄或肾内解剖畸形的患者可行防萎缩的肾切开取石术。ESWL 比经皮肾取石术损伤小。据统计，对大的铸型结石，结合应用经皮肾取石和 ESWL 是最有效的方法。在随访 10 年以上的患者中，50% 以上有复发。如用开放手术加药物溶石，平均随访 7 年，仅个别患者复发。

6. 胱氨酸结石的治疗

治疗的目的是使尿中胱氨酸的浓度低于 200 mg/L。对胱氨酸结石的治疗可以采取下列措施：

1）减少含胱氨酸食物的摄入：胱氨酸是由必需氨基酸甲硫氨酸代谢而来的，应限制富含甲硫氨酸的食物（如肉、家禽、鱼、奶制品），以减少胱氨酸的排泄。由于胱氨酸是一种必需氨基酸，对生长期的儿童不宜过于限制，以免对大脑以及生长造成一定的影响。严格限制钠的摄入也有利于降低胱氨酸在尿中的浓度。

2）增加液体的摄入：1 L 尿大约能溶解 250 mg 胱氨酸，应均匀地饮水以达到整天均匀地排尿（尤其夜间要有足够量的尿），并使 24 小时尿达到 3 L。

3）口服碱性药物：碱化尿液使尿 pH 值 > 8.4 是一个非常重要的措施。同时增加液体摄入，可以增加胱氨酸在尿中的溶解度，不仅能预防新的结石形成，而且能使已经形成的结石溶解。碳酸氢钠和枸橼酸钾最常用于碱化尿液。乙酰唑胺能通过抑制碳酸酐酶而增加碳酸氢盐的排泄。

4）口服降低胱氨酸排泄的药物：如青霉胺（每增加青霉胺剂量 250 mg/d，可降低尿胱氨酸浓度 75 ~ 100 mg/d）、N － 乙酰 － D － L － 青霉胺、乙酰半胱氨酸、α － 巯丙酰甘氨酸等。这些药物能与胱氨酸中的巯基结合而增加其溶解度。也可口服谷酰胺降低胱氨酸的浓度。α － 巯丙酰甘氨酸能与胱氨酸结合形成可溶性复合物，使尿胱氨酸浓度低于 200 mg/L。但它的毒性比青霉胺低。卡托普利通过形成卡托普利—胱氨酸的二硫键复合物使溶解度增加 200 倍。应当指出的是，这些药物都有一定的不良反应，服用时如出现不良反应，应及时停药并做相应处理。

5）大剂量维生素 C：其作用是使胱氨酸转变为溶解度较大的半胱氨酸。其不良反应会增加草酸的形成而出现高草酸尿。

由于胱氨酸结石是一种遗传性疾病，必须坚持长期治疗。如上述措施无效且结石引起肾功能损害，应及时进行手术治疗。必要时可在手术的同时放置肾造瘘管以供今后溶石治疗时用。可用于溶石的药物有碳酸氢钠、N － 乙酰半胱氨酸、氨丁三醇、青霉胺。

对胱氨酸结石用超声碎石和 ESWL 治疗的效果不佳。这是因为胱氨酸是有机物质，晶体间结合牢固，对超声和体外冲击波都不敏感的缘故。另一方面，胱氨酸结石一般体积比较大，常为多发结石和铸型结石，勉强碎石不仅费事，排石也费时。碎石不彻底或排石不完全都有可能在肾脏内遗留结石碎片，并成为复发性结石的核心。因此，对胱氨酸结石应采用多种方法综合治疗。

（三）手术治疗

由于药物治疗、ESWL 等方法的应用，绝大多数肾结石患者已不需要进行手术治疗了。随着微创技术的不断普及，开放手术的机会也大大减少。

1. 肾结石手术治疗的适应证

1）较大的肾盂、肾盏结石（如直径大于 3 cm 的结石或鹿角状结石）可采用腔内泌尿外科手术的方法和 ESWL 的方法治疗。

2）肾盂、肾盏内的多发结石：手术对一次性取尽结石比较有把握。

3）已有梗阻并造成肾功能损害的肾结石（如肾盏颈部有狭窄的肾盏结石、肾盂输尿管交界处有狭窄的肾盂结石、有高位输尿管插入畸形的肾盂结石等）。对结石梗阻所致的无尿，应及时手术解除梗阻，挽救肾功能。

4）直径 >2 cm 或表面粗糙的肾结石以及在某一部位停留时间过长，估计已经形成粘连、嵌顿的结石。

5）对肾脏有严重并发症、全身情况不佳的患者应选择手术治疗，以缩短治疗周期。

6）一些多次 ESWL 治疗未获成功或采用其他取石方法失败的患者。

2. 主要的开放手术方法

对有适应证的患者，应根据结石所在的部位及结石的大小、形态、数量；肾脏、输尿管的局部条件来决定手术治疗的方法。

1）肾盂切开取石术：适用于较大的肾盂结石或肾盂内的多发结石。

2）肾实质切开取石术：适用于鹿角状肾盂肾盏结石或肾盏内的多发结石、经肾盂无法取出或不易取净的结石。为了减少出血，一般选择在肾实质最薄的部位或离结石最近的部位切开肾实质。必要时还要采取暂时阻断肾脏血流、局部降温的方法来减少出血。

3）肾部分切除术：对于局限于肾上盏或肾下盏的多发结石，特别是肾盏颈部有狭窄时，采用肾切开取石或肾盂切开取石都不能顺利取出结石时，可行肾部分切除术，将肾上极或肾下极连同结石一并切除。

4）肾切除术：对一侧肾或输尿管结石梗阻引起的严重肾积水、肾皮质菲薄及并发感染并导致肾积脓、肾功能完全丧失者，如果对侧肾功能正常，可施行肾切除手术。

5）甲状旁腺切除术：对原发性甲状旁腺功能亢进引起的结石，如是由腺瘤或腺癌引起的，就应行手术完整地切除；如果是由甲状旁腺增生引起的，就应切除 4 个甲状旁腺中的 3 个或 3.5 个腺体。

（四）碎石疗法

1. 经皮肾镜碎石术

经皮肾镜碎石术适用于体积较大的肾结石、铸型结石、肾下盏结石、有远段尿路梗阻的结石以及其他治疗方法（特别是 ESWL）失败后的结石。最适合经皮肾镜碎石的是身体健康、较瘦、直径大于 2 cm 的单发结石，位于轻度积水的肾盂中或扩张的肾盂内的结石。对大的铸型结石采用经皮肾镜取石和 ESWL 联合治疗，效果也很满意。

经皮肾镜碎石术的禁忌证：全身出血性倾向、缺血性心脏疾病、呼吸功能严重不全的患者，过度肥胖、腰肾距离超过 20 cm，不便建立经皮肾通道者，高位肾脏伴有脾大或肝大者，肾结核、未纠正的糖尿病或高血压、肾内或肾周急性感染者，严重脊柱后凸畸形者等均不能行经皮肾镜取石，孤立肾患者不宜进行经皮肾镜 碎石。

1）超声碎石：是利用超声换能器的压电效应将电能转换成声能，再沿着硬性探条传导至顶端，当探条顶端接触到结石时，超声波的高频震动能把结石碾磨成粉末状小碎片或将结石震裂。

2）液电碎石：是通过放置在水中的电极将储存在电容器中的高压电能在瞬间释放出来，使电能转变为力能，直接将结石击碎。液电的冲击力很强，碎石效果好。

3）气压弹道碎石：是模仿气锤的作用原理，利用压缩气体产生的能量推动手柄内的子弹体，在弹道内将能量传递到探杆，探杆尖端与结石反复撞击，将结石击碎。

4）近年来用于泌尿系统碎石的激光器为最新研制的钬激光。钬激光是稀有元素钬产生的脉冲式激光，波长 2 140 nm，恰好位于水的吸收范围，峰值功率瞬间可达上千瓦。钬激光可通过直径为 320 ~ 550 μm 低水含量的石英光导纤维发射激光。通过内镜直抵达结石将其粉碎，为多数泌尿系结石首选的体内碎石方法。与气压弹道碎石等体内碎石机相比较，钬激光碎石术的有效率及安全性明显提高，与传统激光相比，钬激光有明显优势。钬激光除可用于碎石外，还具有切割汽化软组织、凝固止血功效。对于时间长、炎症反应重、已经形成包裹的结石，可以先汽化包裹的软组织，再粉碎结石。钬激光可以粉碎包括胱氨酸结石、一水草酸钙结石在内的各种成分结石。

5）电子动能碎石，电子动能碎石机由主机、手柄和脚踏开关 3 部分组成。其工作原理与气压弹道碎石机极其相似，它通过引发小金属探针类似的撞击运动来击碎结石。不同之处是电子动能碎石是通过手柄中的磁芯按照电磁原理产生的能量形成高速短距离直线运动，来回反弹直接撞击金属探针，产生陡峭的动能冲击波，并通过探头传递到结石，将结石击碎。经皮肾镜碎石成功率高，治疗肾结石可达98.3%，并有痛苦小、创伤小、适应范围广、患者恢复快等优点。它的主要并发症有术中及术后出血、肾盂穿孔、临近脏器损伤、感染、肾周积尿等。

2. 化学溶石疗法

它包括两个方面，一是通过口服药物的方法来溶解结石；二是通过各种途径将导管放到结石近段的尿路（主要是肾盂和膀胱），经过导管注入溶解结石的药物，使药物与结石直接接触来达到溶石的目的。

临床上口服药物主要用于治疗尿酸结石和胱氨酸结石。经过导管注入溶解结石的药物主要有来那度胺、溶肾石酸素、碳酸氢钠、依地酸等。应根据不同结石的理化性质来选择相应的药物，如来那度胺是酸性溶液（pH 值 3.9）可与结石中的钙结合形成枸橼酸钙复合物，主要用于治疗感染性结石；碳酸氢钠和乙二胺四乙酸（EDTA）均为碱性药物，用于治疗尿酸结石和胱氨酸结石。

（五）中医治疗

1. 辨证论治

1）下焦湿热，蓄积成石

症见腰腹绞痛，连及小腹，或向阴部放射。尿频、尿急、尿痛、尿涩而余沥不尽，排尿时突然中断，尿中带血或尿中夹有结石。舌红，苔黄或厚腻，脉弦数或滑数。

治法：清热利湿，通淋排石。

方药：排石汤加减。

2）结石久停，气滞血瘀

症见腰酸痛而胀，小腹胀满隐痛，尿涩痛，滴沥不尽，血尿或见血块。舌质暗红或有瘀点，苔薄，脉弦滑。

治法：理气导滞，化瘀通络。

方药：小蓟饮子加减。

2. 中成药

1）结石通：主要用治尿路结石、血尿和尿路感染。亦用于钙性尿石复发的预防。每次5片，每日3次，口服。

2）石淋通：每次10片，每日3次，口服。有清热利湿，通淋排石之功效。

3）金钱草冲剂：每次1包，每日2次，口服。有清热利湿，通淋排石之功效。

4）补中益气丸：每次6 g，每日2次，口服。

5）参苓白术丸：每次6 g，每日服2次。治结石久停，脾肾两虚。

6）分清五淋丸：每次9 g，每日2~3次，口服。

7）尿塞通：每次4~6片，每日3次，口服。孕妇忌服。

8）清淋冲剂：每次1袋，每日2次，口服。体虚者，孕妇忌用。

3. 单方验方

1）滑石60 g，海金沙、威灵仙各30 g。煎水频服，效验显著。

2）黄芪、滑石、鸡内金各20 g，芒硝、大黄各10 g，金钱草50 g，泽泻、车前子、牛膝、山楂各15 g，威灵仙25 g，生薏苡仁30 g。每日1剂，水煎服。同时肌内注射黄体酮20 mg，每日2次。多饮水，做适当的活动。让患者取半卧位或健侧卧位，叩打肾区，每日2~3次，每次2~3分钟，疗效较好。

3）金钱草、玉米须各50 g。水煎服，每日1剂。

4）鹅不食草200 g，捣烂取汁加白糖、白酒少许，1次服完。每日1剂，连用5~7日。

5）金钱草15 g，捣烂后用布包好，敷足底涌泉穴，每日1次，夜敷昼取。

4. 食疗验方

1）薏苡仁60 g，鸡内金粉9 g，红糖2匙。煮粥食之。

2）核桃仁、冰糖各120 g。以香油炸酥核桃，共研为细末。每次用30~60 g，每日服3~4次，以温开水送下。

3）芥菜1 kg，荸荠0.5 kg，水煮汤常饮。或芥菜1 kg，冬瓜皮60 g，水煮汤饮。

4）木耳30 g，黄花菜120 g，白糖100 g。水煎服，每日分2次服，每日1剂。可治尿路结石。

5）鲜葫芦500 g，蜂蜜适量。将葫芦捣烂绞取汁，调以蜂蜜，每服半杯或1杯，每日2次。可治肾结石。

5. 针灸治疗

尿路结石伴肾绞痛时可用针刺双肾俞、三阴交、足三里、关元、腰俞、膀胱俞、京门及阿是等穴，1 次选 2~4 穴，留针 15~20 分钟，每日 1 次，10~15 次为 1 个疗程，亦可于上穴加电刺激。

6. 输尿管结石的总攻疗法

清晨服中药排石汤（金钱草 60 g，海金砂、冬葵子各 30 g，石苇 12 g，车前子、泽泻、厚朴、枳壳、王不留行各 9 g，牛膝 18 g，滑石 15 g）300 ml，顿服。稍停片刻，口服氢氯噻嗪 25~50 mg，饮水 1 500 ml，1 小时后再饮水 1 500 ml，少顷，皮下注射吗啡 10 mg。2 小时后针灸三阴交、肾俞、膀胱俞、曲骨、中级、关元或阿是穴，捻针至有针感，皮下注射新斯的明 0.5 mg。再半小时后皮下注射阿托品 0.5 mg。还可适当活动，热水浴或肥皂水灌肠，最后用力 1 次排尿。总攻疗法对输尿管结石有较好疗效，每周总攻 2~3 次，每 2 周为 1 个疗程，直到结石排出。但年老体弱、心功能不全、青光眼患者，以及肾功能减退、严重结石梗阻的肾结石和过大的结石患者忌用总攻疗法。

十、护理措施

（一）一般护理

1）认真倾听患者主诉，观察疼痛性质、部位、持续时间，有何特征和伴随症状。

2）绞痛发作时遵医嘱给予解痉镇痛药，如阿托品、硝苯地平、黄体酮、哌替啶等，随时观察镇痛效果。

3）绞痛持续时间长时，遵医嘱静脉补液，保持水、电解质平衡。

4）疼痛缓解时，嘱患者多饮水（每天不少于 2 500 ml），以利血尿排出和预防感染。

5）嘱患者适当休息，避免大幅度运动。

6）磷酸盐结石患者宜用低磷、低钙饮食，并口服氯化铵使尿液酸化。尿酸盐结石患者应少吃含嘌呤的食物，如动物内脏、肉类及豆类，口服碳酸氢钠使尿液碱化，亦利于尿酸盐结石的溶解。

（二）饮食护理

1）适当调节饮食，含钙结石患者应少喝牛奶及少食含钙高的饮食，草酸盐结石患者应少吃菠菜、马铃薯、豆类和浓茶等。

2）多饮水是常见的肾结石的护理保健措施，至少每天饮水 2 000 ml，除白天大量饮水外，睡前也需饮水 500 ml，睡眠中起床排尿后再饮水 200 ml。一天最好能排出约 1.14 L 的尿液。

3）对于肾结石初期患者，可以坚持每天吃 1 次黑木耳，一般疼痛、呕吐、恶心等症状可在 2~4 天缓解，结石可在 10 天左右消失，这也是肾结石的护理方法。

4）控制钙的摄取量，避免摄入过多的钙质，但并非禁止。

5）勿吃过多富含草酸盐的食物，包括豆类、甜菜、芹菜、巧克力、葡萄、青椒、香菜、菠菜、草莓及茶。

6）服用镁及维生素 B_6，可减少结石复发率。

7）吃富含维生素 A 的食物，可维持尿道内膜健康，也有助于避免结石复发，这类食物包括胡萝卜、绿花椰菜、洋香瓜、番瓜、牛肝，但高剂量的维生素 A 有毒，服用前最好请教医生。

8）减少盐分的摄取，少吃各种高盐分的食物。

9）限制维生素 C 的用量，特别是草酸钙结石患者。勿服用过多维生素 D。

十一、防控

1. 多运动

运动是指上下的运动，通过重力的因素，使结石下移或排出。

2. 多吃蔬菜、水果

因为蔬菜、水果使尿液呈碱性，碱性的尿液可以使在酸性环境中容易生成的结石如尿酸结石被抑制住，不易沉淀形成结石，已形成的结石容易被溶解。

3. 多吃鱼油

鱼油里有一种特殊的不饱和脂肪酸，有预防结石、保护肾功能的作用。

4. 少喝啤酒

啤酒中有啤酒花，里面含嘌呤、草酸特别多，可以生成结石的主要成分。

5. 动物内脏要少吃

猪的肾、肺、肠，含嘌呤是非常高的，吃了以后尿酸可能会增高。

6. 少吃盐

盐可以增加尿中钙的排泄，钙排泄多是形成结石的主要因素。

7. 少吃糖

糖里面含有草酸、尿酸，吃多了后也会形成结石。

8. 少食菠菜

有些绿叶菜，像菠菜、芹菜、莴笋里面含草酸多，草酸多了就特别容易形成结石。

9. 晚餐要早吃

饭后人体会吸收钙、排出钙。钙的排出要在饭后 3～4 小时这个时间段。吃饭晚了，钙排泄的时候正好是睡觉的时候，睡觉后活动少了，尿液就浓缩滞留了，这时候钙再大量排出，就容易在输尿管中沉淀，就很容易形成结石。

10. 睡前别喝牛奶

因为牛奶中含钙较多，喝了牛奶再休息，钙 2～3 小时排出，在尿里面沉淀，就易形成结石。

（夏淑梅）

第四节　前列腺增生

前列腺增生为前列腺的一种良性病变，是老年男性常见疾病之一，其发病原因与人体内雄激素与雌激素的平衡失调有关。临床上表现为尿频、尿急、夜间尿次增加和排尿费力，并能导致泌尿系统感染、膀胱结石和血尿等并发症。

前列腺增生时前列腺的逐渐增大对尿道及膀胱出口产生压迫作用，对老年男性的生活质量产生严重影响，因此需要积极治疗，部分患者甚至需要手术治疗。前列腺增生是前列腺衰老的一种表现，发病率高得惊人，会导致患者性功能障碍，导致男性不育、尿潴留。

前列腺是男性特有的性腺器官。前列腺如栗子，底朝上，与膀胱相贴，尖朝下，抵泌尿生殖膈，前面贴耻骨联合，后面紧邻直肠，因此可以通过直肠指诊触知前列腺的背面。人的前列腺自出生后到青春期前发育、生长缓慢；青春期后，生长速度加快，24岁左右发育至顶峰，30～45岁其体积较恒定，以后一部分人可趋向增生，腺体体积逐渐增大，若明显压迫前列腺部尿道，可造成膀胱出口部梗阻而出现排尿困难的相关症状，即前列腺增生。由于此种增生属良性病变，故其全称为良性前列腺增生。前列腺增生是老年男性的常见疾病，一般在40岁后开始发生增生的病理改变，50岁后出现相关症状。

一、流行病学

（一）流行趋势

前列腺增生发病最早的是中叶及颈下叶，50岁左右即可发生，侧叶双侧叶及颈下叶增生的平均年龄约晚10岁，双侧叶，中叶同时增生常发生一般是在70岁以后。

（二）高危人群

1. 性生活过度者

性生活过度者容易患前列腺增生，因为性生活过度，会使男性前列腺组织长期处于持久充血增大的状态，前列腺得不到休息，就会导致患前列腺增生。

2. 患慢性前列腺炎者

患慢性前列腺炎者，也属于前列腺增生这个疾病的高危人群，另外就是尿道炎、膀胱炎等男性泌尿系统炎症的患者，也会出现前列腺组织充血增生，因此男性患这些疾病之后要重视治疗。

3. 长期酗酒者

酗酒对于男性的前列腺影响是很大的，尤其是长期酗酒会增加前列腺等疾病患病概率，这就需要男性避免长期酗酒，不要让自己成为前列腺增生易患人群。

4. 嗜食辛辣刺激性食物者

辛辣刺激性食物可以刺激食欲，增加味蕾的感受，很多男性也偏爱吃这些食物，殊不知吃很多辛辣刺激性食物的话，也会刺激前列腺，引发男性患前列腺增生，建议男性朋友们应该清淡饮食。

5. 长途汽车司机

司机长时间坐在驾驶室，前列腺这个部位会处于慢性淤血状态，外加长时间憋尿，就会导致男性患前列腺增生。

二、病因

目前，前列腺增生的病因仍不十分明了，但有四种理论颇值得重视：

1. 性激素的作用

功能性睾丸的存在为前列腺增生发生的必要条件，其发病率随年龄增高而增高。睾酮是男性体内的性激素，在前列腺内睾酮通过 5α - 还原酶作用，转化成具有更强作用能力的双氢睾酮，双氢睾酮能促进前列腺细胞增多，使前列腺体积逐渐增加。抑制体内 5α - 还原酶作用，使双氢睾酮产生减少，前列腺细胞数量就会减少，从而使前列腺体积缩小。也有人认为，前列腺增生发生发展变化中存在着雌、雄激素的相互协同作用，雌、雄激素的平衡改变是前列腺增生发生的原因。

2. 前列腺细胞为胚胎再唤醒

有研究发现，前列腺增生最初的病理改变即增生结节的形成只发生于前列腺腺体 $5\% \sim 10\%$ 的区域，即接近前列腺括约肌的移行区和位于此括约肌内侧的尿道周围区，前列腺增生结节的最初改变是腺组织的增生，即以原有腺管形成新的分支，长入附近间质内，经过复杂的再分支后形成新的构架结构（即结节），McNeal 根据胚胎发育的基本特征就是形成新的结构提出了前列腺增生的胚胎再唤醒学说，认为前列腺增生结节的形成是某个前列腺间质细胞在生长过程中自发地转为胚胎发育状态的结果。

3. 多肽类生长因子

多肽类生长因子为一类调节细胞分化、生长的多肽类物质，有研究表明多肽类生长因子可直接调节前列腺细胞的生长，而性激素只起间接的作用。目前发现在前列腺增生发生过程中起重要作用的多肽类生长因子，主要包括：EGF、TGF - α 和 TGF - β、FGF和胰岛素样生长因子 I 等，其中碱性成 FGF - 2 被证实具有促人类前列腺匀浆中几乎所有细胞的有丝分裂作用，在前列腺增生发病中的地位正日益受到重视。

4. 生活方式

肥胖与前列腺体积呈正相关，即脂肪越多，前列腺体积越大。尽管结论不太一致，现有的一些研究表明营养元素可以影响良性前列腺增生和下尿路症状的风险。总能量、总蛋白摄入的增加，以及脂肪、牛奶及奶制品、红肉、谷物、禽类、淀粉类摄入的增加均可潜在增加前列腺增生和前列腺手术的风险；而蔬菜、水果中多不饱和脂肪酸、亚油酸和维生素 D 则有潜在的减少前列腺增生风险的作用。

三、发病机制

前列腺腺体的中间有尿道穿过，可以这样说，前列腺扼守着尿道，所以，前列腺有病变，排尿首先受影响。增生的前列腺使前列腺的体积逐渐增加，压迫尿道和膀胱颈，使膀胱排空尿液受阻。膀胱为克服颈部阻力而加强收缩使膀胱壁的肌肉发生代偿性肥厚，呈小梁状突起。膀胱腔内压增高，膀胱黏膜可自肌束间薄弱处向外膨起，形成憩室。膀胱颈部梗阻继续加重，每次排尿时，膀胱都不能将尿液完全排空，排尿后膀胱内还残留一部分尿液，残余尿的存在是发生泌尿系感染和继发结石的基础。如果不积极治疗，前列腺增生进一步发展，尿道受到的压迫逐渐加重，膀胱排尿能力进一步下降，膀胱内残余尿逐渐增多，膀胱内压力升高，使膀胱内尿液逆流至输尿管和肾盂，引起两侧上尿路积水，肾盂内压增高，使肾实质缺血性萎缩，引起肾功能减退。

四、临床表现

（一）尿频

是前列腺增生的早期信号，最明显的早期迹象为夜尿次数增加，且随着尿路梗阻的进展而逐渐增多。

（二）尿意不爽

排尿后，尿道内有隐痛或排尿后淋漓、残尿滴出或下腹部不适。这些均不属于正常人排尿后的生理感觉。

（三）尿线（流）变细

由于排尿能力减弱，尿线变细，尤其腺体增生使尿道口边缘不整齐，严重影响了尿线射流。

（四）排尿费力

尿道发生梗阻，尿液排泄的阻力就会增加，必须用力增加腹压方能克服排尿阻力，因此排尿费力。

（五）尿液改变

有些患者由于前列腺充血或前列腺内血管扩张，使血管破裂出血，此时可见血尿。有的患者由于尿路梗阻，尿流阻滞，容易并发尿路感染，并发尿路感染则可出现脓尿。

（六）后尿道不适和会阴部压迫感

由于前列腺增生使后尿道受刺激所致。

（七）性功能障碍

前列腺增生初期患者还会出现性欲亢进，如果没有及时治疗发展到中后期，就会出现性欲减退，还会伴有早泄、阳痿等性功能障碍疾病。性功能障碍也可以说是一种并发症，前列腺异常的情况下，虽然也能够导致性功能障碍，但在及时控制住病情的情况下，一般不会有明显的影响。

五、分型

按叶分布的趋向，前列腺增生分为八种不同的类型：
1）侧叶增生，使前列腺尿道段受压、变形、弯曲。
2）后联合或中叶增生，突出至膀胱，使膀胱三角区底部抬起。
3）侧叶、中叶增生，突向膀胱及尿道。
4）颈下叶增生，突向膀胱，呈悬垂状。
5）侧叶及颈下叶增生。
6）侧叶、中叶及颈下叶增生。
7）前联合增生即前叶型。
8）三角区下叶增生。

六、并发症

（一）肾积水

这是由于增生的前列腺压迫尿道，膀胱需要用力收缩，才能克服阻力将尿液排出体外。久而久之，膀胱肌会变得肥厚。如果膀胱的压力长期不能解除，残余在膀胱内的尿液逐步增加，膀胱肌就会缺血缺氧，变得没有张力，膀胱腔扩大。最后膀胱里的尿液会倒灌到输尿管、肾盂引起肾积水，严重时出现尿毒症。

（二）感染

俗话说"流水不腐"，但前列腺增生患者往往有不同程度的尿潴留情况，膀胱内的残余尿液就好像一潭死水，细菌繁殖就可能引起感染。

（三）尿潴留和尿失禁

尿潴留可发生在疾病的任何阶段，多由于气候变化、饮酒、劳累使前列腺突然充血、水肿所致。过多的残余尿可使膀胱失去收缩能力，滞留在膀胱内的尿液逐渐增加。当膀胱过度膨胀时，尿液会不自觉地从尿道口溢出，这种尿液失禁的现象称为充盈性尿失禁，这样的患者必须接受紧急治疗。

（四）膀胱结石

老年人的膀胱结石也与前列腺增生有关。在尿路通畅的情况下，膀胱里一般不会长出石头。即使有石头从输尿管掉到膀胱里也能随尿液排出。患前列腺增生的老年人就不同了。

（五）疝

前列腺增生可能诱发老年人的疝等疾病。有的前列腺增生患者会出现排尿困难症状，需要用力和憋气才能排尿。由于经常用力，肠子就会从腹部薄弱的地方突出来，形成疝。

（六）痔

腹内压力升高很容易引起痔疮。痔分为内痔、外痔和混合痔，是齿状线两侧的直肠上下静脉丛静脉曲张引起的团块。腹内压力升高，静脉回流受阻，直肠上下静脉丛淤血，是发生痔疮的重要原因。患者可出现排便时出血、痔块脱出、疼痛等。因此，前列腺增生患者排尿困难解除后，痔常可缓解甚至自愈。

七、辅助检查

（一）生化检查

1. 尿液分析

前列腺增生患者的尿常规检查有时可以正常，出现尿路感染时可见白细胞尿，还可判断有无血尿。

2. 血清前列腺特异性抗原（PSA）的测定

PSA 是前列腺器官特异的指标，它的升高可以见于前列腺癌、前列腺增生、急性尿潴留、前列腺炎，对前列腺进行按摩和尿道插入器械操作、检查 PSA 之前曾有射精活动等情况。PSA 明显升高主要见于前列腺癌，在前列腺增生患者中，PSA 也可以升高，但上升幅度相对较小。

3. 尿流率检查

该检查能够计算患者尿液排出的速度。尿流率的变化能够知道患者排尿功能的整体变化，这些变化的原因包括前列腺、尿道和膀胱等器官的病变。前列腺增生患者应为增大的前列腺压迫尿道，使得膀胱尿液排出受阻，表现为尿液排出速度下降，即尿流率降低。尿流率检查对于前列腺增生患者非常重要，没有痛苦，可以反映患者排尿困难的严重程度，故在初诊、治疗中和治疗后都可测定尿流率来判断疗效。基于该检查的无损伤性和临床价值，在有条件的地方，于治疗前、中、后都应测定。

（二）造影检查

IVU 或膀胱尿道造影时于前、后位及排尿状态下摄片，可见膀胱底部抬高，有弧形密度减低阴影，后尿道长度增加。如合并憩室、肿瘤、结石可显示充盈缺损。晚期 IVU 可显示膀胱输尿管反流、肾积水或肾显影不佳甚至不显影。

如果前列腺增生患者同时伴有反复泌尿系感染、镜下或肉眼血尿、怀疑肾积水或者输尿管扩张反流、泌尿系结石时应行静脉肾盂造影检查。应该注意，当患者造影剂过敏或者肾功能不全时，禁止行 IVU 检查。怀疑尿道狭窄时建议行膀胱尿道造影。

（三）其他检查

1. 超声检查

超声检查可以了解双肾有无积水，膀胱有无憩室形成，前列腺的大小及形态，测定残余尿量。前列腺增生患者可出现残余尿的增多，测定残余尿的多少有助于判断前列腺增生的程度。超声检查是目前测定残余尿的主要方法，患者在憋尿进行常规的膀胱、前列腺超声检查后，起身去排尿，充分排尿后，再次用超声观察膀胱，测量排尿后膀胱内的残余尿量。

2. 直肠指诊

直肠指诊可发现前列腺增大，中间沟消失或隆起，应注意有无坚硬结节，是否存在前列腺癌。

八、诊断与鉴别诊断

（一）诊断要点

1. 多见于 50 岁以上的老年男性。表现为尿频，尿急，夜尿增多，排尿等待，尿流无力变细，尿淋漓，间断排尿。

2. 直肠指诊

前列腺增大，质地较韧，表面光滑，中央沟消失。

3. 超声检查

超声检查可显示增生的前列腺，残余尿增加。

4. 尿流率检查

尿流率降低。

（二）鉴别诊断

1. 前列腺炎

前列腺感染时直肠指诊腺体可增大，膀胱镜检查变化与前列腺增生相似，易造成误诊。但前列腺炎时前列腺液检查常有脓细胞等异常改变。

2. 神经源性膀胱

神经源性膀胱有排尿困难、尿潴留或泌尿系感染等与前列腺增生相似的症状。但神经源性膀胱患者有严重神经损伤史和功能障碍体征，如下肢瘫痪、感觉异常、肛门括约肌松弛，直肠指诊前列腺无增大，无下尿路器质性梗阻。

3. 尿道狭窄

尿道狭窄有排尿困难、尿流变细或尿潴留等症状。如有外伤、炎症病史，直肠指诊前列腺不增大，经尿道扩探或造影见狭窄部分，可明确诊断。

4. 前列腺癌

前列腺癌有前列腺增大且可出现与增生相似的症状。如检查前列腺两侧叶常不对称，质地坚硬，前列腺活检癌细胞。骨盆转移癌可提示前列腺癌的存在。

5. 前列腺结核

前列腺结核可见血尿及前列腺增大。如有泌尿系结核病史，同时多合并有精囊、附睾结核病灶，腺体局部有散在的硬性结节，其边界不清或有触痛，有尿路刺激症状，而梗阻症状不明显。

6. 前列腺结石

前列腺结石有尿频、排尿困难等症状。直肠指诊前列腺增大，质地略硬，有结石摩擦感，X线片上可见到前列腺部位有结石阴影，有助于鉴别。

7. 膀胱癌

以无痛性肉眼血尿为主要症状，常有排尿困难等症状，尿液脱落细胞学检查可以发现癌细胞，膀胱镜检查可以直接看到肿瘤病变，如同时取活检，可明确肿瘤性质。

九、治疗

（一）药物治疗

1. 5α - 还原酶抑制剂

研究发现5α - 还原酶是睾酮向双氢睾酮转变的重要酶。双氢睾酮在前列腺增生中有一定的作用，因此采用5α - 还原酶抑制剂可以对增生予以一定的抑制。

2. α受体阻滞剂

目前认为此类药物可以改善尿路动力性梗阻，使阻力下降以改善症状，常用药物有特拉唑嗪等。

3. 抗雄激素药

应用最广者为孕酮类药物。它能抑制雄激素的细胞结合和摄取，或抑制5α - 还原酶而干扰双氢睾酮的形成。孕酮类药物有甲地孕酮、醋酸环丙孕酮、醋酸氯地孕酮、己酸孕诺酮等。氟丁酰胺是非甾体抗雄激素药，亦能干扰雄激素的细胞和摄取结合。抗雄激素药使用一段时间后能使症状及尿流率改善，残余尿减少，前列腺缩小，但停药后前列腺又增大，症状亦复发，且近年发现此类药物可以加重血液黏滞度，增加心脑血管栓塞发生率。LH 释放激素类似物对垂体有高度选择作用，使之释放 LH 及卵泡刺激素（FSH）。长期应用则可使垂体的这一功能耗尽，睾丸产生睾酮的能力下降，甚至不能产生睾酮而达到药物除睾的作用。

4. 其他

如 M 受体拮抗剂、植物制剂、中药等。M 受体拮抗剂通过阻断膀胱 M 受体，缓解逼尿肌过度收缩，降低膀胱敏感性，从而改善良性前列腺增生患者的症状。植物制剂如普适泰等适用于良性前列腺增生及相关下尿路症状的治疗。

（二）手术治疗

手术仍为前列腺增生的重要治疗方法。

手术适应证为：①有下尿路梗阻症状，尿流动力学检查已明显改变，或残余尿在60 ml以上；②不稳定膀胱症状严重；③已引起上尿路梗阻及肾功能损害；④多次发作急性尿潴留、尿路感染、肉眼血尿；⑤并发膀胱结石者。对有长期尿路梗阻、肾功能已有明显损害、严重尿路感染或已发生急性尿潴留的患者，应先留置导尿管解除梗阻，待感染得到控制、肾功能恢复后再行手术。如插入导尿管困难或插管时间长已引起尿道炎时，可改行耻骨上膀胱穿刺造瘘。应严格掌握急诊前列腺切除手术的适应证。

（三）微创治疗

1. 经尿道前列腺汽化术

主要是电极金属材料学创新，使其生物学热效应不同于前者。由于热转化快，可产生400℃高温，迅速造成组织汽化，或产生凝固性坏死，其止血特点极其显著，因此临床应用显示：①适应证增加，60 g以上的腺体可施行；②术野清晰，由于止血效果显著，冲洗液清晰，便于手术；③手术时间减少，由于减少了止血步骤，故手术切除加快，缩短了手术时间；④并发症减少，不易产生水中毒（凝固层厚），清晰术野减少了误伤，不易产生括约肌及包膜损伤；⑤术后恢复快，冲洗时间缩短。

2. 经尿道前列腺等离子双极电切术和经尿道等离子前列腺剜除术

其是使用等离子双极电切系统，并以与单极经尿道前列腺切除术相似的手术方式行经尿道前列腺切除手术。

3. 冷冻治疗

冷冻治疗系使前列腺经深低温冷冻后组织坏死腐脱，达到冷冻前列腺切除的目的。可经尿道进行，操作简单，适用于年龄大，不能耐受其他手术的患者。据文献报道，大部分患者下尿路梗阻症状可解除或改善，残余尿减少。但冷冻治疗有一定盲目性，冷冻深度及广度不易掌握。冷冻后再行经尿道前列腺切除，以清除冷冻后的残留增生组织，可明显减少出血。

4. 微波治疗

微波治疗系利用微波对生物组织的热凝固原理以达到治疗目的。微波放射极的放置可通过直肠超声波定位，或经尿道镜直视下定位。后者可准确地避开尿道外括约肌，减少尿失禁的并发症。

5. 激光治疗

利用激光热效应凝固汽化或切除前列腺组织，方法类似经尿道腔内操作。有表面照射，有插入热疗，也有利用激光束切除腺体。疗效肯定的是用激光剜除腺体，从膀胱将组织粉碎吸出，远期疗效和价格性能比有待观察。

6. 射频消融

利用射频波产生局部热效应使前列腺组织发生凝固性坏死。

（四）中医治疗

1. 肾阳不足型

小便不通或点滴不爽，排出无力，面色㿠白，神气怯弱，畏寒肢冷，腰膝酸软，舌质淡，苔薄白，脉沉细而尺弱。

治法：宜温阳益气，补肾利尿。

方药：济生肾气丸加减。

炙附片6 g，肉桂4 g，熟地黄15 g，山药10 g，云苓10 g，车前子10 g，泽泻10 g，牛膝10 g，山萸肉10 g，丹皮10 g，鹿角胶10 g。

2. 湿热蕴结型

小便点滴不通，或量极少而短赤灼热，欲解不利，小腹胀满，口苦口黏，或口渴不欲饮，或大便不畅，舌质红，苔根黄腻，脉数。

治法：宜清热利湿，通利小便。

方药：八正散加减。

木通10 g，车前草10 g，冬葵子12 g，瞿麦10 g，萹蓄10 g，滑石20 g，石韦10 g，大黄4 g，牛膝10 g。

3. 阴虚火旺型

小便频数，点滴不畅，时发时止，遇劳加重，经久不愈，伴头晕耳鸣，五心烦热，口干便燥，舌红，苔少，脉细数。

治法：宜滋阴降火，益肾固精。

方药：二海地黄汤。

熟地黄10 g，山萸肉10 g，云苓10 g，牛膝10 g，知母10 g，黄柏9 g，泽泻10 g，海藻10 g，昆布10 g，丹皮10 g，车前草15 g。

4. 脾气不升型

小腹坠胀，时欲小便而不得出，或量少而不畅，精神疲乏，食欲缺乏，气短而语声低细，舌质淡，苔薄白，脉细弱。

治法：宜升清降浊，化气利水。

方药：补中益气汤合春泽汤加减。

党参10 g，黄芪20 g，白术10 g，甘草10 g，当归10 g，陈皮10 g，升麻6 g，猪苓10 g，茯苓10 g，泽泻10 g，桂枝10 g。

5. 浊瘀互阻型

小便点滴而下，或尿如细线，甚则阻塞不通，小腹胀满疼痛，舌质紫暗或有瘀点，脉涩。

治法：宜行瘀散结，通利水道。

方药：代抵当丸加减。

酒大黄10 g，桃仁10 g，穿山甲＊10 g，归尾10 g，牛膝10 g，车前子10 g，滑石

＊ 穿山甲为国家保护动物，现已用其替代物。

15 g，通草 5 g。

6. 肝气郁滞型

情志抑郁，或多烦善怒，小便不通或通而不畅，胁腹胀满，舌红，苔薄白或薄黄，脉弦。

治法：宜疏调气机，通利小便。

方药：沉香散加减。

沉香 10 g，橘皮 10 g，当归 10 g，王不留行 15 g，石韦 10 g，冬葵子 10 g，滑石 15 g，山栀 10 g。

十、护理措施

（一）一般护理

1）术前注意心理护理。

2）戒烟、忌酒、防便秘，以免诱发急性尿潴留。

3）改善肾功能，有尿路感染时使用抗生素。

4）加强营养，适当活动，提高机体对手术的耐受力。

5）术后保持导尿管和膀胱造瘘管引流通畅，根据需要行膀胱冲洗。

6）观察和防止术后出血（术后护理重点），注意密切观察血压、脉搏、引流尿量和尿色变化、气囊内充液情况、术后 1 周内禁止肛管排气和灌肠、术后 10 天左右拔除气囊导尿管。

7）耻骨上膀胱造瘘管术后 2 周左右拔除。

8）预防感染，加强基础护理。

（二）饮食护理

1）禁饮烈酒，少食辛辣肥甘之品，少饮咖啡，少食柑橘、橘汁等酸性强的食品，并少食白糖及精制面粉。

2）多食新鲜水果、蔬菜、粗粮及大豆制品，多食蜂蜜以保持大便通畅，适量食用牛肉、鸡蛋。

3）服食种子类食物，可选用南瓜子、葵花子等，每日食用，数量不拘。

4）绿豆不拘多寡，煮烂成粥，放凉后任意食用，对膀胱有热，排尿涩痛者尤为适用。

5）不能因尿频而减少饮水量，多饮水可稀释尿液，防止引起泌尿系感染及形成膀胱结石。饮水应以凉开水为佳，少饮浓茶。

十一、防控

（一）健康饮食

饮食应以清淡、易消化者为佳，多吃蔬菜水果，少食辛辣刺激性食物，戒酒，以减少前列腺充血的机会。多吃含锌元素丰富的食物。

（二）保持清洁

男性的阴囊伸缩性大，分泌汗液较多，加之阴部通风差，容易藏污纳垢，局部细菌常会乘虚而入，经常清洗会阴部，保持清洁可以预防前列腺增生。

（三）按摩保健

临睡前做自我按摩，以达到保健的目的。操作如下：取仰卧位，左脚伸直，左手放在神阙穴（肚脐）上，用中指、食指、无名指三指旋转，同时再用右手三指放在会阴穴部旋转按摩，一共100次。完毕换手做同样动作。这种按摩有利于膀胱恢复。小便后稍加按摩可以促使膀胱排空，减少残余尿量。会阴穴多按摩使得会阴处血液循环加快，起到消增生、止痛和消肿的作用。

（四）和谐节制的性生活

男性射精时可以排出前列腺分泌物，前列腺组织充血会随之消退。频繁的性生活会使前列腺长期处于充血状态，以致前列腺增生；过分禁欲会导致前列腺分泌物排出不畅，刺激前列腺组织，也会导致前列腺增生。因此适度节制的性生活是必要的，但不能完全禁欲。

（五）做到以下生活方式

1. 多吃蔬菜

蔬菜含有非常丰富的维生素，在前列腺增生的保健工作中要注意食用才行。蔬菜和水果富含丰富的β胡萝卜素、叶黄素、维生素C等抗氧化剂，这些成分能够大大地降低前列腺增生的发病机会，因而多吃此类蔬菜和水果，能够对前列腺产生很好的保护作用。

2. 不可过度劳累

过度劳累会耗伤中气，造成无力排尿，容易引起尿潴留。

3. 防止受寒

寒冷会加重本病症状，因而患者应注意保暖，尤其是秋末至初春时令。

4. 绝对忌酒

乙醇会造成前列腺的充血，压迫膀胱颈部位，并有诱发尿潴留的可能。因而，本病患者应绝对忌酒。

5. 少食辛辣刺激性食物

辛辣刺激性食物会导致器官充血，使前列腺受到压迫，同时还会加重痔疮、便秘的症状，使排尿更加困难。

6. 不可憋尿

膀胱在患者憋尿时充盈过度，减弱了肌张力在逼尿时的力度，以致排尿困难，容易诱发急性尿潴留。

7. 避免久坐

久坐会阴部也充血，容易发生排尿时困难。故而，本病患者应多参加一些体育活动，能够减轻症状。

8. 白天多饮水，夜间少饮水

白天多饮水能加速排尿，便于尿液对尿路的冲洗，尿液也不容易浓缩成结石。但入睡后，应避免膀胱充盈过度，故要减少夜间的饮水量。

十二、预后

良性前列腺增生一般经过治疗预后良好。如不治疗，严重影响生活质量，慢性下尿路梗阻可致肾衰竭而威胁生命。

（夏淑梅）

第八章　骨骼系统疾病

骨质疏松

骨质疏松是由于多种原因导致的骨密度和骨量下降，骨微结构破坏，造成骨脆性增加，从而容易发生骨折的全身性骨病。

骨质疏松是一种多因素所致的慢性病。在骨折发生之前，通常无特殊临床表现。该病女性多于男性，常见于绝经后妇女和老年人。随着我国老年人口的增加，骨质疏松发病率处于上升趋势，在我国乃至全球都是一个值得关注的健康问题。

一、流行病学

（一）流行趋势

骨质疏松是一个世界范围的、越来越引起人们重视的健康问题。目前全世界约有 2 亿人患有骨质疏松，其发病率已跃居常见病、多发病的第七位。据统计，目前，我国 40 岁以上人群骨质疏松的患病率达 16.1%，60 岁以上人群则为 22.6%，80 岁以上人群达 50%；骨质疏松的发生随着年龄的增加呈递增性上升。因此，正确认识、早期预防显得尤为重要。随着人口老龄化日趋明显，作为近年来多发的退行性疾病——骨质疏松及其并发症，已成为一个社会性的健康问题而备受老年病学者的关注，并引起了各国政府的高度重视。

（二）高危人群

1）中老年人、孕妇及乳母、更年期妇女、运动员。
2）钙的摄取量少，不常晒太阳，维生素 D 摄取不足。
3）大量摄取咖啡、茶，节食减肥、嗜烟、酗酒者。
4）运动量少、长期卧床的人。
5）40 岁以前停经，卵巢、子宫、胃或小肠切除者。
6）长期服用糖皮质激素、抗痉挛药、利尿剂、抗凝血剂、胃药、镇痛药等。
7）患肾病或肝病、糖尿病、高血钙、甲状腺功能亢进、甲状旁腺功能亢进、风湿性关节炎、僵直性脊椎炎、血液病及某些恶性肿瘤等人群。

二、病因

骨质疏松的具体病因尚未完全明确，一般认为与以下因素有关：

（一）内分泌因素

女性患者由于雌激素缺乏造成骨质疏松，男性则为性功能减退所致睾酮水平下降引起的。骨质疏松在绝经后妇女特别多见，卵巢早衰使骨质疏松提前出现，提示雌激素减少是发生骨质疏松的重要因素。绝经后 5 年内会有一突然显著的骨量丢失加速阶段，每年骨量丢失 2%～5% 是常见的，20%～30% 的绝经早期妇女骨量丢失 >3%/年，称为快速骨量丢失者，而70%～80%妇女骨量丢失 < 3%／年，称为正常骨量丢失者。瘦型妇女较胖型妇女容易出现骨质疏松并易骨折，这是后者脂肪组织中雄激素转换为雌激素的结果。与年龄相仿的正常妇女相比，骨质疏松患者血雌激素水平未见明显差异，说明雌激素减少并非是引起骨质疏松的唯一因素。

一般来说，老年人存在肾功能生理性减退，表现为1，25 -（OH）$_2$D$_3$ 生成减少，血钙降低，进而刺激 PTH 分泌，故多数学者报道血中 PTH 浓度常随年龄增加而增加，增加幅度可为30%甚至更高。对绝经后骨质疏松妇女的甲状旁腺功能研究结果显示，功能低下、正常和亢进皆有。一般认为老年人的骨质疏松和甲状旁腺功能亢进有关。

有研究显示各年龄组女性的血降钙素水平较男性低，绝经组妇女的血降钙素水平比绝经期妇女低，因此认为血降钙素水平降低可能是女性易患骨质疏松的原因之一。静脉滴注钙剂后女性血降钙素的增高值明显低于男性，血降钙素的基础值与增高值均与年龄呈负相关。有报道，对绝经前和绝经后的健康志愿者进行静脉滴注降钙素兴奋试验，未见降钙素储备功能有显著差别。而骨量减少和骨质疏松患者的降钙素储备功能则都降低，后者更为明显，这提示降钙素储备功能的降低可能参与了骨质疏松的发生。对绝经后骨质疏松妇女的血降钙素水平报道多数是降低的，但也有正常和轻度升高的报道。

成骨细胞功能、肾的 1α - 羟化酶活性随老龄化而受损，与此有关的 1，25 -（OH）$_2$D$_3$ 浓度降低亦参与骨质疏松的形成。其他内分泌失调性疾病，例如库欣综合征产生过多的内源性皮质激素或慢性甲状腺毒症，导致骨的吸收或排泄增加，这些都与骨质疏松形成有关。

（二）遗传因素

骨质疏松以白种人尤其是北欧人种多见，其次为亚洲人，而黑种人少见。骨密度为诊断骨质疏松的重要指标，骨密度值主要决定于遗传因素，其次受环境因素的影响。有报道青年双卵孪生子之间的骨密度差异是单卵孪生子之间差异的 4 倍；而在成年双卵孪生子之间骨密度差异是单卵孪生子的 19 倍。近期研究指出，骨密度与维生素 D 受体基因型的多态性密切相关。其他如胶原基因和雌激素受体基因等与骨质疏松的关系的研究也有报道，但目前尚无肯定结论。

（三）营养因素

已经发现青少年时钙的摄入与成年时的骨量峰直接相关。钙的缺乏导致 PTH 分泌和骨吸收增加，低钙饮食者易发生骨质疏松。维生素 D 的缺乏导致骨基质的矿化受损，可出现骨质软化。长期蛋白质缺乏造成骨基质蛋白合成不足，导致新骨生成落后，如同时有钙缺乏，骨质疏松则加快出现。维生素 C 是骨基质羟脯氨酸合成中不可缺少的，能保持骨基质的正常生长和维持骨细胞产生足量的碱性磷酸酶，如缺乏维生素 C 则可使骨基质合成减少。

（四）失用因素

肌肉对骨组织产生机械力的影响，肌肉发达，骨骼强壮，则骨密度值高。由于老年人活动减少，使肌肉强度减弱、机械刺激少、骨量减少，同时肌肉强度的减弱和协调障碍使老年人较易摔跤，伴有骨量减少时则易发生骨折。老年人患有脑卒中等疾病后长期卧床不活动，因失用因素导致骨量丢失，容易出现骨质疏松。

（五）药物

抗惊厥药，如苯妥英钠、苯巴比妥及卡马西平，引起治疗相关的维生素 D 缺乏及肠道钙的吸收障碍，并且继发甲状旁腺功能亢进。过度使用包括铝制剂在内的制酸剂，能抑制磷酸盐的吸收及导致骨矿物质的分解。糖皮质激素能直接抑制骨形成，降低肠道对钙的吸收，增加肾脏对钙的排泄，继发甲状旁腺功能障碍，以及性激素的产生。长期使用肝素会出现骨质疏松，具体机制未明。化疗药，如环孢素 A，已证明能增加啮齿类动物的骨更新。

（六）肿瘤

肿瘤尤其是多发性骨髓瘤的肿瘤细胞产生的细胞因子能激活破骨细胞，以及儿童或青少年的白血病和淋巴瘤，后者的骨质疏松常是局限性的。胃肠道疾病，如炎性肠病导致吸收不良和进食障碍；神经性厌食症导致快速的体重下降以及营养不良，并与无月经有关。珠蛋白生成障碍性贫血源于骨髓过度增生以及骨小梁连接处变薄，这类患者中还会出现继发性性腺功能减退。

（七）其他因素

酗酒对骨有直接毒性作用。吸烟能增加肝脏对雌激素的代谢及对骨的直接作用，另外还能造成体重下降并致提前绝经。长期的大强度运动可导致特发性骨质疏松。

三、发病机制

（一）老年性和经绝期后骨质疏松

男性多见于 55 岁后，女性多见于绝经期后。老年性骨质疏松可能与性激素水平低下、蛋白质合成性代谢刺激减弱及成骨细胞功能减弱、骨质形成减少等有关。雌激素有抑制破骨细胞活性、减少骨吸收和促进成骨细胞活性及骨质形成作用，并有拮抗皮质醇和甲状腺激素的作用。绝经期后雌激素降低，故骨吸收加速而逐渐发生骨质疏松。雌激素还有刺激 1α-羟化酶产生 $1,25-(OH)_2D_3$ 的作用。更年期后缺乏性激素 1α-羟化酶对 PTH、低血磷等刺激生成的敏感性减低，$1,25-(OH)_2D_3$ 生物合成低下，随着年龄的增长，骨母细胞逐渐死亡，骨基质在量与质方面都在改变，因此，老年性骨质疏松实际上是机体老化过程的表现，特别是骨组织表现最突出。

（二）营养性骨质疏松

蛋白质缺乏、骨有机基质生成不良、维生素 C 缺乏影响基质形成，并使胶原组织的成熟发生障碍；饮食中长期缺钙（每日不足 400 mg）者可发生继发性甲状旁腺功能亢进而促进骨质吸收也可致病。

（三）失用性骨质疏松

各种原因的失用少动、不负重等对骨骼的机械刺激减弱可造成肌肉萎缩、骨形成作用减少、骨吸收作用增强而形成骨质疏松。

（四）特发性骨质疏松

原因不明多见于青年人，故又称青年特发性骨质疏松。

（五）内分泌性骨质疏松

1. 皮质醇增多症

由于糖皮质激素抑制成骨细胞活动而影响骨基质的形成，抑制肠钙吸收，增加尿钙排出量，同时蛋白质合成抑制，分解增加，导致负钙及负氮平衡使骨质生成障碍，但主要是骨质吸收增加。

2. 甲状腺功能亢进

大量甲状腺激素对骨骼有直接作用，使骨吸收和骨形成同时加强，但以骨吸收更为突出，致骨量减少。甲状腺功能亢进患者全身代谢亢进、骨骼中蛋白基质不足、钙盐沉积障碍也是发生骨密度减低的原因。$1, 25 - (OH)_2D_3$ 是维生素 D 活性激素，它能增加肠道对钙和磷的吸收，刺激骨的生长和骨矿物化。由于大量甲状腺激素影响肾 $1\alpha -$ 羟化酶活性，干扰了 $1, 25 - (OH)_2D_3$ 分解代谢甲状腺功能亢进时 $1, 25 - (OH)_2D_3$ 水平降低，而使肠道吸收钙减少，粪钙排出增多，肾回吸收钙减少，肾排出钙增加。胶原组织分解加强尿羟脯氨酸排出增加，造成负钙平衡。因此甲状腺功能亢进患者骨密度降低与 $1, 25 - (OH)_2D_3$ 下降可能也有一定关系。

3. 糖尿病

由于胰岛素相对或绝对不足导致蛋白质合成障碍，体内呈负氮平衡，骨有机基质生成不良，骨氨基酸减少，胶原组织合成障碍，肠钙吸收减少，骨质钙化减少。糖尿病患者因高尿糖渗透性利尿，导致尿钙、磷排出增多及肾小管对钙、磷回吸收障碍，导致体内负钙平衡引起继发性甲状旁腺功能亢进，进而 PTH 分泌增加，骨质脱钙，当糖尿病控制不良时，常伴有肝性营养不良和肾脏病变，致使活性维生素 D 减少，$1\alpha -$ 羟化酶活性降低，加重了骨质脱钙。

4. 肢端肥大症

此症常有肾上腺增大，皮质肥厚，甲状腺功能相对亢进，与此同时，性腺功能减退受抑制 LH、皮质醇、甲状腺激素可增加尿钙排出，降低血钙，血磷增高，从而刺激 PTH 分泌，增加骨吸收。

5. 原发性甲状旁腺功能亢进性骨质疏松

PTH 对组织各种细胞，如间质细胞、原始骨细胞、前破骨细胞、破骨细胞、前成骨细胞、成骨细胞及骨细胞均有影响，实验证明，PTH 使大量骨细胞活跃，发挥其溶骨吸收作用，同时促进少数无活性的前破骨细胞变为有活性的破骨细胞，加快溶骨吸收作用，此时从破骨细胞到前成骨细胞和成骨细胞的转变过程由于胞质中无机磷水平下降而受到抑制，成骨细胞既小又少，致骨钙盐外流血清钙上升。慢性实验证明，PTH 除促进已经存在的骨细胞和破骨细胞溶骨吸收作用外还促使间质细胞经过原始骨细胞，前破骨细胞转变为破骨细胞，从而使破骨细胞在数量上大为增多，溶骨吸收过程进一步加强。其骨骼改变程度因病期而异，有的可发生囊肿样改变，但骨皮质的骨膜下吸收为其特征性改变。

6. 其他

类风湿性关节炎伴骨质疏松同时伴结缔组织萎缩，包括骨骼胶原组织在内，重者尚有失用因素存在。糖皮质激素治疗也促进骨质疏松。长期肝素治疗影响胶原结构，可致骨质疏松。

四、临床表现及并发症

（一）疼痛

疼痛是原发性骨质疏松最常见的症状，以腰背痛多见，占疼痛患者中的 70% ~80%。

疼痛沿脊柱向两侧扩散，仰卧或坐位时疼痛减轻，直立时后伸或久立、久坐时疼痛加剧，日间疼痛轻，夜间和清晨醒来时加重，弯腰、肌肉运动、咳嗽、大便用力时加重。一般骨量丢失 12% 以上时即可出现骨痛。老年骨质疏松时，椎体骨小梁萎缩，数量减少，椎体压缩变形，脊柱前屈，腰大肌为了纠正脊柱前屈，加倍收缩，肌肉疲劳甚至痉挛，产生疼痛。新近胸、腰椎压缩性骨折，亦可产生急性疼痛，相应部位的脊柱棘突可有强烈压痛及叩击痛，一般 2 ~3 周可逐渐减轻，部分患者可呈慢性腰痛。若压迫相应的脊神经可产生四肢放射痛、双下肢感觉运动障碍、肋间神经痛、胸骨后疼痛类似心绞痛，也可出现上腹痛类似急腹症。若压迫脊髓、马尾神经还可影响膀胱、直肠功能。

（二）身长缩短、驼背

多在疼痛后出现。脊椎椎体前部几乎多为松质骨组成，而且此部位是身体的支柱，负重量大，尤其第 11、12 胸椎及第 3 腰椎，负荷量更大，容易压缩变形，使脊椎前倾，背曲加剧，形成驼背，随着年龄增长，骨质疏松加重，驼背曲度加大，致使膝关节挛拘显著。正常人每 1 椎体高度 2 cm 左右，老年人骨质疏松时椎体压缩，每椎体缩短 2 mm 左右，身长缩短 3 ~6 cm。

（三）骨折

这是退行性骨质疏松最常见和最严重的并发症，它不仅增加患者的痛苦，加重经济负责，并严重限制患者活动，甚至缩短寿命。据中国统计，老年人骨折发生率为 6.3% ~24.4%，尤以高龄（80 岁以上）女性老人为甚。骨质疏松所致骨折在老年前期以桡骨远端骨折（Colles 骨折）多见，老年期以后腰椎和股骨上端骨折多见。一般骨量丢失 20% 以上时即发生骨折。骨密度每减少 1.0DS，脊椎骨折发生率增加 1.5～2 倍。脊椎压缩性骨折有 20%～50% 的患者无明显症状。

（四）呼吸功能下降

胸、腰椎压缩性骨折，脊椎后弯，胸廓畸形，可使肺活量和最大换气量显著减少，肺上叶前区小叶型肺气肿发生率可高达 40%。老年人多数有不同程度的肺气肿，肺功能随着增龄而下降，若再加骨质疏松所致胸廓畸形，患者往往可出现胸闷、气短、呼吸困难等症状。一旦症状产生，造成体型改变，对爱美的人是一项打击，加上疼痛、行动不便、骨折手术的医疗支付等，对个人、家庭及社会更是极大的负担。

五、分类及分型

（一）分类

第一类为原发性骨质疏松，它是随着年龄增长必然发生的一种生理性退行性病变。该型又分 2 型，Ⅰ型为绝经后骨质疏松，见于绝经不久的妇女。Ⅱ型为老年性骨质疏松，多在 65 岁后发生。占发病总数的 85%～90%。

第二类为继发性骨质疏松，它是由其他疾病或药物等一些因素所诱发的骨质疏松。只占发病总数的 10%～15%。

第三类为特发性骨质疏松，多见于 8～14 岁的青少年或成人，多半有遗传家庭史，女性多于男性。妇女妊娠及哺乳期所发生的骨质疏松也可列入特发性骨质疏松。占少数。

（二）分型

1）骨质疏松可以是原发性的也可以是继发性的。原发性骨质疏松可以分为Ⅰ型和Ⅱ型，继发的骨质疏松也称为Ⅲ型骨质疏松。

（1）Ⅰ型或称为绝经后骨质疏松：认为其主要原因是性腺（雌激素和睾酮）功能的缺陷，发生在任何年龄段的雌激素和睾酮缺乏都将加速骨量丢失。骨量丢失的确切机制尚不完全明确，原因是多方面的，其中最主要的原因是破骨细胞前期细胞的募集和敏感性增加，以及骨吸收的速度超过骨形成。在绝经后的妇女，第一个 5～7 年中骨的丢失以每年 1%～5% 的速度递增，结果是导致骨小梁的减少，容易出现 Colles 骨折和椎体骨折。

雌激素缺乏使骨对 PTH 的作用敏感性增加，导致钙从骨中丢失增加、肾脏排泄钙降低、$1,25-(OH)_2D_3$ 生成增加。$1,25-(OH)_2D_3$ 的增加促进肠道和肾脏对钙的吸收，并通过增加破骨细胞的活性和数量促进骨吸收。PTH 的分泌通过负反馈机制而下降，引起同上述相反的作用。破骨细胞也受细胞因子的影响，如 TNF、IL－1 以及 IL－6，上述细胞因子由单核细胞产生，在性激素缺乏时产生增加。

（2）Ⅱ型或称老年性骨质疏松：见于男性和女性，源于骨形成下降和老年人肾脏形成 $1,25-(OH)_2D_3$ 降低。上述生理变化的结果是引起骨皮质以及骨小梁的丢失，增加了髋骨、长骨以及椎骨骨折发生的危险性。

（3）Ⅲ型骨质疏松继发于药物等：尤其是糖皮质激素，或是其他各种能增加骨量丢失的病变。

在Ⅰ型和Ⅱ型骨质疏松中，以妇女为多见，男女比例分别为6∶2（Ⅰ型）和2∶1（Ⅱ型），Ⅲ型骨质疏松中，男女发病比率无差异。Ⅰ型骨质疏松的发病高峰年龄为50~70岁，Ⅱ型骨质疏松的高发年龄为70岁以上，Ⅲ型骨质疏松发病与年龄关系不大，可见于任何年龄。

2）骨质疏松乃由于各种原因引起的骨形成减少或骨吸收增强或两者兼而有之所致。骨质疏松可分为局限型与全身型两种。

（1）局限型骨质疏松（或失用性骨质疏松）：多因患肢的长期不活动或瘫痪引起，如见于小儿麻痹症或骨结核治疗时，大约数周内即可出现，表现为松质骨的小梁减少、变细，皮质骨变薄、变疏松。X线检查可以早期发现，病变为灶性，特别在软骨下的关节或干骺端明显，可能因该处骨质代谢较旺盛所致。在肌肉恢复运动时，骨小梁形成增加，可逐渐恢复正常状态，尤其在小儿比较明显。

（2）全身性骨质疏松：①营养缺乏，如蛋白质、钙或维生素 C 或 D 缺乏。②多种内分泌系统疾病，如库欣综合征、甲状腺功能亢进或性腺功能低下。

六、辅助检查

（一）生化检查

1. 血钙、磷和碱性磷酸酶

在原发性骨质疏松中，血清钙、磷以及碱性磷酸酶水平通常是正常的，骨折后数月碱性磷酸酶水平可增高。

2. 血甲状旁腺激素

应检查甲状旁腺功能除外继发性骨质疏松。原发性骨质疏松者血 PTH 水平可正常或升高。

3. 骨更新的标志物

骨质疏松患者部分血清学生化指标可以反映骨转换（包括骨形成和骨吸收）状态，在骨的高转换状态（例如Ⅰ型骨质疏松）下，这些指标可以升高，也可用于监测治疗的早期反应。但其在骨质疏松中的临床意义仍有待进一步研究。这些生化测量指标包括骨特异的碱性磷酸酶、抗酒石酸酸性磷酸酶、骨钙素、Ⅰ型原胶原蛋白、尿吡啶啉和脱氧吡啶啉、Ⅰ型胶原的 N－C－末端交联肽。

4. 晨尿钙/肌酐比值

正常比值为 0.13∶0.01，尿钙排量过多则比值增高，比值增高提示有骨吸收率增加的可能。

（二）X 线检查

X 线可以发现骨折以及其他病变，如骨关节炎、椎间盘疾病以及脊椎前移。骨质减少（低骨密度）摄片时可见骨透亮度增加、骨小梁减少及其间隙增宽、横行骨小梁消失、骨结构模糊，但通常需在骨量下降30%以上才能观察到。大体上可见因椎间盘膨出所致的椎体双凹变形，椎体前缘塌陷呈楔形变，亦称压缩性骨折，常见于第11、12胸椎和第1、2腰椎。

（三）骨密度检测

骨密度检测是骨折最好的预测指标。测量任何部位的骨密度，可以用来评估总体的骨折发生危险度；测量特定部位的骨密度，可以预测局部的骨折发生危险度。

以下人群需进行骨密度的检测：65以上的绝经后妇女，尽管采取了各种预防措施，这类人群仍有发生骨质疏松的危险，如有骨质疏松存在则应该进行相应的治疗；存在1个或1个以上危险因素、小于65岁的绝经后妇女；伴有脆性骨折的绝经后妇女；需根据骨密度测定值来决定治疗的妇女；长期激素替代疗法的妇女；轻微创伤后出现骨折的男性；X线检查显示骨质减少的人群以及存在可导致骨质疏松的其他疾病的患者。

（四）射线测量

通常用于测定手的骨皮质情况，尤其是第2掌骨。该法可用于儿童的骨密度测定，费用最为低廉。但该法不如骨密度检查精确，而且对于骨密度变化的敏感性不大。

七、诊断与鉴别诊断

（一）诊断

1. 诊断原则

诊断骨质疏松应以骨密度减少为基本依据，须鉴别是原发性骨质疏松还是继发性骨质疏松。可参考年龄、病史、骨折和实验室检查等进行综合考虑。

2. 适用范围

1）原发性骨质疏松。

2）继发性骨质疏松。

3. 诊断基本手段

1）骨密度减少以骨矿含量测定和脊柱腰椎X线片相结合判断，本标准目前主要以双能X线吸收法（DEXA）为手段制订，不排除多种方法的应用。

2）尚无骨密度仪的单位，可以用X线片初步诊断骨质疏松，一般常用腰椎X线片，也可以用股骨近端、跟骨、管状骨X线片。

4. 诊断标准

骨矿物质含量诊断标准和峰值骨密度丢失百分率及分级标准（主要用于女性成人、男性参照执行）。

1）参考WHO的标准，结合我国国情，制定本标准以汉族妇女DEXA测量峰值骨量（M±SD）为正常参考值，在目前尚无细分标准的情况下，不同民族、地区和性别可参照执行该标准。

＞M－1SD 为正常。

M－1SD～2SD 为骨量减少。

＜M－2SD 为骨质疏松。

＜M－2SD 为伴有一处或多处骨折为严重骨质疏松。

＜M－3SD 无骨折也可诊断为严重骨质疏松。

2）参考日本1996年修订版的标准，自己尚未做峰值骨密度调查，抑或自己做了一些调查，但 SD 不便应用时，可用腰椎骨量丢失百分率（％）诊断法。

＞M－12％为正常。

M－13％～24％为骨量减少。

＜M－25％为骨质疏松。

＜M－25％伴有一处或多处骨折为严重骨质疏松。

＜M－37％无骨折，也可诊断为严重骨质疏松。

5. 中国人原发性骨质疏松按生理年龄自我参考预诊法

女性49岁绝经，那么52～66岁骨量可减少，62～76岁可患骨质疏松，72～86岁可患严重骨质疏松。由于个体、环境、营养和运动等差异，我们给出女性加减7岁，男性加减8岁的变化幅度。最后确诊应到医院行骨密度检查。

6. X 线片诊断要求

1）照片质量除跟骨照侧位片外，其他部位骨结构应照正、侧位片。照片的清晰度、对比度、细致度应较高，软组织、骨组织层次结构应清楚。

2）脊椎骨密度估计建议用下列方法：Ⅰ度，纵向骨小梁明显；Ⅱ度，纵向骨小梁变稀疏、表面粗糙；Ⅲ度，纵向骨小梁不明显。Ⅰ度为可疑，Ⅱ度、Ⅲ度为骨质疏松。同时发生压缩骨折者，应测量压缩率（％）。

3）股骨近段可以用 Singh 指数法。在Ⅲ度以下定为骨质疏松。

4）跟骨 Jhamaria 分度法。在Ⅲ度定为可疑，在Ⅲ度以下定为骨质疏松。

5）管状骨皮质指数法。常用于四肢长骨、第2掌骨及锁骨等部位，皮质指数＝中点皮质厚度/该点骨横径，指数＜0.4为可疑，≤0.35诊断为骨质疏松。

（二）鉴别诊断

1. 骨软化

临床上常有胃肠吸收不良、脂肪痢、胃大部切除或肾病病史。早期骨骼 X 线常不易和骨质疏松区别。但如出现假骨折线或骨骼变形，则多属骨软化。生化改变较骨质疏松明显。

1）维生素 D 缺乏所致骨软化则常有血钙、血磷低下，血碱性磷酸酶增高，尿钙、磷减少。

2）肾性骨病变多见于肾小管病变，如同时有肾小球病变时，血磷可正常或偏高。由于血钙过低、血磷过高，患者均有继发性甲状旁腺功能亢进。

2. 骨髓瘤

典型患者的骨骼 X 线表现常有边缘清晰的脱钙，须和骨质疏松区别。患者血碱性磷酸酶均正常，血钙、磷变化不定，但常有 IgM 增高及尿中出现本周蛋白。

3. 遗传性成骨不全

可能由于成骨细胞产生的骨基质较少，结果状如骨质疏松。血及尿中钙、磷及碱性磷酸酶均正常，患者常伴其他先天性缺陷，如耳聋等。

4. 转移癌性骨病变

临床上有原发癌的表现，血及尿钙常增高，伴尿路结石。X 线可见骨质有侵袭。

八、治疗

(一) 药物治疗

有效的药物治疗能阻止和治疗骨质疏松，包括雌激素替代疗法、降钙素、选择性雌激素受体调节剂以及二磷酸盐，这些药物可以阻止骨吸收，但对骨形成的作用特别小。经验治疗发现缓释氟化钠以及低剂量的 PTH 能增加骨形成，可以阻止雌激素缺乏妇女的骨量丢失。前者还可以减少椎体骨折的发生率。研究证实这些药物能改善骨密度，对于性腺功能减退的骨质疏松男性给予睾酮治疗能维持骨量。给予钙和维生素 D 是重要的预防措施。

用于治疗和阻止骨质疏松发展的药物分为两大类，第一类为抑制骨吸收药，包括钙剂、维生素 D 及活性维生素 D、降钙素、二磷酸盐、雌激素以及异黄酮；第二类为促进骨合成药，包括氟化物、合成类固醇、PTH 以及异黄酮。到目前为止，所有的治疗药物都是在女性患者进行的实验，除雌激素和选择性雌激素受体调节剂外，假定所有的药物对男性的治疗作用是相同的。

激素替代疗法被认为是治疗绝经后妇女骨质疏松的最佳选择，也是最有效的治疗方法，存在的问题是激素替代疗法可能带来其他系统的不良反应。激素替代疗法避免用于患有乳腺疾病的患者，以及不能耐受其不良反应者。对于上述患者，可选用其他药物。

激素替代疗法的药物为雌激素，可用妊马雌酮，$0.300 \sim 0.625 \, mg/d$，对于未切除子宫者，建议周期使用雌激素，即每天 1 次，连用 3 周，再停用 1 周。报道指出，雌激素治疗能减少绝经后妇女心血管疾病危险性，其机制可能是由于药物改善了血浆脂质浓度，HDL 增高、胆固醇和 LDL 降低和药物对动脉的直接作用。如果停用雌激素，那么将在 $1 \sim 2$ 年迅速地再次发生骨量丢失，同时丧失雌激素带来的心血管保护作用。对本药过敏、乳腺癌、诊断未明的阴道或子宫出血、活动的血栓性静脉炎、血栓形成性疾病以及既往使用本药引起类似症状者禁用。雌激素可减低抗凝药的作用，与巴比妥、利福平以及其他可诱导肝微粒体酶的药物合用可降低雌激素的血清水平。雌激素还可降低细胞色素 P450 还原酶的活性，与糖皮质激素联用时可因此影响糖皮质激素的作用与毒性。部分患者服用雌激素可以出现雌激素过度刺激的症状，如不正常的或大量的子宫出血、乳房痛，部分患者还可以出现液体潴留。长期服用雌激素治疗增加了子宫内膜增生的危险性，加用黄体酮能抵消此不良反应，对于子宫已切除者则不需加用孕激素。服用雌激素患者应定期接受包括妇科检查在内的全面体检以及乳腺检查和摄影。出现黄疸以及不能控制的高血压时应停药。手术前 2 周应停药，以免引起血管栓塞。

1. 雌二醇

能减轻骨吸收，增加成骨细胞活性，多项研究表明雌二醇能阻止脊柱和髋骨的骨量丢失，建议绝经后即开始服用，在耐受的情况下终身服用。成人 0.1 mg/d，周期服用，即连用 3 周，停用 1 周。可经皮肤黏膜使用，每天释放雌二醇的量不小于 0.05 mg，必要时调整剂量以控制绝经期症状。过敏、乳腺癌、血栓性静脉炎以及诊断不清的阴道出血禁用。另有炔雌醇和炔诺酮属于孕激素，用来治疗中到重度的与绝经期有关的血管舒缩症状，1 片/天。

2. 雄激素

研究表明对于性激素严重缺乏所致的骨质疏松的男性患者，给予睾酮替代治疗能增加脊柱的骨密度，但对髋骨似乎无效，因此雄激素可视为一种抗骨吸收药。

3. 睾酮

肌内注射每次 200 mg，每 2~4 周 1 次，可用于治疗性腺功能减退的骨密度下降患者。肾功能受损以及老年患者慎用睾酮，以免增加前列腺增生的危险。睾酮可以增加亚临床的前列腺癌生长，故用药需监测 PSA。还需监测肝功能、血常规以及胆固醇。如出现水肿以及黄疸应停药。用药期间应保证钙和维生素 D 的供应。另有外用睾酮可供选择。该类药物在某些器官中具有弱的雌激素样作用，而在另一些器官可起雌激素的拮抗作用。选择性雌激素受体调节剂能防止骨质疏松，还能减少心血管疾病、乳腺癌和子宫内膜癌的发生率。这类药物有雷洛昔芬，为非类固醇的苯并噻吩，是雌激素的激动剂，能抑制骨吸收，增加脊柱和髋部的骨密度，能使锥体骨折的危险性下降 40%~50%，但疗效较雌激素差，剂量为 60 mg/d，适用于不愿服用雌激素或因病不能服用雌激素的具有中度骨质疏松危险的妇女，尤其是那些具有绝经期血管舒缩综合征（如燥热、脸红）的妇女以及具有发生心血管疾病和乳腺癌危险的妇女。绝经前妇女禁用，也不推荐和雌激素替代疗法同时使用。该药具有拮抗华法林的作用，禁止和阴离子交换树脂（如考来烯胺）同时服用，与地西泮、二氮嗪、利多卡因等高蛋白结合率的药物联用时应谨慎。长期制动和手术前 3 天停用，以免引起血栓形成。

4. 二磷酸盐类

二磷酸盐类是骨骼中与羟基磷灰石相结合的焦磷酸盐的人工合成类似物，能特异性抑制破骨细胞介导的骨吸收并增加骨密度，具体机制仍未完全清楚，考虑与调节破骨细胞的功能以及活性有关。禁用于孕妇以及计划怀孕的妇女。第一代命名为羟乙膦酸钠，治疗剂量有抑制骨矿化的不良反应，因此主张间歇性、周期性给药，每周期开始时连续服用羟乙膦酸钠 2 周，每天 400 mg 然后停用 10 周，每 12 周为 1 个周期。服用羟乙膦酸钠需同时服用钙剂，如能坚持连用 3 年，可使骨质疏松患者的椎骨估量增加 5.7%，股骨颈骨量的增加相对小些。骨活检的结果显示，这种周期疗法不影响骨矿化。

近年来不断有新一代的磷酸盐应用于临床，如阿仑膦酸钠、利塞膦酸钠、氯膦酸二钠以及帕米膦酸钠等，抑制骨吸收的作用特强，治疗剂量下并不影响骨矿化。阿仑膦酸钠证实能减轻骨吸收，降低脊柱、髋骨以及腕部骨折发生率，在绝经前使用可以阻止糖皮质激素相关的骨质疏松。预防剂量 5 mg/d，治疗量 10 mg/d 或每周 70 mg。服用本药后需站立或保持坐位 30 分钟，低钙血症、食管功能异常影响药物经食管排空。与含钙药物以及其他多价阳离子共同服用时，建议分开服用，至少相隔30分钟。同时服用阿司匹林等非甾体类抗炎药可增加胃肠道反应。有上消化道疾病、肾功能不全（肌酐清除率 < 35 ml/min）时慎用；服药期间保证足够的钙和维生素 D 的摄入。如出现严重的胃肠反应，如吞咽困难、吞咽痛、胸骨后疼痛以及胃烧灼感加重时应停药。目前国产的二磷酸盐有阿仑膦酸钠。利塞膦酸钠能阻止骨吸收，增加骨密度，在脊柱、股骨颈分别为 5% 和 1.6%。绝经的妇女连续服用利塞膦酸钠 3 年，椎体骨折和椎体外骨折的发生率分别下降 41% 和 39%。利塞膦酸钠的剂量为 5 mg/d，35 mg 的剂型，为每周服用 1 次，疗效与 5 mg/d 相当。

5. 降钙素

为一种肽类激素，可以快速抑制破骨细胞活性，缓慢作用可以减少破骨细胞的数量，具有止痛、增加活动功能和改善钙平衡的功能，对于骨折的患者具有镇痛的作用，适用于二磷酸盐和雌激素有禁忌证或不能耐受的患者。国内常用的制剂有降钙素（鲑鱼降钙素）和依降钙素（益钙宁）。降钙素有肠道外给药和鼻内给药 2 种方式，胃肠外给药的作用时间可持续达 20 个月。降钙素（密钙息）的使用方法是每天喷 200 U，两鼻孔交替使用，或 100 U 肌内注射或皮下注射，或静脉给药皆可。接受降钙素鼻内给药治疗的患者应该定期检查鼻腔，如有严重的鼻腔溃疡应停药；长期静脉给药的患者应防止低钙血症所致的手足搐搦并应定期检查尿沉渣。

6. 氟化物

氟化物是骨形成的有效刺激物，可以增加椎体和髋部骨密度，降低椎体骨折发生率。每天 15~20 mg 的小剂量氟即能有效地刺激骨形成且不良反应小。单氟磷酸盐（MFP）通过水解酶的作用在小肠缓慢释放，可持续 12 小时。特乐定的有效成分为单氟磷酸谷氨酰胺和葡萄糖酸钙，每片含氟 5 mg，元素钙 150 mg，3 次/天，于进餐时嚼服。本药儿童及发育时期禁用。

对于接受治疗的骨质减少和骨质疏松的患者，建议每 1~2 年复查骨密度 1 次。如检测骨的更新指标很高，药物应减量。为长期预防骨量丢失，建议妇女在绝经后即开始使用雌激素替代治疗，至少维持 5 年，以 10~15 年为佳。如患者确诊疾病已知会导致骨质疏松，或使用明确会导致骨质疏松的药物，建议同时给予钙、维生素 D 以及二磷酸盐治疗。

（二）外科治疗

只有在因骨质疏松发生骨折以后才需外科治疗，其目的在于治疗骨折，尽早恢复正常功能。

（三）中医治疗

1. 辨证论治

1）肾精不足

治法：滋补肝肾，强筋壮骨。

方药：左归丸合虎潜丸加减。方中熟地黄、龟板、山萸肉、菟丝子、白芍滋阴养虚，补肝肾之阴；锁阳，鹿胶温阳益精，养筋润燥；枸杞益精明目；黄柏、知母泻火清热；虎骨（虎骨现已不用，可用牛骨代替）、牛膝强腰膝，健筋骨；山药、陈皮、干姜温中健脾。

关节烦疼或发热加鳖甲、地龙、秦艽、桑枝；骨蒸潮热以生地黄代熟地黄，加青蒿、银柴胡、胡黄连；筋脉拘急加木瓜、汉防己、络石藤、生甘草；小儿虚烦易惊多汗抽搐者加牡蛎、龙骨、钩藤；若出现肌肉关节刺痛、拒按或有硬结，皮肤瘀斑、干燥无泽、面黄唇暗、舌质淡紫或有瘀点、脉弦涩等血瘀的表现，可选用血府逐瘀汤合复元活血汤加减治疗，以养血活血，活络软坚。

2）脾肾气虚

治法：补益脾肾。

方药：右归丸合理中丸加减。

方中制附子、肉桂温补命门之火，以强壮肾气；熟地黄、枸杞、山萸肉、杜仲、菟丝子养血补肾生精；党参、山药、白术、炙甘草健脾益气；干姜温振脾阳；当归养血和营；鹿角胶为血肉有情之品温养督脉。

腹痛拘急者加乌头、细辛、全蝎、蜈蚣；水肿、关节肿胀加茯苓、泽泻、薏苡仁；身倦乏力者加黄芪；肌肉萎缩者加灵芝、何首乌、鸡血藤、阿胶。对骨质疏松合并畸形或骨折的患者采用夹板或支架固定制动，并鼓励患者早期进行适当的功能锻炼。

2. 验方

1）黄精、党参、熟地黄、黄芪、何首乌、巴戟天、枸杞、龟板、鳖甲、肉苁蓉、鹿茸、大枣等药物煎骨汤、肉汤服用。

2）防风、威灵仙、川乌、草乌、透骨草、续断、狗脊各 100 g，红花 60 g，川椒 60 g，共研细末，每次用 50～100 g 醋调后装纱布袋敷于皮肤上，并在药袋上加敷热水袋，每次 30 分钟，每日 1～2 次，平均疗程 30 日，用于骨质疏松疼痛者。

3）济生肾气丸：每日 7.5 g，疗程半年，腰背疼痛、日常生活障碍均可改善，对老年性骨质疏松可长期服用。

3. 针灸拔罐

1）体针：肾阴虚者取肾俞、照海、三阴交；肾虚者取中脘、气海、命门，气血瘀滞取气海、足三里、三阴交，属于虚证针刺手法以补为主，每日或隔日 1 次，每次施治留针 15～20 分钟，10 次为 1 个疗程。

2）拔火罐：一般在身柱、命门、阳关、肝俞、肾俞、脾俞处拔火罐。

3）耳针：取神门、交感、肝俞、肾俞、卵巢、肾上腺、内分泌等穴。

4）温和灸：取关元、气海、脾俞、肾俞、三阴交、足三里，每穴施灸 5～7 分钟，每日 1 次，10 日为 1 个疗程。

九、护理措施

（一）一般护理

1）保持室内空气清新，进行适当的户外活动和晒阳光以提高身体素质和抗病能力，改善钙的吸收。

2）给予患者含较多蛋白质和丰富钙的食品，如牛奶、瘦肉、鸡蛋、鱼类、豆制品等。根据具体情况，可给予市售的活性钙冲剂及市售的含钙和微量元素配比合理的奶粉。鲜牛奶是患者很好的饮品，只要能吸收消化，可以多饮。

对于食欲太差、疲劳和腰痛症状较重的患者，采取中西医结合的治疗方法，如使用维生素 C、维生素 D、氟化钠，使用雌激素的同时使用雄激素，有助于增进食欲，消除疲劳，减少骨质损失，增进钙的吸收，使患者易于接受体育活动，也有利于增强患者对治疗的信心，更好地发挥治疗的效果。

3）病情严重的患者，特别是腰椎塌陷的患者，为防止骨折，为延缓、纠正、防止变形，应给腰围或支架做短期的支持固定。但尽可能不要长期使用，以免影响活动，加重骨质的丢失。强大的肌肉对骨关节有支持和保护作用，帮助和指导患者做背肌过伸运动、仰卧起坐运动、旋腰运动等，但要严格限制患者负重。

（二）饮食护理

以美国国立卫生研究院推荐的钙摄入量作为指标，美国国家骨质疏松基金会资料显示：80% 的女孩和 60% 的男孩的钙摄入不足，75% 成人的钙摄入量不足。中国人摄入量仅为需要量的半数。低钙摄入是一个全球性的营养问题。钙有广泛的食物来源，通过膳食来源达到最佳钙摄入是最优先的方法。在饮食上要注意合理配餐，烹调时间不宜过长。主食以米、面杂粮为主，做到品种多样，粗细合理搭配。副食应多吃含钙和维生素 D 的食物，含钙的食物有奶类、鱼、虾、海产品、豆类及其制品、鸡蛋、燕麦片、坚果类、骨头汤、绿叶蔬菜及水果。对胃酸分泌过少者在食物中放入少量醋，以增加钙的吸收。含维生素 D 多的食物有鱼类、蘑菇类、蛋类等。近年有很多研究表明，蛋白质的摄入量是影响骨质疏松的因素。低蛋白质摄入提高了骨量的丢失，而过高动物蛋白质的摄入可提高骨折的危险性。一般情况下绝经期妇女每日摄入钙以 1 200 ~ 1 500 mg 为宜。适当地补充维生素 D、调节饮食等良好的生活方式是预防骨质疏松有效、安全、经济的措施。

1. 不宜多吃糖

多吃糖能影响钙质的吸收，间接地导致骨质疏松。

2. 不宜摄入蛋白质过多

摄入蛋白质过多会造成钙的流失。根据实验发现，妇女每日摄取 65 g 蛋白质，若增加 50%，也就是每日摄取 97.5 g 蛋白质，则每日增加 26 g 钙的流失。

3. 不宜吃得过咸

吃盐过多也会增加钙的流失，会使骨质疏松症状加重。在实验中发现，每日摄取盐量为 0.5 g，尿中钙量不变，若增加为 5 g，则尿中钙量显著增加。

4. 不宜喝咖啡

喜喝咖啡者较不喝者易流失钙。实验发现，一组患有骨质疏松的停经妇女中，有31% 的人每天喝 4 杯以上的咖啡；而另一组骨质正常者中只有 19% 的人每天喝 4 杯以上的咖啡。

5. 不宜用各种利尿剂、抗癫痫药、PTH、可的松一类药物

这些药物可直接或间接影响维生素 D 的活化，加快钙盐的排泄，妨碍钙盐在骨内沉淀。因此，骨质疏松患者必须严格禁止使用上述药物。如因别的疾病需要用，也必须在医生的指导下用药。

十、防控

骨质疏松给患者生活带来极大不便和痛苦，治疗收效很慢，一旦骨折又可危及生命，因此，要特别强调落实三级预防。

（一）一级预防

应从儿童、青少年做起，如注意合理膳食营养，多食用含钙、磷高的食品，如鱼、虾、虾皮、海带、乳制品、骨头汤、鸡蛋、豆类、精杂粮、芝麻、瓜子、绿叶蔬菜等。坚持科学的生活方式，如坚持体育锻炼，多接受日光浴，不吸烟、不饮酒，少喝咖啡、浓茶及含碳酸的饮料，少吃糖及食盐，动物蛋白质也不宜过多，哺乳期不宜过长，尽可能保存体内钙质，丰富钙库，将骨峰值提高到最大值是预防生命后期骨质疏松的最佳措施。加强骨质疏松的基础研究，对有遗传基因的高危人群，重点随访，早期防治。

（二）二级预防

人到中年，尤其妇女绝经后，骨丢失量加速进行。此时期应每年进行 1 次骨密度检查，对快速骨量减少的人群，应及早采取防治对策。近年来欧美各国多数学者主张在妇女绝经后 3 年内即开始长期使用雌激素替代治疗，同时坚持长期预防性补钙或用固体骨肽制剂骨肽片进行预防，以安全、有效地预防骨质疏松。日本则多主张用骨化三醇及钙预防骨质疏松，注意积极治疗与骨质疏松有关的疾病，如糖尿病、类风湿性关节炎、脂肪泻、慢性肾炎、甲状旁腺功能亢进/甲状腺功能亢进、骨转移癌、慢性肝炎、肝硬化等。

（三）三级预防

对退行性骨质疏松患者应积极进行抑制骨吸收、促进骨形成和药物治疗，还应加强防摔、防碰、防绊、防颠等措施。对中老年骨折患者应积极手术，实行坚强内固定，早期活动，进行理疗、心理治疗、营养治疗，促进骨生长、遏制骨丢失，提高免疫功能及整体素质等综合治疗。

退行性骨质疏松是骨骼发育、成长、衰老的基本规律，但受着激素调控、营养状态、物理因素、免疫状况、遗传基因、生活方式、经济文化水平、医疗保障等 8 方面的影响，若能及早加强自我保健意识，提高自我保健水平，积极进行科学干预，退行性骨质疏松是可能延缓和预防的，这将对提高我国亿万中老年人的身心健康及生活质量具有重要而现实的社会和经济效益。

十一、预后

影响预后的因素主要是骨折后相关并发症，在美国每年有约 37 500 患者死于骨质疏松骨折的相关并发症。骨质疏松虽不能完全预防，但给予一定的预防措施，如摄入足够的钙、维生素 D 及坚持锻炼等，能很大程度减轻骨质疏松，防止严重并发症出现。此外，对于具有骨质疏松高危因素、患有导致骨质疏松高危情况的疾病以及使用可致骨质疏松药物的患者，及时去除高危因素，给予相应的药物预防治疗尤为重要。可导致骨质疏松的高危因素包括年龄、性别以及种族；骨质疏松骨折的家族史；生殖系统因素，尤其是过早绝经；与骨密度降低有关的生活方式，如吸烟、酗酒及缺乏锻炼、导致无月经的大强度运动（例如马拉松长跑者）；饮食因素，尤其是影响钙和维生素 D 的摄入量（二者缺乏即可增加骨质疏松的危险性）及进食障碍，如神经性厌食；其他疾病以及用药，尤其是糖皮质激素。为减少骨折的发生率，应警惕老年患者容易摔倒的危险因素，包括平衡能力减退、体位性低血压、下肢肌力下降、反应迟钝、用药（如镇静药）、视力障碍及认知缺损。

（许欣欣）